高等职业教育新形态教材

供高等职业教育药学类、中医药类、药品制造类、食品药品管理类等相关专业使用

药事管理与法规

（第三版）

主　编　查道成

副主编　周佳敏　王　琴　孙加燕　陈国华

编　委　（按姓氏汉语拼音排序）

陈国华（聊城职业技术学院）
董　雪（潍坊护理职业学院）
冯　玘（皖北卫生职业学院）
韩　薇（山西卫生健康职业学院）
李　健（广西中医药大学高等职业技术学院）
李丽华（梧州职业学院）
林庆云（福建生物工程职业技术学院）
舒　阳（长沙卫生职业学院）
孙加燕（安庆医药高等专科学校）
王　琴（雅安职业技术学院）
王菲菲（齐鲁医药学院）
吴三余（益阳医学高等专科学校）
宣佳利（安徽卫生健康职业学院）
查道成（南阳医学高等专科学校）
查金磊（南阳医学高等专科学校第二附属医院）
周佳敏（四川护理职业学院）

科学出版社

北　京

内 容 简 介

本教材为“十四五”职业教育河南省规划教材修订版。全书主要包括理论教学和实训指导两部分内容。理论部分共 13 章：绪论、药事组织、药学技术人员管理、药品管理、药品法制管理、药品研发和注册管理、药品生产管理、药品经营管理、医疗机构药事管理、中药管理、特殊管理药品管理、药品信息管理以及药品价格和广告管理。实训指导包括药品生产管理、药店药品的陈列与摆放、处方调剂、调研医疗机构特殊管理药品的管理与使用情况、药品标签和说明书认知、药品广告案例分析与讨论 6 个实训。本教材以《中华人民共和国药品管理法》（2019 年修订）及相关药事法规为指导，紧密结合我国执业药师职业资格考试“药事管理与法规”考试大纲，结合药学工作岗位实际需要进行编写。

全书充分反映了药事管理与法规的新知识、新法规、新进展，融知识、实用于一体，可供高等职业教育药学类、中医药类、药品制造类、食品药品管理类等相关专业作为教材使用，也可以作为药学工作者及执业药师职业资格考试人员的参考用书。

图书在版编目（CIP）数据

药事管理与法规 / 查道成主编. -- 3 版. -- 北京 ：科学出版社, 2025. 6. --（高等职业教育新形态教材）. -- ISBN 978-7-03-080931-5

Ⅰ. R95

中国国家版本馆 CIP 数据核字第 2024Q6B356 号

责任编辑：张立丽 / 责任校对：周思梦

责任印制：师艳茹 / 封面设计：涿州锦晖

科学出版社 出版

北京东黄城根北街 16 号

邮政编码：100717

http：//www.sciencep.com

北京中科印刷有限公司印刷

科学出版社发行 各地新华书店经销

*

2014 年 12 月第 一 版 开本：850×1168 1/16

2025 年 6 月第 三 版 印张：14

2025 年 6 月第十五次印刷 字数：425 000

定价：55.80 元

（如有印装质量问题，我社负责调换）

前　言

党的二十大报告指出："人民健康是民族昌盛和国家强盛的重要标志。把保障人民健康放在优先发展的战略位置，完善人民健康促进政策。"贯彻落实党的二十大决策部署，积极推动健康事业发展，离不开人才队伍建设。党的二十大报告指出："培养造就大批德才兼备的高素质人才，是国家和民族长远发展大计。"教材是教学内容的重要载体，是教学的重要依据、培养人才的重要保障。本次教材修订旨在贯彻党的二十大报告精神和党的教育方针，落实立德树人根本任务，坚持为党育人、为国育才。

为贯彻《国家职业教育改革实施方案》，落实教育部最新《职业教育专业教学标准》要求的课程建设工作。《药事管理与法规》编委会根据医药行业、企业发展需要和完成职业岗位实际工作任务所需要的职业能力要求、职业素养要求，以真实的工作过程为依据，整合、优化、序化教学内容，实现与岗位实际的对接，充分体现工学结合和本课程的特色。

本教材主要亮点如下：

1. 按照高等职业教育药学及相关专业的人才培养目标，第三版保留了第二版的总体风格和特色，坚持"精益求精"的指导思想，吸收了已出版同类教材的优点，并将健康中国战略、《中国药典》(2025年版)、《中华人民共和国中医药法》、新修订的《中华人民共和国药品管理法》及相关的行政法规和规章内容更新补充到教材中，以促进高等职业教育药学及相关专业人才培养的教材建设工作。

2. 结合我国执业药师职业资格考试"药事管理与法规"考试大纲的要求，对部分章节的名称、内容做出了调整。

3. 本教材设置有"学习目标""案例""链接""考点""目标检测"等模块，其中"目标检测"模块模拟执业药师职业资格考试题型。

4. 第三版教材为书网融合教材，即纸质教材融合了数字教材，配套数字资源包括课件、目标检测及答案、图片等，资源丰富多样，以满足信息化教学的需求。

本教材的编写具体分工如下：冯玘编写第 1 章绪论；韩薇编写第 2 章药事组织；查道成、查金磊编写第 3 章药学技术人员管理；宣佳利编写第 4 章药品管理；林庆云编写第 5 章药品法制管理；王琴编写第 6 章药品研发和注册管理；王菲菲编写第 7 章药品生产管理；孙加燕编写第 8 章药品经营管理；吴三余编写第 9 章医疗机构药事管理；李健、董雪编写第 10 章中药管理；陈国华编写第 11 章特殊管理药品管理；舒阳、李丽华编写第 12 章药品信息管理；周佳敏编写第 13 章药品价格和广告管理。各位编委对教材的编写投入了大量的精力，在此深表感谢，同时感谢科学出版社领导、编辑老师及各位编委所在院校对本教材编写工作给予的大力支持。

为了编写好本教材，全体编委辛勤工作，发挥了各自的专长，仔细地进行了审核和修改，主编又进行了严格的审查，但由于水平所限，教材可能存在不足之处，真诚地希望广大师生和读者将使用过程中发现的问题及时反馈给我们，以便再版时进一步修订和完善。

编　者

2025 年 4 月

配 套 资 源

欢迎登录“中科云教育”平台，**免费**数字化课程等你来！

本系列教材配有数字化资源，持续更新，欢迎选用！

“中科云教育”平台数字化课程登录路径

电脑端

- 第一步：打开网址http://www.coursegate.cn/short/NCINE.action
- 第二步：注册、登录
- 第三步：点击上方导航栏“课程”，在右侧搜索栏搜索对应课程，开始学习

手机端

- 第一步：打开微信“扫一扫”，扫描下方二维码
- 第二步：注册、登录
- 第三步：用微信扫描上方二维码，进入课程，开始学习

PPT 课件，请在数字化课程中各章节里下载！

目　录

第1章 绪　论

学习目标

1. 素质目标　通过课程学习，培养法律意识、责任意识、自律意识、服务意识。

2. 知识目标　掌握药事和药事管理的概念、特点及意义；熟悉药品相关法律体系；了解行政复议、行政诉讼相关程序；熟悉健康中国的战略主题、原则和目标；了解药品供应保障制度。

3. 能力目标　能利用药事管理知识进行药事实际问题的分析和解决；能通过网络查询药事相关资讯，获取解决问题的有效信息。

第1节　药事管理概述

一、药　事

药事是药学事业的简称，系指自然和社会中一切与药有关的现象和活动构成的一个完整的体系。即与药品的安全、有效和经济、合理、方便、及时使用相关的药品研究与开发、制造、采购、储藏、营销、运输、交易中介、服务、使用等活动，包括与药品价格、广告、信息、监督、检验、药学教育有关的活动。

二、药事管理

1. 药事管理的概念　药事主体依法对药学事业相关环节的活动进行的综合管理，包括对药品研究研制、生产、流通、广告、价格、使用、监督管理以及药学教育等环节的系统管理。

2. 药事管理的内容　包括宏观药事管理、微观药事管理两个层面。

（1）宏观药事管理　即药事公共行政，包括药品监督管理、药品分类管理、药品储备供应管理、药品价格广告管理、药品注册管理、药品上市后管理等。

（2）微观药事管理　即药事私部门行政，包括药品研发质量管理、药品生产质量管理、药品经营质量管理、药学服务质量管理、药品临床试验质量管理等。

3. 药事管理的特点

（1）专业性　药事管理是对药学事业的管理，药学事业的核心是“药”，要做好药事管理工作，首先必须熟悉“药”的情况，掌握药学的基础理论、专业知识和技术方法，才能根据药学事务的特点进行管理。

（2）政策性　药事管理是按照国家法律、政策法令和行政规章，行使国家权力对药学事业的管理。主管部门和管理者代表国家、政府对药品进行管理，管理过程中要依据政策、法律办事，做到科学严谨、公平公正。

（3）实践性　药事管理离不开实践活动，药事管理的法规、管理办法、行政规章的制定来自药品生产、经营、使用的实践，经过总结、升华而成；再用于指导实践工作，并接受实践的检验，对于不适应的部分，适时予以修订、完善，使药事管理工作不断改进、提高和发展。

4. 药事管理的意义　体现在以下三个方面。

（1）对于公众的意义　药事管理是保障公民用药安全、有效、经济、合理、方便、及时和生命健康的必要和有效手段。

（2）对于国家的意义　保护公民健康是《中华人民共和国宪法》规定的国家责任。

（3）对于药事组织的意义　宏观药事管理为药事组织的微观药事管理提供了法律依据、法定标准和程序。

三、药事管理学

药事管理学是一门交叉学科，涉及法学、药学、管理学、经济学等多个领域，旨在通过研究药学事业的综合管理活动，总结其客观规律、基本方法和实践效果，为药学工作者提供指导。药事管理学涵盖了与药品的研制、生产、流通、使用、价格、广告、信息、监督等活动有关的事项，以及这些活动的治理、管理和执行事务。它不仅包括药事公共行政（如药品监督管理），还包括药事单位的管理（如药品生产经营管理）。

四、药事管理与法规课程

药事管理与法规是高等职业教育药学类及其相关专业的主干专业课程之一，是国家执业药师资格考试的必考科目。本课程的主要任务是使学生了解药事管理活动的基本规律，了解药事管理立法及法律体系；熟悉药事管理体制、组织机构及其职能；掌握药事管理的重要法律法规及药品研制、生产、经营、使用等环节的管理监督程序，并能运用药事管理与法规的知识指导药学工作实践。

考点：药事和药事管理的概念、药事管理的内容和意义

第 2 节　药品监督管理法律体系

案例 1-1

某省药品监督管理局接到关于某药业有限公司生产的药品马来酸氯苯那敏片在下游药品批发企业被抽检不合格的检验报告。经调查，涉案批次马来酸氯苯那敏片检验项目【检查】溶出度不符合规定，为劣药。当事人生产销售劣药马来酸氯苯那敏片的行为违反了《中华人民共和国药品管理法》第九十八条，依据《中华人民共和国药品管理法》第一百一十七条给予没收违法生产、销售的药品和违法所得，并处罚款。

问题：针对该企业的行政处罚，属于行政处罚的哪一种？

一、药品管理立法

药品管理立法是指国家立法机关，依照法定的权限和程序，制定、认可、修订、补充和废除药品管理法律规范的全部活动的总称。

（一）法的基本知识

1. 法的概念　法是由国家制定或认可，体现统治阶级的意志，规定人们在相互关系中的权利和义务，并以国家强制力保证实施的社会规范的总称。统治阶级为了实现统治、管理国家，经过一定的立法程序，颁布基本法律和普通法律。我国的法分为宪法、法律、行政法规、地方性法规、自治条例和单行条例等几个层次。

2. 法的特征

（1）规范性 法是一种特殊的社会规范，它是统治阶级从自身利益出发，通过国家制定并实施的，用于调整人们的社会关系、确定基本行为规则的工具；它规定人们可以这样行为、应该这样行为或不应该这样行为，从而为人们的行为提供一个模式、标准或方向。分为授权性规范（可以这样行为）、命令性规范（必须这样行为）、禁止性规范（不许这样行为）三种情况。

（2）国家意志性 法律是由国家制定或认可的行为规范系统，具有国家意志性。国家一切法的产生都是通过制定或认可两种途径。制定是指由国家机关在职权范围内按照法定的程序创制规范性法律文件的活动，所形成的法一般称为成文法。认可是指国家承认某些社会上已有的行为规范具有法律效力，所形成的法一般称为习惯法。

（3）国家强制性 法律是由国家强制力保证实施的，依靠国家的力量强迫人们遵守，否则会受到国家强制力量的干涉和相应的法律制裁。国家强制力包括军队、警察、监狱、法庭等国家组织机关，这些机关的执法活动使法律实施得到直接保障。

（4）普遍性 法在国家权力所及的范围内具有普遍的约束力，对社会全体成员有效，人人必须遵守。法规定的行为标准适用于所有公民，不允许有法律规定之外的特殊，即要求“法律面前人人平等”。法对人们的行为具有反复使用的效力，在同样情况下，法可以反复使用。

（5）程序性 法的制定和实施必须遵守一定制度化的程序，不能主观随意改变。法是有严格的程序规定的规范，是一个程序制度化的体系或者制度化解决问题的程序。例如，法的制定包括法律草案的提出、法律草案的审议、法律草案的通过和法律的公布等程序。

3. 法律渊源 指一定的国家机关依照法定职权和程序制定或者认可的具有不同法律效力和地位的法的不同表现形式。根据法的来源不同，法可划分为宪法、法律、行政法规等。

（1）宪法 由全国人民代表大会依据特别程序制定的根本大法，具有最高效力，由全国人民代表大会（以下简称全国人大）及其常务委员会（以下简称常委会）监督实施，由全国人大常委会负责解释，对违反宪法的行为予以追究。

（2）法律 指全国人大及其常委会制定的规范性文件，由国家主席签署主席令公布。法律分为两大类：一类为基本法律，由全国人大制定和修改的刑事、民事、国家机构和其他方面的规范性文件，如全国人大制定的《中华人民共和国刑法》；另一类为其他法律，由全国人大常委会制定和修改的规范性文件，如全国人大常委会制定的《中华人民共和国药品管理法》（以下简称《药品管理法》）。

（3）行政法规 由国务院有关部门或者国务院法制机构具体负责起草，重要行政管理的法律、行政法规草案须由国务院法制机构组织起草。行政法规由总理签署国务院令公布。例如，国务院令第360号发布的《中华人民共和国药品管理法实施条例》（以下简称《药品管理法实施条例》）。

（4）地方性法规 一定的地方国家权力机关，根据本行政区域的具体情况和实际需要，依法制定的在本行政区域内具有法律效力的规范性文件。例如，省人民代表大会及其常务委员会根据本行政区域的具体情况和实际需要，在不同宪法、法律、行政法规相抵触的前提下，可以制定地方性法规。

（5）民族自治条例和单行条例 民族自治地方的人民代表大会依照当地民族的政治、经济和文化的特点，可制定自治条例和单行条例，报全国人大常委会批准后生效。

（6）部门规章 国务院各部、委员会等和具有行政管理职能的直属机构，可以根据法律和国务院的行政法规、决定、命令，在本部门的权限范围内，制定规章。

（7）地方政府规章 省、自治区、直辖市和设区的市、自治州的人民政府，可以根据法律、行政法规和本省、自治区、直辖市的地方性法规，制定规章。地方政府规章应当经政府常务会议或者全体会议决定，由省长、自治区主席、市长或自治州州长签署命令予以公布。

（8）国际条约、国际惯例 国际条约是指我国作为国际法主体同外国缔结的双边、多边协议和其他具有条约、协定性质的文件。国际惯例是指以国际法院等各种国际裁决机构的判例所体现或者确认的国际法规则和国际交往中形成的共同遵守的不成文的习惯，是国际条约的补充。

4. 法律效力 指法律生效的范围，即法律在什么领域、什么时期和对谁有效的问题。

（1）法律具有的效力

1）空间效力：指法律在什么地方发生效力。国家制定的法律和中央机关规定的规范性文件，在全国范围内有效；地方性法规只在本地区内有效。

2）时间效力：指法律从何时生效和何时终止效力，以及新法律颁布生效之前发生的事情或者行为是否适用该项法规。时间效力一般有三个原则，包括不溯及既往原则、后法废止前法的原则、法律条文到达时间的原则。

3）对人的效力：指法律适用于什么样的人。对人的效力分为属地主义、属人主义和保护主义。属地主义是指不论人的国籍是哪里，在哪个国家领域内就适用该国的法律；属人主义是指不论人在哪里，是哪个国家的公民就适用该国的法律；保护主义是指任何人只要损害了本国的利益，不论损害者的国籍与所在地如何，都要受到该国法律的制裁。

（2）法律效力的层次 指法律之间的效力等级关系。上位法的效力高于下位法；在同一位阶的法之间，特别规定优于一般规定，新的规定优于旧的规定。

（3）法的效力的裁决 法律之间对同一事项的新的一般规定与旧的特别规定不一致，不能确定如何适用时，由全国人大常委会裁决。行政法规之间对同一事项的新的一般规定与旧的特别规定不一致，不能确定如何适用时，由国务院裁决。同一机关制定的新的一般规定与旧的特别规定不一致时，由制定机关裁决。

5. 法律责任 指人们对自己的违法行为所应承担的带有强制性的否定法律后果，包括民事责任、行政责任、刑事责任。法律责任是基于一定的违法行为而产生的，承担的是否定性的法律后果，包括法律制裁、法律负担、强制性法律义务、法律不予承认或者撤销、宣布行为无效等。法律责任必须由司法机关或者法律授权的国家机关予以追究。

（二）药品管理法律体系和法律关系

1. 药品管理法律体系 法律体系通常是指一个国家全部现行法律规范分类组合为不同的法律部门而形成的有机联系的统一整体。法律部门是根据一定标准、原则所制定的同类规范的总称。药品管理法律体系按照法律效力等级依次包括法律、行政法规、部门规章等。

（1）法律 与药品监督管理职责密切相关的法律主要有《药品管理法》《中华人民共和国中医药法》《中华人民共和国禁毒法》；与药品管理有关的法律有《中华人民共和国刑法》《中华人民共和国广告法》《中华人民共和国价格法》《中华人民共和国消费者权益保护法》《中华人民共和国反不正当竞争法》《中华人民共和国反垄断法》《中华人民共和国专利法》等。《药品管理法》是我国药品监管的基本法律依据。

（2）行政法规 国务院制定、发布的药品管理行政法规包括《药品管理法实施条例》《中药品种保护条例》《戒毒条例》《易制毒化学品管理条例》《麻醉药品和精神药品管理条例》《反兴奋剂条例》《血液制品管理条例》《医疗用毒性药品管理办法》《放射性药品管理办法》《野生药材资源保护管理条例》等。

（3）部门规章 药品管理现行有效的主要部门规章包括《药物非临床研究质量管理规范》《药物临床试验质量管理规范》《药品生产质量管理规范》《药品经营质量管理规范》《处方药与非处方药分类管理办法（试行）》《药品说明书和标签管理规定》《药品不良反应报告和监测管理办法》《药品召回管理办法》等。

（4）地方性法规 指各省市已出台的药品管理地方性法规，如《吉林省药品监督管理条例》《江苏省药品监督管理条例》等。

（5）地方政府规章 各省市已出台的药品管理相关的地方政府规章，如《辽宁省医疗机构药品和医疗器械使用监督管理办法》《浙江省医疗机构药品和医疗器械使用监督管理办法》。

（6）中国政府承认或加入的相关国际条约 如1985年我国加入的《经〈修正1961年麻醉品单一公约的议定书〉修正的1961年麻醉品单一公约》《1971年精神药物公约》等。

2. 药品管理的法律关系 法律关系是指法律规范在调整社会关系中形成的人们之间的权利与义务关系。药事管理法律关系是指国家机关、企事业单位、社会团体、公民个人在药事活动、药学服务和药品监督管理过程中，依据药品管理法律规范所形成的权利与义务关系。

（1）药品管理法律关系主体 法律关系主体是法律关系的参加者，是一定权利的享有者和一定义务的承担者。药品管理法律关系主体包括以下三种。

1）国家机关：主要分为两种情况。一是政府的药品监督管理主管部门和有关部门，依法与其管辖范围内的相对方，形成的行政法律关系；二是政府的药品监督管理主管部门内部的领导与被领导、管理与被管理的关系。

2）机构和组织：包括法人和非法人的药品生产企业、药品经营企业、医疗机构等企事业单位，大致分为三种情况。一是以药品监督管理相对人的身份，同药品监督管理机构形成行政法律关系；二是以提供药品和药学服务的身份，同需求药品和药学服务的机关、机构和组织、公民个人形成医药卫生服务关系；三是与内部职工形成管理关系。

3）公民个人（自然人）：可分为特定主体和一般主体。特定主体主要指药学技术人员，他们因申请执业资格，与药品监督管理部门形成行政法律关系；因承担药学服务，同所在单位形成内部的管理关系，并同患者形成医患关系。一般主体指所有的公民，他们因需求药品和药学服务而与提供药品和药学服务的企事业单位形成医药卫生服务关系。

（2）药品管理法律关系客体 一般来说，法律关系客体是指法律关系主体之间的权利和义务所指向的对象。药品管理法律关系客体包括药品、人身和精神产品。药品是主要客体。人身是人的物质形态，也是人的精神利益的体现；因用药造成伤害人体健康的结果，提供药品的主体将依法承担法律责任。新药、新产品的技术资料，药品标准等属于精神产品范畴。

（3）药品管理法律关系的内容 是主体之间的法律权利和义务。例如《药品管理法》规定生产药品，必须经药品监督管理部门批准，并规定违反者应承担的法律责任。

（4）药品管理法的法律事实 法律事实是法律规范所规定的、能够引起法律关系产生、变更和消灭的客观情况或现象，大体可以分为事件和行为两类。例如，制售假药行为可能产生行政法律关系，也可能产生刑事法律关系，还可能引起某些民事法律关系（损害赔偿等）的产生。

二、药品监督管理行政法律制度

药品监督管理行政法律制度是指依据有关行政法律制度所实施的药品监督行政管理办法，以及由此而形成的规范化药品监督行政管理行为。行政管理法律包括《中华人民共和国行政许可法》《中华人民共和国行政处罚法》《中华人民共和国行政复议法》《中华人民共和国行政诉讼法》等。

（一）行政许可

行政许可是指行政机关根据公民、法人或者其他组织的申请，经依法审查，准予其从事特定活动的行为。

1. 药品行政许可事项 根据《药品管理法》《药品管理法实施条例》《麻醉药品和精神药品管理条例》等法律、行政法规以及其他设定行政许可的相关法律依据，国家对药品注册、安全监管与稽查设定了一系列行政许可项目。例如，药品生产许可，表现形式为颁发药品生产许可证和医疗机构制剂许可证；药品经营许可，表现形式为颁发药品经营许可证；国务院行政法规确认了执业药师执业许可，表现形式为颁发执业药师注册证。

2. 行政许可申请与受理 行政许可申请与受理包括以下环节。

（1）行政相对人（或者其代理人）向行政机关提出行政许可申请

1）申请书需要采用格式文本的，行政机关应当向申请人提供行政许可申请书格式文本。申请书格式文本中不得包含与申请行政许可事项没有直接关系的内容。

2）行政机关应当将法律、法规、规章规定的有关行政许可的事项、依据、条件、数量、程序、期限以及需要提交的全部材料的目录和申请书示范文本等在办公场所公示。

3）申请人申请行政许可，应当如实向行政机关提交有关材料和反映真实情况，并对其申请材料实质内容的真实性负责。

（2）行政机关受理行政许可申请

1）申请事项依法不需要取得行政许可的，应当即时告知申请人不受理。

2）申请事项依法不属于本行政机关职权范围的，应当即时作出不予受理的决定，并告知申请人向有关行政机关申请。

3）申请材料存在可以当场更正的错误的，应当允许申请人当场更正。

4）申请材料不齐全或者不符合法定形式的，应当当场或者在五日内一次告知申请人需要补正的全部内容，逾期不告知的，自收到申请材料之日起即为受理。

5）申请事项属于本行政机关职权范围，申请材料齐全、符合法定形式，或者申请人按照本行政机关的要求提交全部补正申请材料的，应当受理行政许可申请。

3. 撤销行政许可的情形 按照《中华人民共和国行政许可法》规定，作出行政许可决定的行政机关或者其上级行政机关，根据利害关系人的请求或者依据职权，可以撤销行政许可。

（1）行政机关工作人员滥用职权、玩忽职守作出准予行政许可决定的。

（2）超越法定职权作出准予行政许可决定的。

（3）违反法定程序作出准予行政许可决定的。

（4）对不具备申请资格或者不符合法定条件的申请人准予行政许可的。

（5）依法可以撤销行政许可的其他情形。

被许可人以欺骗、贿赂等不正当手段取得行政许可的，应当予以撤销。依照前两款的规定撤销行政许可，可能对公共利益造成重大损害的，不予撤销。

（二）行政强制

行政强制是指行政机关为了实现预防或制止正在发生或可能发生的违法行为、危险状态以及不利后果，或者为了保全证据、确保案件查处工作的顺利进行等行政目的，而对相对人的人身、财产采取强制性措施的一种具体行为，包括行政强制措施和行政强制执行。

（三）行政处罚

对公民、法人或者其他组织违反行政管理秩序的行为，给予行政处罚，应当依据法律、法规或者规章规定，由行政机关依照《中华人民共和国行政处罚法》规定的程序实施。行政处罚的种类可归为以下四类。

1. 人身罚 指特定行政主体限制和剥夺违法行为人人身自由的行政处罚，如行政拘留。限制人身自由的行政处罚，只能由法律设定。限制人身自由的行政处罚权只能由公安机关和法律规定的其他机关行使，药品监管部门没有人身自由行政处罚权。

2. 资格罚 指行政主体限制、暂停或剥夺作出违法行为的行政相对人某种行为能力或资格的处罚措施。资格罚主要包括责令停产停业、吊销许可证或者执照等。如《药品管理法》规定的资格罚包括：

吊销药品生产许可证、药品经营许可证、医疗机构制剂许可证、药品批准证明文件、药品注册证书，撤销检验资格和相关许可，责令停产停业整顿等。

3. 财产罚 指行政主体依法对违法行为人给予的剥夺财产权的处罚形式。财产罚是运用最广泛的一种行政处罚，其形式主要有罚款和没收财物（没收违法所得、没收非法财物等）两种。罚款是行政主体依法强制违法行为人在一定期限内交纳一定数额货币的一种处罚方式，在《药品管理法》中运用相当广泛。如《药品管理法》规定生产、销售劣药的，没收违法生产、销售的药品和违法所得，并处违法生产、销售的药品货值金额十倍以上二十倍以下的罚款。

4. 声誉罚 指对违法者的名誉、荣誉、信誉或精神上的利益造成一定损害的处罚方式，是行政处罚中最轻的一种。《中华人民共和国行政处罚法》中设置的声誉罚形式是警告、通报批评，是指行政主体对实施了违法行为，但情节较为轻微并造成实际危害后果的相对人的谴责和警戒。如《药品管理法》规定生产、销售的中药饮片不符合药品标准，尚不影响安全性、有效性的，责令限期改正，给予警告。

（四）行政复议

行政复议是指公民、法人或者其他组织认为行政主体的具体行政行为侵犯其合法权益，依法向法定的行政复议机关提出复议申请，行政复议机关依照法定程序对被申请复议的具体行政行为的合法性和适当性进行审查并作出决定的一种法律制度。

1. 行政复议的范围 指法律规定的行政复议机关受理行政争议案件的权限范围。

2. 行政复议程序 分为申请、受理、审理、决定四个阶段。

（1）申请 公民、法人或者其他组织认为行政行为侵犯其合法权益的，可以自知道或者应当知道该行政行为之日起六十日内提出行政复议申请；但是法律规定的申请期限超过六十日的除外。申请人申请行政复议，可以书面申请；书面申请有困难的，也可以口头申请。

（2）受理 行政复议机关收到行政复议申请后，应在五日内进行审查。对不符合前款规定的行政复议申请，行政复议机关应当在审查期限内决定不予受理并说明理由；不属于本机关管辖的，还应当在不予受理决定中告知申请人有管辖权的行政复议机关。

（3）审理 复议审理是指复议机关受理复议申请后，对被申请人的具体行政行为进行实质审查的活动。

（4）决定 复议决定是复议机关受理行政复议申请后，经审查，在法定期限内所作的具法律效力的评价。行政复议决定的类型包括维持决定、责令履行法定职责，撤销、确认决定，变更决定、责令赔偿决定、驳回复议请求决定。

（五）行政诉讼

行政诉讼是指公民、法人或者其他组织在认为行政机关或者法律、法规授权的组织作出的行政行为侵犯其合法权益时，依法定程序向人民法院起诉，人民法院对该行政行为合法性进行审查并作出裁决的活动。

1. 行政诉讼的受案范围 行政诉讼的受案范围是指人民法院受理公民、法人或者其他组织提起的特定行政争议案件的范围。

2. 行政诉讼程序 指行政诉讼活动必须遵守的次序、方式和方法。一般分为起诉与立案、审理与裁判、执行等阶段。

（1）起诉与立案

1）起诉：指公民、法人或者其他组织认为自己的合法权益受到行政机关行政行为的侵害，而向人民法院提出诉讼请求，要求人民法院通过行使审判权，依法保护自己合法权益的诉讼行为。

向人民法院起诉必须具备以下条件：原告是行政行为的相对人以及其他与行政行为有利害关系的公民、法人或者其他组织；有明确的被告；有具体的诉讼请求和事实根据，属于人民法院的受案范围和受诉人民法院管辖。

2）立案：指人民法院对公民、法人或者其他组织的起诉进行审查，对符合起诉条件的案件进行登记立案的诉讼行为。

（2）审理与裁判

1）审理：指人民法院对行政案件所作的实质审查活动。行政案件的审理方式，主要有开庭审理和书面审理两种。我国行政诉讼的审理，一审程序一律开庭审理，二审的审理分为书面审理和开庭审理两种方式。

2）裁判：指人民法院运用国家审判权对行政案件作出判决和裁定的合称。裁定是指在行政诉讼过程中，人民法院对行政诉讼程序问题作出的裁决。裁定主要适用于不予受理、驳回起诉、管辖异议、中止或者终结诉讼、移送或指定管辖、诉讼保全、先予执行、诉讼期间停止执行行政行为，以及撤诉或不准撤诉等情形。

（3）执行　对人民法院已经发生法律效力的判决、裁定、调解书，当事人必须履行。如果公民法人或者其他组织拒绝履行判决、裁定的，行政机关或者第三人可以向第一审人民法院申请强制执行，或者由行政机关依法强制执行；如果行政机关拒绝履行判决、裁定、调解书的，一审人民法院可以采取规定的措施。

考点：药品行政许可事项、行政强制措施、行政处罚的种类

第 3 节　健康中国战略

一、健康中国战略和政策实施

健康是促进人的全面发展的必然要求，是经济社会发展的基础条件。实现国民健康长寿，是国家富强、民族振兴的重要标志，也是全国各族人民的共同愿望。

为推进健康中国建设，提高人民健康水平，根据党的十八届五中全会战略部署，制定了《“健康中国 2030”规划纲要》。该规划纲要是推进健康中国建设的宏伟蓝图和行动纲领。

二、健康中国的战略主题、原则和目标

（一）健康中国的战略主题

“共建共享、全民健康”，是建设健康中国的战略主题。核心是以人民健康为中心，坚持以基层为重点，以改革创新为动力，预防为主，中西医并重，把健康融入所有政策，人民共建共享的卫生与健康工作方针，针对生活行为方式、生产生活环境以及医疗卫生服务等健康影响因素，坚持政府主导与调动社会、个人的积极性相结合，推动人人参与、人人尽力、人人享有，落实预防为主，推行健康生活方式，减少疾病发生，强化早诊断、早治疗、早康复，实现全民健康。

共建共享是建设健康中国的基本路径。从供给侧和需求侧两端发力，统筹社会、行业和个人三个层面，形成维护和促进健康的强大合力。要促进全社会广泛参与，强化跨部门协作，深化军民融合发展，调动社会力量的积极性和创造性，加强环境治理，保障食品药品安全，预防和减少伤害，有效控制影响健康的生态和社会环境危险因素，形成多层次、多元化的社会共治格局。要推动健康服务供给侧结构性改革，卫生计生、体育等行业要主动适应人民健康需求，深化体制机制改革，优化要素配置和服务供给，补齐发展短板，推动健康产业转型升级，满足人民群众不断增长的健康需求。要强化个

人健康责任，提高全民健康素养，引导形成自主自律、符合自身特点的健康生活方式，有效控制影响健康的生活行为因素，形成热爱健康、追求健康、促进健康的社会氛围。

全民健康是建设健康中国的根本目的。立足全人群和全生命周期两个着力点，提供公平可及、系统连续的健康服务，实现更高水平的全民健康。要惠及全人群，不断完善制度、扩展服务、提高质量，使全体人民享有所需要的、有质量的、可负担的预防、治疗、康复、健康促进等健康服务，突出解决好妇女儿童、老年人、残疾人、低收入人群等重点人群的健康问题。要覆盖全生命周期，针对生命不同阶段的主要健康问题及主要影响因素，确定若干优先领域，强化干预，实现从胎儿到生命终点的全程健康服务和健康保障，全面维护人民健康。

（二）健康中国遵循的原则

1. 健康优先 把健康摆在优先发展的战略地位，立足国情，将促进健康的理念融入公共政策制定实施的全过程，加快形成有利于健康的生活方式、生态环境和经济社会发展模式，实现健康与经济社会良性协调发展。

2. 改革创新 坚持政府主导，发挥市场机制作用，加快关键环节改革步伐，冲破思想观念束缚，破除利益固化藩篱，清除体制机制障碍，发挥科技创新和信息化的引领支撑作用，形成具有中国特色、促进全民健康的制度体系。

3. 科学发展 把握健康领域发展规律，坚持预防为主、防治结合、中西医并重，转变服务模式，构建整合型医疗卫生服务体系，推动健康服务从规模扩张的粗放型发展转变到质量效益提升的绿色集约式发展，推动中医药和西医药相互补充、协调发展，提升健康服务水平。

4. 公平公正 以农村和基层为重点，推动健康领域基本公共服务均等化，维护基本医疗卫生服务的公益性，逐步缩小城乡、地区、人群间基本健康服务和健康水平的差异，实现全民健康覆盖，促进社会公平。

（三）健康中国的战略目标

到 2020 年，建立覆盖城乡居民的中国特色基本医疗卫生制度，健康素养水平持续提高，健康服务体系完善高效，人人享有基本医疗卫生服务和基本体育健身服务，基本形成内涵丰富、结构合理的健康产业体系，主要健康指标居于中高收入国家前列。

到 2030 年，促进全民健康的制度体系更加完善，健康领域发展更加协调，健康生活方式得到普及，健康服务质量和健康保障水平不断提高，健康产业繁荣发展，基本实现健康公平，主要健康指标进入高收入国家行列。到 2050 年，建成与社会主义现代化国家相适应的健康国家。

到 2030 年具体实现以下目标。

1. 人民健康水平持续提升 人民身体素质明显增强，2030 年人均预期寿命达到 79.0 岁，人均健康预期寿命显著提高。

2. 主要健康危险因素得到有效控制 全民健康素养大幅提高，健康生活方式得到全面普及，有利于健康的生产生活环境基本形成，食品药品安全得到有效保障，消除一批重大疾病危害。

3. 健康服务能力大幅提升 优质高效的整合型医疗卫生服务体系和完善的全民健身公共服务体系全面建立，健康保障体系进一步完善，健康科技创新整体实力位居世界前列，健康服务质量和水平明显提高。

4. 健康产业规模显著扩大 建立起体系完整、结构优化的健康产业体系，形成一批具有较强创新能力和国际竞争力的大型企业，成为国民经济支柱性产业。

5. 促进健康的制度体系更加完善 有利于健康的政策法律法规体系进一步健全，健康领域治理体系和治理能力基本实现现代化。

三、“十四五”国民健康规划重点任务

2022年5月20日，国务院办公厅印发《“十四五”国民健康规划》。展望2035年，建立与基本实现社会主义现代化相适应的卫生健康体系，中国特色基本医疗卫生制度更加完善，人均预期寿命达到80岁以上，人均健康预期寿命逐步提高。《“十四五”国民健康规划》提到四项基本原则，即：健康优先，共建共享；预防为主，强化基层；提高质量，促进均衡；改革创新，系统整合。为实现“十四五”期间国民健康发展提供保障，重点部署了八项任务：①织牢公共卫生防护网；②全方位干预健康问题和影响因素；③全周期保障人群健康；④提高医疗卫生服务质量；⑤促进中医药传承创新发展；⑥做优做强健康产业；⑦强化国民健康支撑与保障；⑧强化组织实施。

第4节　药品供应保障制度

2020年7月23日，国务院办公厅发布《关于印发深化医药卫生体制改革2020年下半年重点工作任务的通知》，通知明确，要健全药品供应保障体系。

1. 完善药品耗材采购政策　有序扩大国家组织集中采购和使用药品品种范围，开展高值医用耗材集中采购试点。鼓励由医保经办机构直接与药品生产或流通企业结算药品货款。指导地方全面执行中选药品和高值医用耗材的采购、配送和使用政策。制定改革完善药品采购机制的政策文件。指导地方完善新冠病毒检测相关集中采购、医保支付等政策。（国家医保局、国家卫生健康委分别负责，财政部、国家药监局参与）

2. 促进科学合理用药　实施合理用药监测，定期公布监测情况，推动医疗机构优化和规范用药结构，促进优先配备使用国家基本药物，落实“能口服不肌注、能肌注不输液”等要求。加强国家药品使用监测平台建设。推进药品临床综合评价工作，组织开展重大疾病基本用药临床综合评价试点。制定第二批鼓励仿制药品目录。（国家卫生健康委、国家中医药局负责）

3. 加强药品耗材使用监管　逐步建立完善药品信息化追溯机制，实现疫苗以及国家组织集中采购和使用药品“一物一码”，选取部分高值医用耗材等重点品种实施医疗器械唯一标识。建设全国统一开放的药品集中采购市场，统一标准和功能规范，推进医保药品编码的使用。逐步统一全国医保高值医用耗材分类与编码，探索实施高值医用耗材注册、采购、使用等环节规范编码的衔接应用。（国家医保局、国家药监局分别负责，国家卫生健康委等参与）

4. 做好短缺药品保供稳价工作　推进短缺药品多源信息采集平台和部门协同监测机制建设。实施短缺药品停产报告制度和清单管理制度。建立健全药品耗材价格常态化监测预警机制，加强国内采购价格动态监测和国外价格追踪。加大对原料药、进口药等垄断违法行为的执法力度。（工业和信息化部、国家卫生健康委、市场监管总局、国家医保局、国家药监局分别负责，国家中医药局参与）

目标检测

A型题

1. 药事管理的特点主要体现为（　　）、政策性、实践性
   A. 专业性　　B. 法律性
   C. 强制性　　D. 规范性
   E. 可行性

2. 下列不属于法的特征的是（　　）
   A. 规范性　　B. 国家意志性
   C. 公平性　　D. 国家强制性
   E. 普遍性

3. （　　）是由全国人民代表大会依据特别程序制定的根本大法，具有最高效力
   A. 法律　　B. 宪法
   C. 行政法规　　D. 部门规章
   E. 法规

4. （　　）是指行政机关根据公民、法人或者其他组织的申请，经依法审查，准予其从事特定活动的行为

A. 法律许可　　B. 行政准予
C. 法规许可　　D. 行政许可
E. 法律准予

5. 警告和通报批评是行政处罚中最轻的一种行政处罚，属于（　　）
A. 资格罚　　B. 人身罚
C. 财产罚　　D. 声誉罚
E. 资质罚

B 型题

（第 6～10 题备选答案）

请将以下内容与其对应的法律体系正确配伍

A.《药品管理法》
B.《辽宁省医疗机构药品和医疗器械使用监督管理办法》
C.《药品管理法实施条例》
D.《江苏省药品监督管理条例》
E.《药品生产质量管理规范》

6. 法律
7. 行政法规
8. 地方性法规
9. 部门规章
10. 地方政府规章

X 型题

11. 药事管理的特点主要体现为（　　）
A. 专业性　　B. 法律性
C. 强制性　　D. 政策性
E. 实践性

12. 药事管理是保障公民用药（　　）、及时和生命健康的必要和有效手段
A. 安全　　B. 有效
C. 经济　　D. 合理
E. 方便

13. 健康中国遵循的原则是（　　）
A. 健康优先　　B. 效益优先
C. 改革创新　　D. 科学发展
E. 公平公正

14. 健全药品供应保障体系的措施有（　　）
A. 织牢公共卫生防护网
B. 完善药品耗材采购政策
C. 促进科学合理用药
D. 加强药品耗材使用监管
E. 做好短缺药品保供稳价工作

（冯　玘）

第2章

药事组织

学习目标

1. 素质目标 确保在工作中能够依法管理，树立法制观念，增强法律意识。

2. 知识目标 掌握我国药品监督管理体制、现行药品监督管理机构及其职能；熟悉药事组织的概念和类型；了解药品管理工作相关部门职责。

3. 能力目标 能正确检索并区分药品监督管理各机构的职能。

第1节 药事组织概述

一、药事组织的含义

"组织"一词，按希腊文的原意是和谐、协调。从管理学的角度，组织是指具有明确的目标导向和精心设计的结构与有意识协调的活动系统，同时又同外部环境保持密切联系的社会实体。

药事组织是药事组织机构、体系、体制的综合。一般来说，药事组织概念的含义有狭义和广义之分。狭义的药事组织是指为了实现药学社会任务所提出的目标，经人为分工形成的各种形式的组织机构的总称。广义的药事组织是指以实现社会药学任务为共同目标的人们的集合体，是药学社会人员相互影响的社会心理系统，是运用药学知识技术的技术系统，是人们以特定形式的结构关系而共同工作的系统。

考点：药事组织的含义

二、药事组织的类型

药事组织在我国药学事业发展的各个方面均起到不可替代的作用，它和卫生组织、经济组织、国家的行政组织等有密切关系，并受历史文化制度的影响，其机构类型主要有以下六类。

（一）药品管理行政组织

药品管理行政组织是指政府机构中管理药品和药学企事业组织的国家行政机构。其功能是代表国家对药品和药学事业组织进行监督管理，通过制定宏观政策等方法，对药事组织发挥引导作用，以保证国家意志的贯彻执行。

药品监督管理部门的主要职责是以法律授予的权力，对药品运行全过程的质量进行严格监督，确保向社会提供合格药品，并依法处理违反药品管理法律、法规和规章的行为。2018年国家机构改革，组建国家药品监督管理局，不再保留国家食品药品监督管理总局，由国家市场监督管理总局管理，其主要职责是负责药品、化妆品、医疗器械的注册并实施监督管理。

（二）药品生产组织

药品生产组织是一种经济组织，在我国称作"药品生产企业"（即药厂、制药公司）。药品生产企业是指生产药品的专营企业或者兼营企业。药品生产企业根据其投资主体的不同，可分为国有企业、民营企业、股份制企业和股份合作制企业、中外合资、合作企业等；根据其所生产的药品类型，可分为化学原料及其制剂为主的西药厂、中药厂、中药饮片厂、生化厂、抗生素厂，以及新发展起来的生物技术制药公司等；根据其规模，可分为大型药品生产企业、中型药品生产企业、小型药品生产企业。

（三）药品经营组织

药品经营组织，在我国一般指药品经营企业。药品经营企业是指经营药品的专营企业或者兼营企业。药品经营企业根据其经营方式来划分，可分为药品批发和药品零售企业（药店）。零售药店又分为连锁药房和独立药房。

（四）医疗机构药事组织

医疗机构药事组织的主要功能是通过采购药品、调配处方、配制制剂、提供用药咨询等活动，以保证患者安全、有效、合理用药。它是医疗机构不可分割的组成部分，是事业性组织。

（五）药学教育和科研组织

药学教育组织的主要功能是教育，是为维持和发展药学事业，培养药师、药学家、药学工程师、药学企业家和药事管理干部等专门技术人才的药事组织。药学教育组织的目标是双重的，既出药学人才，又出药学研究成果。药学教育组织包括综合性大学药学院、独立药科大学、高等医药院校和中等医药学校等。

药学科研组织的主要功能是研究开发新药、改进现有药品，以及围绕药品和药学的发展进行基础研究，提高创新能力，发展药学事业。

（六）药学社会团体、学术组织

药学行业协会、学术组织在药事组织兴起和形成过程中，发挥了统一行为规范、监督管理、联系与协调的积极作用，推动了药学事业的发展。20 世纪以来，政府加强了对药品和药事的法律控制后，药事社团组织成为药学企事业组织与政府机构联系的纽带，发挥了协助政府管理药事的作用。药事社团组织的功能是药学行业、职业的管理。我国的药学社会团体有中国药学会、中国药师协会及中国医药教育协会等。

考点：药事组织的类型

链接 中国药学会

中国药学会成立于 1907 年，是我国近代成立最早的学术团体之一，是全国药学工作者自愿组成并依法登记成立、具有法人资格的全国性、学术性、非营利性社会组织。学会主要任务是开展药学科学技术的国际、国内交流，编辑出版发行药学学术期刊、书籍，发展同世界各国及地区药学团体、药学工作者的友好交往与合作；举荐药学人才，表彰奖励在科学技术活动中取得优异成绩的会员和药学工作者；组织开展对会员和药学工作者的继续教育培训；开展药学以及相关学科科学技术知识的普及推广工作等。

第 2 节 我国药品监督管理体制

案例 2-1

2023 年 10 月，黑龙江省大兴安岭地区加格达奇区市场监督管理局根据其他部门线索通报，对某诊所进行现场检查。经查，该诊所 2021 年至 2022 年期间，从不具有药品经营资格的企业非法购进药品（含需低温冷藏的胰岛素），且在运输和存储过程中未对需冷藏药品进行冷藏，货值金额 9.46 万元。

该诊所上述行为违反了《药品管理法》第五十五条规定。2023 年 12 月，加格达奇区市场监督管理局依据《药品管理法》第一百二十九条规定，对该诊所处以没收违法所得 9.46 万元、罚款 75.71 万元的行政处罚。

问题： 1. 本案例中对药品实施监督管理的部门是什么部门？

2. 你还知道哪些药品监督管理组织？

药品监督管理是指国家授权的行政机关依法对药品、药事组织、药事活动、药品信息进行管理和监督，也包括司法机关、检察机关、药事法人和非法人组织、自然人对管理药品的行政机关和公务员的监督。

药品监督管理属于国家行政管理，具有完整的行政处罚制度及相应的行政强制手段，既应该依法实施行政管理，同时其行政权又受监督主体监督。其作用是保证药品质量，促进新药研究开发，提高制药工业的竞争力，规范药品市场，保证药品供应，为合理用药提供保证。

一、我国药品监督管理体制的发展与演变

20 世纪以来，各国药品管理法律中均明确规定了主管药品监督管理的部门，我国药品监督管理的主管机构演变主要经历了六个阶段。

第一阶段：卫生部药政机构（1949～1998 年）。1998 年以前，我国主管药品监督管理工作的是卫生行政部门，县以上地方各级卫生行政部门的药政机构主管所辖行政区域的药品监督管理工作。

第二阶段：国家药品监督管理局（State Drug Administration，SDA）。1998 年，为了加强国务院对药品监督管理工作的领导，根据《国务院关于机构设置的通知》（国发〔1998〕5 号），组建的直属国务院领导的国家药品监督管理局，主管全国药品监督管理工作。

第三阶段：国家食品药品监督管理局（State Food and Drug Administration，SFDA）。2003 年 3 月，第十届全国人大第一次会议通过了《关于国务院机构改革方案的决定》。根据该改革方案，国务院在国家药品监督管理局的基础上组建国家食品药品监督管理局。该局为国务院直属机构，继续行使国家药品监督管理的职能，负责食品、保健品、化妆品安全管理的综合监督和组织协调，依法组织开展对重大事故的查处。

第四阶段：由卫生部管理。2008 年 3 月，根据《国务院关于部委管理的国家局设置的通知》（国发〔2008〕12 号），国家食品药品监督管理局（SFDA）改由卫生部管理，成为卫生部代管的副部级机构。

第五阶段：国家食品药品监督管理总局（China Food and Drug Administration，CFDA）。2013 年 3 月，根据第十二届全国人大第一次会议通过的《国务院机构改革和职能转变方案》和《国务院关于机构设置的通知》（国发〔2013〕14 号），设立国家食品药品监督管理总局（正部级），为国务院直属机构。

第六阶段：国家市场监督管理总局。2018 年 3 月，第十三届全国人大第一次会议表决通过了关于国务院机构改革方案的决定，将国家工商行政管理总局的职责、国家质量监督检验检疫总局的职责、国家食品药品监督管理总局的职责、国家发展和改革委员会的价格监督检查与反垄断执法职责、商务部的经营者集中反垄断执法以及国务院反垄断委员会办公室等职责整合，组建国家市场监督管理总局，作为国务院直属机构。考虑到药品监管的特殊性，单独组建国家药品监督管理局（National Medical Products Administration，NMPA），由国家市场监督管理总局管理。市场监管实行分级管理，药品监管机构只设到省一级，药品经营销售等行为的监管，由市县市场监管部门统一承担。

二、我国现行药品监督管理机构的设置

（一）药品监督管理机构设置

我国现行药品监督管理机构分为行政监督机构和技术监督机构。

1. 药品行政监督机构 国务院药品监督管理部门主管全国药品监督管理工作。国务院有关部门在各自职责范围内负责与药品有关的监督管理工作。国务院药品监督管理部门配合国务院有关部门，执行国家药品行业发展规划和产业政策。省、自治区、直辖市人民政府药品监督管理部门负责本行政区域内的药品监督管理工作。市县两级不单独设立药品监督管理局，药品监督管理工作由市县两级市场监督管理部门统一承担。

2. 药品技术监督机构 技术监督机构包括国家药品监督管理局的直属技术机构和各级药品检验机构。药品监督管理部门设置或者指定的药品专业技术机构，承担依法实施药品监督管理所需的审评、检验、核查、监测与评价等工作。国务院药品监督管理部门设置国家药品检验机构。省、自治区、直辖市人民政府药品监督管理部门可以在本行政区域内设置药品检验机构。地方药品检验机构的设置规划由省、自治区、直辖市人民政府药品监督管理部门提出，报省、自治区、直辖市人民政府批准。国务院和省、自治区、直辖市人民政府的药品监督管理部门可以根据需要，确定符合药品检验条件的检验机构承担药品检验工作。

考点：药品行政监督机构的职责

（二）药品管理工作相关部门

1. 国家卫生健康委员会 组织制定国家药物政策和国家基本药物制度，开展药品使用监测、临床综合评价和短缺药品预警，提出国家基本药物价格政策的建议。国家药品监督管理局会同国家卫生健康委员会组织国家药典委员会制定国家药典，建立重大药品不良反应和医疗器械不良事件相互通报机制和联合处置机制。

2. 国家中医药管理局 拟订中医药和民族医药事业发展的战略、规划、政策和相关标准；负责指导民族医药的理论、医术、药物的发掘、整理、总结和提高工作；组织开展中药资源普查、促进中药资源的保护、开发和合理利用，参与制定中药产业发展规划、产业政策和中医药的扶持政策，参与国家基本药物制度建设。

3. 国家医疗保障局 拟订医疗保险、生育保险、医疗救助等医疗保障制度的法律法规草案、政策、规划和标准，制定部门规章并组织实施；组织制定并实施医疗保障基金监督管理办法，建立健全医疗保障基金安全防控机制，推进医疗保障基金支付方式改革；组织制定城乡统一的药品、医用耗材、医疗服务项目、医疗服务设施等医保目录和支付标准，建立动态调整机制，制定医保目录准入谈判规则并组织实施；制定药品、医用耗材的招标采购政策并监督实施，指导药品、医用耗材招标采购平台建设。

4. 国家市场监督管理总局 负责市场综合监督管理；负责市场主体统一登记注册；负责组织和指导市场监管综合执法工作；负责反垄断统一执法；负责监督管理市场秩序；负责宏观质量管理；负责产品质量安全监督管理；负责特种设备安全监督管理；负责食品安全监督管理综合协调；负责食品安全监督管理；负责统一管理计量工作；负责统一管理标准化工作；负责统一管理检验检测工作；负责统一管理、监督和综合协调全国认证认可工作；负责市场监督管理科技和信息化建设、新闻宣传、国际交流与合作；管理国家药品监督管理局。

5. 中华人民共和国商务部 负责拟订药品流通行业的发展规划、政策和相关标准，药品监督管理部门在药品监督管理工作中，配合执行药品流通发展规划和政策。

6. 中华人民共和国工业和信息化部 负责拟定和组织实施生物医药产业的规划、政策和标准；承

担医药工业管理工作；承担中药材生产扶持项目管理和国家药品储备管理工作；配合药监部门加强对互联网药品广告的整治。

7. 中华人民共和国海关总署 负责药品进出口口岸的设置；药品进口与出口的监管、统计与分析；出入境检验检疫。

8. 国家发展和改革委员会 监测和管理药品宏观经济；负责药品价格的监督管理。

9. 中华人民共和国公安部 负责组织指导药品、医疗器械和化妆品犯罪案件侦查工作。国家药品监督管理局与公安部建立行政执法和刑事司法工作衔接机制。药品监督管理部门发现违法行为涉嫌犯罪的，按照有关规定及时移送公安机关，公安机关应当迅速进行审查，并依法作出立案或者不予立案的决定。公安机关依法提请药品监督管理部门作出检验、鉴定、认定等协助的，药品监督管理部门应当予以协助。

考点：药品管理工作相关部门的职责

三、我国现行药品监督管理机构的职能

（一）国家药品监督管理局

国家药品监督管理局贯彻落实党中央关于药品监督管理工作的方针政策和决策部署，在履行职责过程中坚持和加强党对药品监督管理工作的集中统一领导，主要职责如下。

1. 负责药品（含中药、民族药，下同）、医疗器械和化妆品安全监督管理。拟订监督管理政策规划，组织起草法律法规草案，拟订部门规章，并监督实施。研究拟订鼓励药品、医疗器械和化妆品新技术新产品的管理与服务政策。

2. 负责药品、医疗器械和化妆品标准管理。组织制定、公布国家药典等药品、医疗器械标准，组织拟订化妆品标准，组织制定分类管理制度，并监督实施。参与制定国家基本药物目录，配合实施国家基本药物制度。

3. 负责药品、医疗器械和化妆品注册管理。制定注册管理制度，严格上市审评审批，完善审评审批服务便利化措施，并组织实施。

4. 负责药品、医疗器械和化妆品质量管理。制定研制质量管理规范并监督实施。制定生产质量管理规范并依职责监督实施。制定经营、使用质量管理规范并指导实施。

5. 负责药品、医疗器械和化妆品上市后风险管理。组织开展药品不良反应、医疗器械不良事件和化妆品不良反应的监测、评价和处置工作。依法承担药品、医疗器械和化妆品安全应急管理工作。

6. 负责执业药师资格准入管理。制定执业药师资格准入制度，指导监督执业药师注册工作。

7. 负责组织指导药品、医疗器械和化妆品监督检查。制定检查制度，依法查处药品、医疗器械和化妆品注册环节的违法行为，依职责组织指导查处生产环节的违法行为。

8. 负责药品、医疗器械和化妆品监督管理领域对外交流与合作，参与相关国际监管规则和标准的制定。

9. 负责指导省、自治区、直辖市药品监督管理部门工作。

10. 完成党中央、国务院交办的其他任务。

（二）省、自治区、直辖市药品监督管理局

省、自治区、直辖市人民政府药品监督管理部门负责本行政区域内的药品监督管理工作。主要职责有负责本行政区域内药品（含中药、民族药，下同）、医疗器械和化妆品安全监督管理；监督实施国家药典等药品、医疗器械和化妆品标准、分类管理制度。配合实施国家基本药物制度；负责本行政区域内药品、医疗器械和化妆品生产环节的许可、备案，负责药品批发许可、零售连锁总部许可、互

联网销售第三方平台备案。负责药品、医疗器械和化妆品注册管理。负责药品、医疗器械和化妆品质量管理。监督实施生产质量管理规范，监督和指导实施经营、使用质量管理规范。负责药品、医疗器械和化妆品上市后风险管理。负责组织指导本行政区域内药品、医疗器械和化妆品监督检查。实施执业药师资格准入制度，负责执业药师注册管理工作。

（三）地市级和县区级市场监督管理局

市县级药品监督管理部门负责本行政区域内药品经营和使用质量监督管理，负责药品零售企业的许可、检查和处罚，以及药品使用环节质量的检查和处罚。

考点：国家和地方药品监督管理部门与药品管理相关的职责

四、国家药品监督管理技术机构及职责

药品监督管理技术机构是药品监督管理的重要组成部分，为药品行政监督提供技术支撑与保障。在我国，药品监督管理技术机构主要包括：中国食品药品检定研究院、国家药典委员会、药品审评中心、食品药品审核查验中心、药品评价中心、行政事项受理服务和投诉举报中心、执业药师资格认证中心等，这些都是国家药品监督管理局的直属事业单位。另外，还包括地方药品检验机构和药品监督查验机构。

1. 中国食品药品检定研究院 中国食品药品检定研究院（国家药品监督管理局医疗器械标准管理中心，中国药品检验总所，以下简称中检院）的前身是1950年成立的中央人民政府卫生部药物食品检验所和生物制品检定所。2018年，根据《中央编办关于国家药品监督管理局所属事业单位机构编制的批复》（中央编办复字〔2018〕115号），中检院为国家药品监督管理局所属公益二类事业单位，是国家检验药品生物制品质量的法定机构和最高技术仲裁机构，是世界卫生组织药品质量保证中心、生物制品标准化和评价合作中心及传统医药合作中心，其主要职责如下。

（1）承担食品、药品、医疗器械、化妆品及有关药用辅料、包装材料与容器（以下统称为食品药品）的检验检测工作。组织开展药品、医疗器械、化妆品抽验和质量分析工作。负责相关复验、技术仲裁，组织开展进口药品注册检验以及上市后有关数据收集分析等工作。

（2）承担药品、医疗器械、化妆品质量标准、技术规范、技术要求、检验检测方法的制修订以及技术复核工作。组织开展检验检测新技术新方法新标准研究。承担相关产品严重不良反应、严重不良事件原因的实验研究工作。

（3）负责医疗器械标准管理相关工作。

（4）承担生物制品批签发相关工作。

（5）承担化妆品安全技术评价工作。

（6）组织开展有关国家标准物质的规划、计划、研究、制备、标定、分发和管理工作。

（7）负责生产用菌毒种、细胞株的检定工作。承担医用标准菌毒种、细胞株的收集、鉴定、保存、分发和管理工作。

（8）承担实验动物饲育、保种、供应和实验动物及相关产品的质量检测工作。

（9）承担食品药品检验检测机构实验室间比对以及能力验证、考核与评价等技术工作。

（10）负责研究生教育培养工作。组织开展对食品药品相关单位质量检验检测工作的培训和技术指导。

2. 国家药典委员会 成立于1950年，是法定的国家药品标准工作专业管理机构。主要职责如下。

（1）组织编制、修订和编译《中华人民共和国药典》（以下简称《中国药典》）及配套标准。

（2）组织制定修订国家药品标准。参与拟订有关药品标准管理制度和工作机制。

（3）组织《中国药典》收载品种的医学和药学遴选工作。负责药品通用名称命名。

（4）组织评估《中国药典》和国家药品标准执行情况。

（5）开展药品标准发展战略、管理政策和技术法规研究。承担药品标准信息化建设工作。

（6）开展药品标准国际（地区）协调和技术交流，参与国际（地区）间药品标准适用性认证合作工作。

（7）组织开展《中国药典》和国家药品标准宣传培训与技术咨询，负责《中国药品标准》等刊物编辑出版工作。

（8）负责药典委员会各专业委员会的组织协调及服务保障工作。

（9）承办国家局交办的其他事项。

3. 国家药品监督管理局药品审评中心 是国家药品注册技术审评机构，主要职责如下。

（1）负责药物临床试验、药品上市许可申请的受理和技术审评。

（2）负责仿制药质量和疗效一致性评价的技术审评。

（3）承担再生医学与组织工程等新兴医疗产品涉及药品的技术审评。

（4）参与拟订药品注册管理相关法律法规和规范性文件，组织拟订药品审评规范和技术指导原则并组织实施。

（5）协调药品审评相关检查、检验等工作。

（6）开展药品审评相关理论、技术、发展趋势及法律问题研究。

（7）组织开展相关业务咨询服务及学术交流，开展药品审评相关的国际（地区）交流与合作。

（8）承担国家局国际人用药品注册技术协调会议（ICH）相关技术工作。

（9）承办国家局交办的其他事项。

4. 国家药品监督管理局食品药品审核查验中心（国家疫苗检查中心） 主要职责如下。

（1）组织制定修订药品、医疗器械、化妆品检查制度规范和技术文件。

（2）承担药物非临床研究质量管理规范认证检查及相关监督检查，药物临床试验机构监督检查。承担药品注册核查和研制、生产环节的有因检查。承担药品境外检查。

（3）承担疫苗研制、生产环节的有因检查，疫苗、血液制品的生产巡查。承担疫苗境外检查。

（4）承担医疗器械临床试验监督抽查和研制、生产环节的有因检查。承担医疗器械境外检查。

（5）承担国家级检查员考核、使用等管理工作。承担特殊化妆品注册、化妆品新原料注册备案核查及相关有因检查，生产环节的有因检查。承担化妆品和化妆品新原料境外检查。

（6）承担国家级职业化专业化药品、医疗器械、化妆品检查员管理。指导省级职业化专业化药品、医疗器械、化妆品检查员管理工作。

（7）指导省、自治区、直辖市药品检查机构质量管理体系建设工作并开展评估。

（8）开展检查理论、技术和发展趋势研究、学术交流、技术咨询以及国家级检查员等培训工作。

（9）承担药品、医疗器械、化妆品检查的国际（地区）交流与合作。

（10）承担市场监管总局委托的食品检查工作。

（11）承办国家局交办的其他事项。

5. 国家药品监督管理局药品评价中心（国家药品不良反应监测中心） 其主要职责如下。

（1）组织制定修订药品不良反应、医疗器械不良事件、化妆品不良反应监测与上市后安全性评价以及药物滥用监测的技术标准和规范。

（2）组织开展药品不良反应、医疗器械不良事件、化妆品不良反应、药物滥用监测工作。

（3）开展药品、医疗器械、化妆品的上市后安全性评价工作。

（4）指导地方相关监测与上市后安全性评价工作。组织开展相关监测与上市后安全性评价的方法研究、技术咨询和国际（地区）交流合作。

（5）参与拟订、调整国家基本药物目录。

（6）参与拟订、调整非处方药目录。

（7）承办国家局交办的其他事项。

6. 国家药品监督管理局行政事项受理服务和投诉举报中心 其主要职责如下。

（1）负责药品、医疗器械、化妆品行政事项的受理服务和审批结果相关文书的制作、送达工作。

（2）受理和转办属于国家局药品监管职能涉及药品、医疗器械、化妆品质量安全方面存在的涉嫌违法违规行为的投诉举报。

（3）负责药品、医疗器械、化妆品行政事项受理和投诉举报相关信息的汇总、分析、报送工作。

（4）负责药品、医疗器械、化妆品重大投诉举报办理工作的组织协调、跟踪督办，监督办理结果反馈。

（5）参与拟订药品、医疗器械、化妆品行政事项和投诉举报相关法规、规范性文件和规章制度。

（6）负责投诉举报新型、共性问题的筛查和分析，提出相关安全监管建议。承担国家局执法办案、整治行动的投诉举报案源信息报送工作。

（7）承担国家局行政事项受理服务大厅的运行管理工作。参与国家局行政事项受理、审批网络系统的运行管理。承担国家局行政事项收费工作。

（8）参与药品、医疗器械审评审批制度改革以及国家局“互联网+政务服务”平台建设、受理服务工作。

（9）指导协调省级药品监管行政事项受理服务及投诉举报工作。

（10）开展与药品、医疗器械、化妆品行政事项受理及投诉举报工作有关的国际（地区）交流与合作。

（11）承办国家局交办的其他事项。

7. 国家药品监督管理局执业药师资格认证中心 其主要职责如下。

（1）开展执业药师资格准入制度及执业药师队伍发展战略研究，参与拟订完善执业药师资格准入标准并组织实施。

（2）承担执业药师资格考试相关工作。组织开展执业药师资格考试命审题工作，编写考试大纲和考试指南。负责执业药师资格考试命审题专家库、考试题库的建设和管理。

（3）组织制订执业药师认证注册工作标准和规范并监督实施。承担执业药师认证注册管理工作。

（4）组织制订执业药师认证注册与继续教育衔接标准。拟订执业药师执业标准和业务规范，协助开展执业药师配备使用政策研究和相关执业监督工作。

（5）承担全国执业药师管理信息系统的建设、管理和维护工作，收集报告相关信息。

（6）指导地方执业药师资格认证相关工作。

（7）开展执业药师资格认证国际（地区）交流与合作。

（8）协助实施执业药师能力与学历提升工程。

（9）承办国家局交办的其他事项。

考点：国家药品监督管理技术机构的职责

目标检测

A 型题

1. 主管全国药品监督管理工作的机构是（　　）
   A. 国家卫生健康委员会
   B. 国家中医药管理局
   C. 国家发展和改革委员会
   D. 国家药品监督管理局
   E. 国家医疗保障局

2. 国家检验药品生物制品质量的法定机构和最高技术仲裁机构是（　　）
   A. 国家药典委员会
   B. 中国食品药品检定研究院
   C. 药品审评中心

D. 国家药品不良反应监测中心
E. 国家药品监督管理局

3. 通过采购药品、调配处方、配制制剂、提供用药咨询等活动，以保证合理用药的药事组织是（　　）
A. 药品生产组织　　B. 药品经营组织
C. 药学教育组织　　D. 药学科研组织
E. 医疗机构药事组织

4. 国家药品监督管理局是（　　）管理的国家局，为副部级
A. 国家市场监督管理总局
B. 国家卫生健康委员会
C. 国家中医药管理局
D. 国家发展和改革委员会
E. 国家医疗保障局

B 型题

（第 5～9 题备选答案）
A. 国家药典委员会
B. 药品审评中心
C. 药品评价中心
D. 中国食品药品检定研究院
E. 食品药品审核查验中心

5. 承担食品、药品、医疗器械等的检验检测工作的机构是（　　）
6. 开展药品、医疗器械、化妆品的上市后安全性评价工作的机构是（　　）
7. 法定的国家药品标准工作专业管理机构是（　　）
8. 组织制定修订药品、医疗器械、化妆品检查制度规范和技术文件的机构是（　　）
9. 负责药品注册技术审评的机构是（　　）

（第 10～13 题备选答案）
A. 国家药品监督管理局
B. 国家发展和改革委员会
C. 国家医疗保障局
D. 国家中医药管理局
E. 国家卫生健康委员会

10. 负责监测和管理药品宏观经济的部门是（　　）
11. 参与制定中药产业发展规划、产业政策和中医药的扶持政策的部门是（　　）
12. 组织制定国家药物政策和国家基本药物制度的部门是（　　）
13. 制定医保目录准入谈判规则并组织实施的部门是（　　）

X 型题

14. 下列机构中，属于药品监督管理技术机构的是（　　）
A. 药品审评中心
B. 国家药品监督管理局
C. 国家市场监督管理总局
D. 中国食品药品检定研究院
E. 国家药典委员会

15. 国家药品监督管理局监管的范围包括（　　）
A. 药品　　B. 食品
C. 化妆品　　D. 医疗器械
E. 化学试剂

16. 药事组织的类型包括（　　）
A. 药品生产组织　　B. 药品经营组织
C. 药学教育组织　　D. 医疗机构药事组织
E. 药学社会团体

17. 国家药品监督管理局的主要职责包括（　　）
A. 负责药品、医疗器械和化妆品安全监督管理
B. 负责拟订药品监督管理政策规划，组织起草法律法规草案，拟订部门规章
C. 负责药品、医疗器械和化妆品标准管理
D. 负责药品、医疗器械和化妆品注册管理
E. 负责执业药师资格准入管理

（韩　薇）

第3章
药学技术人员管理

学习目标

1. 素质目标 树立药学职业道德。

2. 知识目标 掌握我国对药学专业技术职务的管理和执业药师的管理；熟悉药学技术人员的含义、药学专业技术职务的类型；了解我国执业药师的产生与发展。

3. 能力目标 具有药学专业技术职务、执业药师报名与考试的能力，具有执业药师注册与完成继续教育的能力。

第1节 药学技术人员概述

凡具备下列条件之一者，即为药学技术人员。

1. 取得药学类中专以上学历，并从事药学类相关工作的人员。

2. 取得药学类专业学历，依法经过国家有关部门考试考核合格，取得专业技术职务证书，并从事药学类相关工作的人员。

3. 经全国统一考试合格，取得执业药师资格证书，并经注册登记，取得执业药师注册证，在药品生产、经营、使用和其他需要提供药学服务的单位中执业的药学技术人员。

考点：药学专业技术人员的类型

第2节 药学专业技术职务管理

案例 3-1

李某10年前药学专业中专毕业，毕业后一直在某乡镇卫生院从事处方调剂工作，没有参加过专业技术职务考试，现在想考取专业技术职务，并且想直接报考药师。

问题： 1. 他是否可以直接报考药师？为什么？

2. 他能报考哪个级别的专业技术职务？

一、药学专业技术人员职称评价

2021年6月30日人力资源社会保障部、国家卫生健康委、国家中医药局联合下发了《关于深化卫生专业技术人员职称制度改革的指导意见》（人社部发〔2021〕51号），并附有《卫生专业技术人员职称评价基本标准》。

（一）药学各级别职称名称

卫生专业技术人员职称设初级、中级、高级，初级分设士级和师级，高级分设副高级和正高级。卫生专业技术人员职称划分为医、药、护、技四个专业类别。药学类各级别职称名称分别为药士、药师、主管药师、副主任药师、主任药师。

（二）评价标准

实行国家标准、地区标准、单位标准相结合。人力资源社会保障部、国家卫生健康委、国家中医药局负责制定《卫生专业技术人员职称评价基本标准》。各地区人力资源社会保障部门、卫生健康部门、中医药主管部门可根据本地区实际制定地区标准。具有自主评审权的单位可根据本单位实际制定单位标准。申报条件地区标准、单位标准原则上不得低于国家标准，评审条件在国家标准框架内，由各地各单位确定地区标准、单位标准。

（三）创新评价机制

1. 完善职称评价方式 中、初级职称继续实行以考代评，考试实行全国统一组织，已统一考试的专业不再进行相应的职称评审或认定，各省（区、市）可由人力资源社会保障部门会同卫生健康部门确定本地区聘用标准。副高级职称原则上采取考试与评审相结合的方式，正高级职称可采取考试与评审相结合的方式，或采取答辩与评审相结合的方式，建立完善以同行专家评议为基础的业内评价机制，具体办法由省级人力资源社会保障部门会同卫生健康部门确定。

2. 畅通职称评价渠道 社会办医卫生专业技术人员在职称申报、评审方面与公立医疗机构卫生专业技术人员享有同等待遇，不受户籍、人事档案、不同办医主体等限制。公立医疗卫生机构内的各类卫生专业技术人员在职称申报、评审方面享有同等待遇。在内地就业的港澳台卫生专业技术人员，以及持有外国人永久居留证或各地颁发的海外高层次人才居住证的外籍人员，可按规定参加职称评审。

（四）药学专业技术人员职称评价基本标准

1. 具备良好的职业道德，遵守国家宪法和法律，贯彻新时代卫生与健康工作方针，自觉践行“敬佑生命、救死扶伤、甘于奉献、大爱无疆”的职业精神，具备良好的政治素质、协作精神、敬业精神和医德医风。

2. 身心健康，心理素质良好，能全面履行岗位职责。

3. 应取得相应职业资格，并按规定进行注册，取得相应的执业证书。

4. 药学专业技术人员申报各层级职称，除必须达到上述基本条件外，还应分别具备以下条件。

（1）初级职称

1）药（技）士：具备相应专业中专、大专学历，可参加药（技）士资格考试。

2）药（技）师：具备相应专业硕士学位；或具备相应专业大学本科学历或学士学位，从事本专业工作满 1 年；或具备相应专业大专学历，从事本专业工作满 3 年；或具备相应专业中专学历，取得药（技）士职称后，从事本专业工作满 5 年，可参加药（技）师资格考试。

（2）中级职称[主管药（技）师] 药学专业技术人员中级职称实行全国统一考试制度。具备相应专业学历，并符合以下条件的，可报名参加考试。

1）具备博士学位。

2）具备硕士学位，取得药（技）师职称后，从事本专业工作满 2 年。

3）具备大学本科学历或学士学位，取得药（技）师职称后，从事本专业工作满 4 年。

4）具备大专学历，取得药（技）师职称后，从事本专业工作满 6 年。

5）具备中专学历，取得药（技）师职称后，从事本专业工作满 7 年。

（3）副高级职称（副主任药师）

1）申报条件（学历、资历及临床工作量要求）：具备大学本科及以上学历或学士及以上学位，受聘担任主管药师职务满 5 年；或具备大专学历，受聘担任主管药师职务满 7 年。

担任主管药师职务期间，平均每年参加药学专业工作时间不少于 40 周。

2）评审条件（专业能力要求）：熟练掌握本专业基础理论和专业知识；熟悉本专业国内外现状及

发展趋势，不断吸取新理论、新知识、新技术并推广应用。熟悉本专业相关的法律、法规、标准与技术规范。能够参与制定药物治疗方案，对临床用药结果做出准确分析，能及时发现并处理处方和医嘱中出现的各种不合理用药现象，及时提出临床用药调整意见。具有指导下级药师的能力。其中，中药专业还应具备中药验收、保管、调剂、临方炮制、煎煮等中药药学服务能力，能够提供中药药物咨询服务，具有中药处方点评工作能力，提供合理使用中药建议。

（4）正高级职称（主任药师）

1）申报条件（学历、资历及临床工作量要求）：具备大学本科及以上学历或学士及以上学位，受聘担任副主任药师职务满 5 年。担任副主任药师职务期间，平均每年参加药学专业工作时间不少于 35 周。

2）评审条件（专业能力要求）：在具备所规定的副主任药师水平的基础上，精通本专业某一领域的基本理论知识与技能，并有所专长。深入了解本专业国内外现状及发展趋势，不断吸取新理论、新知识、新技术并用于实践。具有丰富的本专业工作经验，能独立解决复杂或重大技术问题，具有指导本专业下级药师的能力。其中，中药专业还应具备中药验收、保管、调剂、临方炮制、煎煮等中药药学服务能力，能够提供中药药物咨询服务，具有中药处方点评工作能力，提供合理使用中药建议。

5. 工作业绩要求　以下业绩成果可作为代表作。

（1）解决本专业复杂问题形成的临床病案、手术视频、护理案例、应急处置情况报告、流行病学调查报告等。

（2）吸取新理论、新知识、新技术形成的与本专业相关的技术专利。

（3）结合本专业实践开展科研工作形成的论文等成果。

（4）向大众普及本专业科学知识形成的科普作品。

（5）参与研究并形成的技术规范或卫生标准。

（6）人才培养工作成效（包括带教本专业领域的下级专业技术人员的数量和质量，以及所承担教学课题和所获成果等）。

（7）其他可以代表本人专业技术能力和水平的标志性工作业绩。

考点：药士、药师、主管药师报名考试的条件

二、药学专业技术职务考试

2001 年 6 月 13 日为贯彻落实人事部、卫生部《关于加强卫生专业技术职务评聘工作的通知》（人发〔2000〕114 号）的精神，科学、客观、公正地评价卫生专业人员的技术水平和能力，完善评价机制，提高卫生专业人员的业务素质，卫生部、人事部下发了《预防医学、全科医学、药学、护理、其他卫生技术等专业技术资格考试暂行规定》及《临床医学、预防医学、全科医学、药学、护理、其他卫生技术等专业技术资格考试实施办法》（卫人发〔2001〕164 号）。

（一）考试组织

药学专业实行全国统一组织、统一考试时间、统一考试大纲、统一考试命题、统一合格标准的考试制度，原则上每年进行一次。

（二）部门职责

人事部和卫生部共同负责国家药学专业技术资格考试的政策制定、组织协调等工作。

卫生部负责拟定考试大纲和命题，组建国家级题库，组织实施考试工作，管理考试用书，规划考前培训，研究考试办法，拟定合格标准等工作。

人事部负责审定考试大纲和试题，会同卫生部对考试工作进行指导、监督、检查和确定合格标准。

通过药学专业技术资格考试并合格者，由各省、自治区、直辖市人事（职改）部门颁发人事部统一印制，人事部、卫生部用印的专业技术资格证书。该证书在全国范围内有效。各地在颁发证书时，不得附加任何条件。聘任专业技术职务所需的其他条件按照国家有关规定办理。

（三）不得申请参加考试的情况

有下列情形之一的，不得申请参加药学专业技术资格的考试。

1. 医疗事故责任者未满 3 年。
2. 医疗差错责任者未满 1 年。
3. 受到行政处分者在处分时期内。
4. 伪造学历或考试期间有违纪行为未满 2 年。
5. 省级卫生行政部门规定的其他情形。

（四）继续教育

取得药学专业技术资格人员，应按照国家有关规定，参加继续医学教育。

（五）考试违规处罚

有下列情形之一的，由卫生行政管理部门吊销其相应专业技术资格，由发证机关收回其专业技术资格证书，2 年内不得参加卫生系列专业技术资格考试。

1. 伪造学历和专业技术工作资历证明。
2. 考试期间有违纪行为。
3. 国务院卫生、人事行政主管部门规定的其他情形。

（六）考试科目

药学专业初、中级资格考试均分 4 个半天进行，各级别考试均设置了“基础知识”“相关专业知识”“专业知识”“专业实践能力”等 4 个考试科目。考试原则上采用人机对话的方式。参加相应专业考试的人员，必须在一个考试年度内通过全部科目的考试，方可获得专业技术资格证书。

（七）报名条件中有关学历的要求

报名条件中有关学历要求，是指经国家教育、卫生行政主管部门认可的正规全日制院校毕业的学历；有关工作年限的要求，是指取得正规学历前后从事本专业工作时间的总和。工作年限计算的截止日期为考试报名年度当年年底。

第 3 节　执业药师制度

案例 3-2

张某专科药学毕业后，在某药品零售企业从事药品销售工作，通过了执业药师资格考试，并且注册在该零售企业。现在因为其他原因调到了省外一家中医医疗机构从事处方调剂工作，他想办理变更手续，并且想变更为执业中药师。

问题： 1. 他如果继续以执业药师身份执业需要做哪些注册变更？如何办理？

2. 他能否变更为执业中药师？为什么？

执业药师是指经全国统一考试合格，取得中华人民共和国执业药师职业资格证书（以下简称执业药师职业资格证书）并经注册，在药品生产、经营、使用和其他需要提供药学服务的单位中执业的药学技术人员。执业药师英文译为“licensed pharmacist”。

考点：执业药师的含义

一、我国执业药师的产生与发展

1994 年 3 月 15 日，国家医药管理局与人事部联合颁发《执业药师资格制度暂行规定》，我国开始实施执业药师资格制度，同年认定了 1385 名执业药师。

1995 年 10 月，进行了首次执业药师资格考试。

1995 年 7 月 5 日，国家中医药管理局与人事部联合颁发《执业中药师资格制度暂行规定》，同年认定了 434 名执业中药师。

1996 年 10 月，进行了首次执业中药师资格考试。

1999 年 4 月 1 日，人事部、国家药品监督管理局以人发〔1999〕34 号文修订印发了《执业药师资格制度暂行规定》和《执业药师资格考试实施办法》，统一了执业药师和执业中药师的管理，明确了执业药师的执业范围是在药品生产、经营、使用单位。

此后，国家药品监督管理局还发布了《执业药师注册管理暂行办法》《执业药师继续教育暂行办法》等配套规章。

为加强对药学技术人员的职业准入管理，进一步规范执业药师的管理权责，促进执业药师队伍建设和发展，根据《中华人民共和国药品管理法》和《国家职业资格目录》等有关规定，国家药品监督管理局、人力资源社会保障部在原执业药师资格制度基础上，于 2019 年 3 月 5 日修订颁布了《执业药师职业资格制度规定》和《执业药师职业资格考试实施办法》，2021 年 6 月 18 日印发了《执业药师注册管理办法》，2024 年 1 月 8 日印发了《执业药师继续教育暂行规定》。经过 30 多年的发展，我国已经形成了较为完善的执业药师考试、注册及继续教育的工作体系，执业药师数量有了很大的增长，他们为保证药品质量，保证公众用药安全有效发挥了重要作用。

二、执业药师的管理

（一）管理部门

国家药品监督管理局与人力资源社会保障部共同负责全国执业药师资格制度的政策制定，并按照职责分工对该制度的实施进行指导、监督和检查。

各省、自治区、直辖市负责药品监督管理的部门和人力资源社会保障行政主管部门，按照职责分工负责本行政区域内执业药师职业资格制度的实施与监督管理。

（二）考试管理

1. 考试组织　执业药师职业资格实行全国统一大纲、统一命题、统一组织的考试制度。原则上每年举行一次。

2. 报考条件　凡中华人民共和国公民和获准在我国境内就业的外籍人员，具备以下条件之一者，均可申请参加执业药师职业资格考试。

（1）取得药学类、中药学类专业大专学历，在药学或中药学岗位工作满 4 年。

（2）取得药学类、中药学类专业大学本科学历或学士学位，在药学或中药学岗位工作满 2 年。

（3）取得药学类、中药学类专业第二学士学位、研究生班毕业或硕士学位，在药学或中药学岗位工作满 1 年。

（4）取得药学类、中药学类专业博士学位。

（5）取得药学类、中药学类相关专业相应学历或学位的人员，在药学或中药学岗位工作的年限相应增加1年。

考点：执业药师的报考条件

链接 港、澳、台居民申请执业药师资格考试

香港、澳门、台湾地区居民申请国家执业药师资格考试、注册、继续教育、执业等活动，参照《执业药师职业资格制度规定》和《执业药师职业资格考试实施办法》办理。

3. 考试管理部门

（1）国家药品监督管理局负责组织拟定考试科目和考试大纲、建立试题库、组织命审题工作，提出考试合格标准建议。

（2）人力资源社会保障部负责组织审定考试科目、考试大纲，会同国家药品监督管理局对考试工作进行监督、指导并确定合格标准。

（3）国家药品监督管理局与人力资源社会保障部共同负责执业药师职业资格考试工作，日常管理工作委托国家药品监督管理局执业药师资格认证中心负责，考务工作委托人力资源社会保障部人事考试中心负责。

各省、自治区、直辖市人力资源社会保障行政主管部门会同药品监督管理部门负责本地区的考试工作，具体职责分工由各地协商确定。

4. 考试时间 执业药师职业资格考试日期原则上为每年10月。

5. 考试类别及考试科目

（1）考试类别 执业药师职业资格考试分为药学、中药学两个专业类别。

（2）考试科目

1）药学类考试科目为药学专业知识（一）、药学专业知识（二）、药事管理与法规、药学综合知识与技能四个科目。

2）中药学类考试科目为中药学专业知识（一）、中药学专业知识（二）、药事管理与法规、中药学综合知识与技能四个科目。

6. 免试条件及免试科目 符合《执业药师职业资格制度规定》报考条件，按照国家有关规定取得药学或医学专业高级职称并在药学岗位工作的，可免试药学专业知识（一）、药学专业知识（二），只参加药事管理与法规、药学综合知识与技能两个科目的考试；取得中药学或中医学专业高级职称并在中药学岗位工作的，可免试中药学专业知识（一）、中药学专业知识（二），只参加药事管理与法规、中药学综合知识与技能两个科目的考试。

7. 考试周期 考试以4年为一个周期，参加全部科目考试的人员须在连续4个考试年度内通过全部科目的考试。

免试部分科目的人员须在连续2个考试年度内通过应试科目。

8. 报名 符合执业药师职业资格考试报考条件的人员，按照当地人事考试机构规定的程序和要求完成报名。参加考试人员凭准考证和有效身份证件在指定的日期、时间和地点参加考试。

中央和国务院各部门及所属单位、中央管理企业的人员，按属地原则报名参加考试。

9. 考点设置 考点原则上设在地级以上城市的大、中专院校或者高考定点学校。

10. 考试与培训分开 凡参与考试工作（包括命题、审题与组织管理等）的人员，不得参加考试，也不得参加或者举办与考试内容相关的培训工作。应考人员参加培训坚持自愿原则。

11. 安全保密 考试实施机构及其工作人员，应当严格执行国家人事考试工作人员纪律规定和考试工作的各项规章制度，遵守考试工作纪律，切实做好试卷命制、印刷、发送和保管等各环节的安全保密工作，严防泄密。

12. 资格证书发放　执业药师职业资格考试合格者，由各省、自治区、直辖市人力资源社会保障部门颁发执业药师职业资格证书（图 3-1）。该证书由人力资源社会保障部统一印制，国家药品监督管理局与人力资源社会保障部用印，在全国范围内有效。

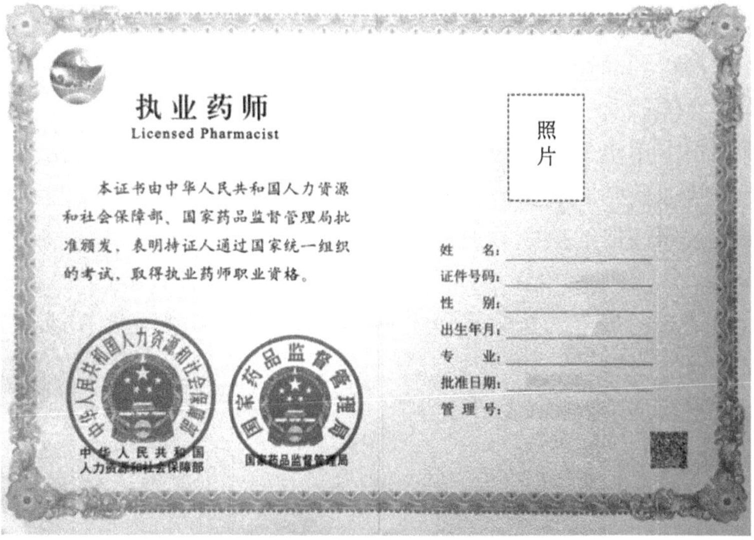

图 3-1　执业药师职业资格证书

（三）执业药师注册管理

1. 管理部门及职责

（1）国家药品监督管理局负责执业药师注册的政策制定和组织实施，指导监督全国执业药师注册管理工作。

（2）国家药品监督管理局执业药师资格认证中心承担全国执业药师注册管理工作。

（3）各省、自治区、直辖市药品监督管理部门负责本行政区域内的执业药师注册及其相关监督管理工作。

（4）国家药品监督管理局建立完善全国执业药师注册管理信息系统，国家药品监督管理局执业药师资格认证中心承担全国执业药师注册管理信息系统的建设、管理和维护工作，收集报告相关信息。

国家药品监督管理局加快推进执业药师电子注册管理，实现执业药师注册、信用信息资源共享和动态更新。

2. 注册条件和内容

（1）注册条件　执业药师注册申请人（以下简称申请人），必须具备下列条件。

1）取得执业药师职业资格证书。

2）遵纪守法，遵守执业药师职业道德。

3）身体健康，能坚持在执业药师岗位工作。

4）经执业单位同意。

5）按规定参加继续教育学习。

（2）不予注册情况　有下列情形之一的，药品监督管理部门不予注册。

1）不具有完全民事行为能力的。

2）甲类、乙类传染病传染期、精神疾病发病期等健康状况不适宜或者不能胜任相应业务工作的。

3）受到刑事处罚，自刑罚执行完毕之日到申请注册之日不满三年的。

4）未按规定完成继续教育学习的。

5）近三年有新增不良信息记录的。

6）国家规定不宜从事执业药师业务的其他情形。

（3）注册内容　执业药师注册内容包括执业地区、执业类别、执业范围、执业单位。

执业地区为省、自治区、直辖市。

执业类别为药学类、中药学类、药学与中药学类。

执业范围为药品生产、药品经营、药品使用。

执业单位为药品生产、经营、使用及其他需要提供药学服务的单位。

药品监督管理部门根据申请人执业药师职业资格证书中注明的专业确定执业类别进行注册。获得药学和中药学两类专业执业药师职业资格证书的人员，可申请药学与中药学类执业类别注册。执业药师只能在一个执业单位按照注册的执业类别、执业范围执业。

3. 注册程序

（1）申请部门　申请人通过全国执业药师注册管理信息系统向执业所在地省、自治区、直辖市药品监督管理部门申请注册。

（2）申请人申请首次注册需要提交以下材料。

1）执业药师首次注册申请表。

2）执业药师职业资格证书。

3）身份证明。

4）执业单位开业证明。

5）继续教育学分证明。

申请人委托他人办理注册申请的，代理人应当提交授权委托书以及代理人的身份证明文件。

申请人应当按要求在线提交注册申请或者现场递交纸质材料。药品监督管理部门应当公示明确上述材料形式要求。凡是通过法定证照、书面告知承诺、政府部门内部核查或者部门间核查、网络核验等能够办理的，药品监督管理部门不得要求申请人额外提供证明材料。

（3）注册程序

1）申请人申请注册，应当如实向药品监督管理部门提交有关材料和反映真实情况，并对其申请材料的真实性负责。

2）药品监督管理部门对申请人提交的材料进行形式审查，申请材料不齐全或者不符合规定形式的，应当当场或者在五个工作日内一次性告知申请人需要补正的全部内容；逾期不告知的，自收到注册申请材料之日起即为受理。

3）申请材料齐全、符合规定形式，或者申请人按要求提交全部补正申请材料的，药品监督管理部门应当受理注册申请。

药品监督管理部门受理或者不予受理注册申请，应当向申请人出具加盖药品监督管理部门专用印章和注明日期的凭证。

4）药品监督管理部门应当自受理注册申请之日起二十个工作日内作出注册许可决定。

5）药品监督管理部门依法作出不予注册许可决定的，应当说明理由，并告知申请人享有依法申请行政复议或者提起行政诉讼的权利。

6）药品监督管理部门作出的准予注册许可决定，应当在全国执业药师注册管理信息系统等予以公开。

药品监督管理部门及其工作人员对申请人提交的申请材料负有保密义务。

7）药品监督管理部门作出注册许可决定之日起十个工作日内向申请人核发国家药品监督管理局统一样式（图 3-2）并加盖药品监督管理部门印章的执业药师注册证。

执业药师注册有效期为五年。

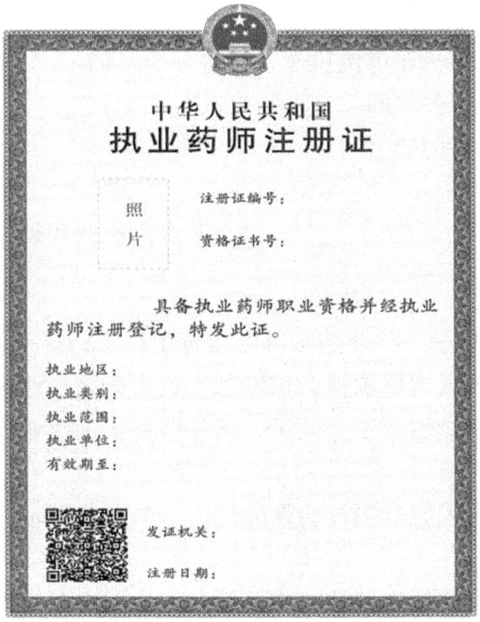

图 **3-2**　执业药师注册证

8）地方药品监督管理部门应当按照“放管服”改革要求，优化工作流程，提高效率和服务水平，逐步缩短注册工作时限，并向社会公告。

4. 注册变更和延续

（1）注册变更　申请人要求变更执业地区、执业类别、执业范围、执业单位的，应当向拟申请执业所在地的省、自治区、直辖市药品监督管理部门申请办理变更注册手续。

药品监督管理部门应当自受理变更注册申请之日起七个工作日内作出准予变更注册的决定。

（2）延续注册　需要延续注册的，申请人应当在注册有效期满之日三十日前，向执业所在地省、自治区、直辖市药品监督管理部门提出延续注册申请。

药品监督管理部门准予延续注册的，注册有效期从期满之日次日起重新计算五年。药品监督管理部门准予变更注册的，注册有效期不变；但在有效期满之日前三十日内申请变更注册，符合要求的，注册有效期自旧证期满之日次日起重新计算五年。

（3）当年注册需提交材料　需要变更注册或者延续注册的，申请人提交相应执业药师注册申请表，并提供所需材料。

（4）非当年注册需提交材料　申请人取得执业药师职业资格证书，非当年申请注册的，应当提供执业药师职业资格证书批准之日起第二年后的历年继续教育学分证明。申请人取得执业药师职业资格证书超过五年以上申请注册的，应至少提供近五年的连续继续教育学分证明。

5. 注销注册

（1）有下列情形之一的，执业药师注册证由药品监督管理部门注销，并予以公告：

1）注册有效期满未延续的。

2）执业药师注册证被依法撤销或者吊销的。

3）法律法规规定的应当注销注册的其他情形。

（2）有下列情形之一的，执业药师本人或者其执业单位，应当自知晓或者应当知晓之日起三十个工作日内向药品监督管理部门申请办理注销注册，并填写执业药师注销注册申请表。药品监督管理部门经核实后依法注销注册。

1）本人主动申请注销注册的。

2）执业药师身体健康状况不适宜继续执业的。

3）执业药师无正当理由不在执业单位执业，超过一个月的。

4）执业药师死亡或者被宣告失踪的。

5）执业药师丧失完全民事行为能力的。

6）执业药师受刑事处罚的。

考点：执业药师注册、变更、延续及注销的要求

（四）执业药师继续教育

1. 执业药师继续教育组织管理 执业药师继续教育工作实行统筹规划、分级负责、分类指导。

（1）国家药品监督管理局和人力资源社会保障部 负责全国执业药师继续教育工作的综合管理和统筹协调，制定全国执业药师继续教育工作政策，指导监督全国执业药师继续教育工作的组织实施，组织开展示范性继续教育活动。

（2）各省级药品监管部门和人力资源社会保障部门 共同负责本行政区域执业药师继续教育工作的综合管理和组织实施。

（3）有关机关、企业、事业单位以及社会团体等在各自职责范围内，依法依规做好执业药师继续教育的规划、管理和实施工作。

2. 执业药师继续教育内容、方式和机构

（1）执业药师继续教育内容 包括公需科目和专业科目。公需科目包括执业药师应当普遍掌握的政治理论、法律法规、职业道德、技术信息等基本知识。专业科目包括从事药品质量管理和药学服务工作应当掌握的行业政策法规，药品管理、处方审核调配、合理用药指导等专业知识和专业技能，以及行业发展需要的新理论、新知识、新技术、新方法等。

国家药品监督管理局会同人力资源社会保障部统筹规划执业药师继续教育课程和教材体系建设，组织发布继续教育公需科目指南、专业科目指南，对继续教育内容进行指导。省级人力资源社会保障部门对本行政区域专业技术人员继续教育公需科目有统一规定的，从其规定。

（2）执业药师继续教育方式 省级药品监管部门会同人力资源社会保障部门组织制定并公开发布本行政区域执业药师继续教育方式。执业药师继续教育方式包括参加省级以上药品监管部门、人力资源社会保障部门以及执业药师继续教育机构组织的脱产培训、网络培训等继续教育培训活动，以及其他继续教育活动。

（3）执业药师继续教育机构 包括依法成立的高等院校、科研院所、大型企业、社会组织的培训机构等各类教育培训机构，可以面向执业药师提供继续教育服务。

3. 学时管理

（1）学时登记管理 执业药师参加继续教育实行学时登记管理。登记内容主要包括继续教育时间、内容、方式、学时数、机构等信息。

省级药品监管部门会同人力资源社会保障部门制定本行政区域执业药师继续教育学时认定和登记制度并组织实施。

（2）学时要求 执业药师应当自取得执业药师职业资格证书的次年起开始参加继续教育，每年参加的继续教育不少于90学时。其中，专业科目学时一般不少于总学时的三分之二。

（3）免学情况 执业药师在参与援藏、援疆、援青等援派工作期间，视同完成年度继续教育学时。执业药师在参与重大突发公共卫生事件工作期间提供药品管理与药学服务的，由执业药师用人单位出具证明，经省级药品监管部门确认符合要求的，可视同参加继续教育。

（4）学时效期 执业药师参加继续教育取得的学时在当年度有效，原则上不得结转或者顺延至以后年度。

执业药师因伤、病、孕等特殊原因无法在当年度完成继续教育学时的，由执业药师用人单位出具证明，可于下一年度内补学完成上一年度规定的学时。

（5）继续教育学时有效范围　记入全国专业技术人员继续教育管理信息系统或者记入全国执业药师注册管理信息系统的执业药师继续教育学时，在全国范围内有效。

考点：执业药师继续教育的内容、方式及学时要求

第 4 节　药学职业道德

一、药学职业道德的基本原则

（一）药学职业道德概述

古代医药业合一，医学职业道德中包含了药德，药学职业化过程中逐渐形成了药学职业道德。现代药学和医学虽然是不同的专业和职业，但它们都属于卫生保健职业，有共同的使命和目标——保障人们的健康和生命安全，维护人类的生存繁衍。因此，药德与医德的基本精神是一致的，在具体原则和规范方面则各有所侧重。

（二）药学职业道德原则

1. 质量第一的原则　药品质量的真伪优劣，直接关系到人们的身心健康和生命安全，关系到人类的生存、繁衍，关系到社会安定和进步。为此，药学技术人员在执业中必须处理好质量和数量、质量和经济利益、质量和品种、质量和速度等的关系，保证生产、经营、使用的药品是符合国家药品质量标准的，坚决不生产、经营、使用假药和劣药。

2. 不伤害原则　药物治疗中伤害带有一定的必然性，因为药物的毒副作用问题具有普遍性。不伤害原则在于培养药师对患者高度负责及保护患者健康和生命的理念。在实践中药师应与医师、护师及患者密切配合，合理用药，保障人体用药安全，尽量避免不必要的药疗伤害。

3. 公正原则　应体现在人际交往公正和资源分配公正两方面。坚持公正原则主要落实在合理协调日益复杂的医患、药患关系，合理解决日趋尖锐的健康权益分配的基本矛盾上。

4. 尊重原则　药患双方交往时应真诚尊重对方的人格。根据我国现行法律法规和价值观念，每一公民都享有以下人格权，即人的生命权、健康权、身体权、姓名权、肖像权、名誉权、荣誉权、隐私权、遗体权以及具有人格象征意义的特定纪念物品的财产权等。在实践中须强调药师尊重患者及其家属平等的人格权与尊严，强调对患者一视同仁、平等相待，维护患者用药的合法权益。

考点：药学职业道德原则

二、药学职业道德规范的基本内容

（一）药学职业道德规范及其作用

1. 药学职业道德规范　简称药学道德规范，主要是调节医药人员与患者（及其家属）之间、与同事之间、与社会之间的关系的行为准则；是社会对药师、药学人员道德行为期望的基本概括，也是评价药德水平的标准。药学道德规范是药德的职能得以实现的具有决定性意义的环节。任何社会都十分重视药德规范的制定、宣传和推行。

2. 药学道德规范的作用

（1）药学道德规范是进行药学道德评价的直接尺度　药学道德规范是评价药学道德行为的基本准则，用以衡量每一位药学人员，在药学职业活动中的应该与不应该、善与恶、正义与非正义、荣誉与耻辱，即药学道德。对符合药学道德规范的行为，人们给予赞赏、表扬、支持，对违背药学道德规范的行为将予以谴责、批评。

（2）药学道德规范是进行药德修养的主要内容　提高药学人员的道德修养是建立现代化药业道德秩序的关键。在职业活动中，药学人员以药学道德规范为指导，从知到行、从他律到自律，严格要求自己，从而提高和完善自身药学道德人格。

（3）药学道德规范是实施依法生产、经营、管理药品的保证　由于药品的特殊性，国家对药品的研制、生产、经营、使用实行严格的法律控制。药事法规所禁止的行为，也都是药学道德谴责的不道德行为。药学道德规范的内容较药事法规更广泛，要求更高。政府有关部门和药事单位以药学道德规范教育和提高药学人员素质为出发点，是实施依法治药的重要环节。

（二）药师道德规范的主要内容

1. 药师与患者及其家属的关系

（1）药师必须把患者的健康和安全放在首位。

（2）药师要维护用药者的合法权益。

（3）药师要对患者的利益负责，在患者利益和商业利益之间要做到充分考虑患者利益，要确保患者享有接受安全、有效药物治疗的权利。

（4）药师要为患者保密，必须严守病历中的个人秘密，除非法律要求，不得将患者的病情和治疗泄露给第三者。

（5）药师要公平对待所有患者，尊重他们的生命和尊严，对患者一视同仁，依据各个患者的情况保证合理的药物治疗。

（6）药师应努力完善和拓展自己的专业知识，并应有效地运用这些知识，确保所提供的药学服务中，自己的专业判断力达到最佳水平。

2. 药师与共事的药师、医师、护士之间的关系

（1）药师应与共事的药师及医务人员合作。

（2）药师应加强自信心，在同行中为大家所信赖。

（3）药师绝不能同意或与其他医务人员或他人利用自己职业进行私下的钱财交易和其他剥削性行为。

3. 药师与社会的关系

（1）药师应维护其职业的高尚和荣誉。

（2）药师在任何时候都只能为自己的服务索取公正、合理的报酬。药师绝不能同意在可能妨碍或损害自己正常专业判断力和技能的条件下工作。

（3）药师应加入以发展药学事业为目标的组织，并应为这些组织贡献才能和财力。

（4）药师有服务个人、社区和社会的义务，并应处理好满足患者个人服务需求与满足社会服务需求之间的关系。

（5）药师应采取建立良好职业信誉的方法吸引顾客，禁止采用其他手段吸引顾客。药师不应允许他人将其名字、资格、地址或照片用于面向公众的任何药品广告或表述中。

（三）我国执业药师的道德规范

2006年10月18日，中国执业药师协会在中国执业药师论坛第六届年会上发布了《中国执业药师职业道德准则》。2009年6月5日，中国执业药师协会对《中国执业药师职业道德准则》进行了修订，内容如下。

1. 救死扶伤，不辱使命　执业药师应当将患者及公众的身体健康和生命安全放在首位，以我们的专业知识、技能和良知，尽心、尽职、尽责为患者及公众提供药品和药学服务。

2. 尊重患者，平等相待 执业药师应当尊重患者或消费者的价值观、知情权、自主权、隐私权，对待患者或消费者应不分年龄、性别、民族、信仰、职业、地位、贫富，一视同仁。

3. 依法执业，质量第一 执业药师应当遵守药品管理法律、法规，恪守职业道德，依法独立执业，确保药品质量和药学服务质量，科学指导用药，保证公众用药安全、有效、经济、适当。

4. 进德修业，珍视声誉 执业药师应当不断学习新知识、新技术，加强道德修养，提高专业水平和执业能力；知荣明耻，正直清廉，自觉抵制不道德行为和违法行为，努力维护职业声誉。

5. 尊重同仁，密切协作 执业药师应当与同仁和医护人员相互理解，相互信任，以诚相待，密切配合，建立和谐的工作关系，共同为药学事业的发展和人类的健康奉献力量。

考点：我国执业药师的道德规范

（四）药师的宗旨、承诺、誓言、职业道德、口号

2005年中国药师周大会确定了中国药师的宗旨、承诺、誓言、职业道德等，具体内容如下。

药师的宗旨：药师以人为本，全力维护人民健康。

药师的承诺：关爱人民健康，药师在你身边。

药师的誓言：实事求是，忠实于科学；全心全意，服务于社会；忠于职守，献身于药学；尽职尽责，承诺于人民。

药师的职业道德：以人为本，一视同仁；尊重患者，保护权益；廉洁自律，诚实守信；崇尚科学，开拓创新。

药师的口号：团结进取，求是发展。

考点：药师的宗旨、承诺、誓言、职业道德、口号

（五）中国药学会会员职业道德公约

2004年中国药学会制定了会员职业道德公约，包括：保证药品质量，提供合格药品，开展药学服务，全力维护公众用药安全有效；自觉遵纪守法、履行岗位职责、维护合法权益；坚持理论联系实际的优良学风，发扬民主，繁荣学术；拓展知识范围，业务精益求精，提高专业素质；坚持真理，崇尚科学，反对伪科学；遵守学术道德，反对弄虚作假，反对剽窃他人成果；尊重劳动，尊重知识，尊重科学，尊重人才；倡导献身、创新、求实、协作精神，做合格的药学科技工作者。

链接 初心如磐，当好药品质量“把关人”

在国家药品监督管理局指导下，中国健康传媒集团和国家药品监督管理局执业药师资格认证中心共同主办了第五届“寻找身边最美药师”活动。经初评、公众投票和终审，国家药品监督管理局2024年1月25日发布了30名“身边最美药师”事迹。初心如磐当好药品质量“把关人”的刘萍当选。

刘萍是一名在医药行业工作了24年的执业药师，也是海南葫芦娃药业集团股份有限公司的质量负责人，作为公司药品质量的“把关人”，她从源头把控药品质量安全；奋战一线，保质保供保安全；不断提升，高质量坚守专业；热衷公益；积极传播安全用药理念。她将药师的初心和使命写在了药品质量安全管理事业上，写在了生产车间里，她用青春和热血践行着一名执业药师的光荣使命。

目标检测

A型题

1. 被吊销专业技术资格证书的药学技术人员（　　）年内不得参加卫生系列专业技术资格考试
   A. 1　B. 2　C. 3　D. 5　E. 10

2. 我国对药学技术人员实行职业资格准入控制制度的产物是（　　）
   A. 执业药师　B. 临床药师
   C. 从业药师　D. 药师

E. 执业医师

3. 执业药师职业资格考试日期原则上为每年（　　）月
A. 1　B. 3　C. 5　D. 10　E. 12

4. 我国执业药师再次注册的主要依据是（　　）
A. 参加全国统一考试合格
B. 取得执业药师资格证书
C. 完成继续教育学时
D. 遵守职业道德
E. 取得执业药师注册证书

5. 参加执业药师考试人员的最低学历应为（　　）
A. 中专　B. 大专
C. 本科　D. 硕士研究生
E. 博士研究生

6. 执业药师注册有效期满，需要延续的，应当在有效期届满（　　）日前，向所在地注册管理机构提出延续注册申请
A. 10　B. 20　C. 30　D. 60　E. 90

7. 药学专业专科毕业，受聘担任药师满（　　）年可以报考主管药师
A. 1　B. 3　C. 5　D. 6　E. 10

B 型题

（第 8～11 题备选答案）
A. 1　B. 2　C. 3　D. 4　E. 5

8. 取得药学类、中药学类专业大专学历，在药学或中药学岗位工作满（　　）年，方可报考执业药师
9. 取得药学类、中药学类专业大学本科学历或学士学位，在药学或中药学岗位工作满（　　）年，方可报考执业药师
10. 取得药学类、中药学类专业第二学士学位、研究生班毕业或硕士学位，在药学或中药学岗位工作满（　　）年，方可报考执业药师
11. 取得药学类、中药学类相关专业相应学历或学位的人员报考执业药师，在药学或中药学岗位工作的年限相应增加（　　）年

（第 12～15 题备选答案）
A. 1　B. 2　C. 3　D. 4　E. 5

12. 执业药师注册证书有效期为（　　）年
13. 执业药师考试以（　　）年为一个周期
14. 参加执业药师全部科目考试的人员须在连续（　　）个考试年度内通过全部科目的考试
15. 参加执业药师职业资格考试有免试部分科目的人员须在连续（　　）个考试年度内全部通过应试科目

（第 16～17 题备选答案）
A. 药士　B. 药师
C. 主管药师　D. 副主任药师
E. 主任药师

16. 药学专业最高的专业技术职务是（　　）
17. 药学专业中专毕业的学生首先报考的专业技术职务是（　　）

X 型题

18. 可以办理执业药师变更手续的是（　　）
A. 执业地区　B. 执业单位
C. 执业岗位　D. 执业类别
E. 执业范围

19. 执业药师的执业领域为（　　）
A. 其他需要提供药学服务的单位
B. 药品生产
C. 药品经营
D. 药品使用
E. 药品监督管理

20. 药学职业道德具体原则是（　　）
A. 救死扶伤的原则　B. 质量第一的原则
C. 不伤害原则　D. 公正原则
E. 尊重原则

21. 执业药师道德规范是（　　）
A. 救死扶伤，不辱使命　B. 尊重患者，平等相待
C. 依法执业，质量第一　D. 进德修业，珍视声誉
E. 尊重同仁，密切协作

22. 执业药师实行注册制度，首次申请注册者必须同时具备（　　）
A. 学历证明
B. 取得执业药师职业资格证书
C. 经执业单位同意
D. 遵纪守法，遵守职业道德
E. 身体健康，能坚持在执业药师岗位工作

23. 执业药师职业资格考试类别包括（　　）
A. 药学　B. 中药学
C. 临床药学　D. 药品经营与管理
E. 药物制剂技术

24. 药学专业技术职务实行以考代评的是（　　）
A. 药士　B. 药师
C. 主管药师　D. 副主任药师
E. 主任药师

（查道成　查金磊）

第4章 药品管理

学习目标

1. 素质目标 通过学习能从管理的角度，理解药品与卫生事业，药品与社会及药品使用过程中产生的许多社会问题，具有吃苦耐劳的精神和不畏困难的工作态度。

2. 知识目标 掌握药品定义；掌握我国基本药物制度的主要内容；熟悉处方药和非处方药分类管理的主要内容；了解药品的质量监督。

3. 能力目标 通过熟练掌握我国基本药物制度的主要内容，具备及时领会医药卫生政策，并开展实际工作的能力。

第1节 药品概述

一、药品的定义

《药品管理法》规定，药品是指用于预防、治疗、诊断人的疾病，有目的地调节人的生理机能并规定有适应证或者功能主治、用法和用量的物质，包括中药、化学药和生物制品等。该定义具有如下含义。

明确了我国《药品管理法》管理的是人用药品，主要用于预防、治疗、诊断人的疾病。

其作用是有目的地调节人的生理机能并规定有适应证或者功能主治、用法和用量的物质，这就与食品、保健品、毒品等区别开来。

明确规定中药材、中药饮片、中成药、民族药等传统药和现代药均是药品。这一规定有利于继承、提高和发扬中医药文化，更有效地开发利用中医药资源为现代医疗保健服务。

考点：药品的定义

链接 医疗器械的含义

医疗器械是指直接或者间接用于人体的仪器、设备、器具、体外诊断试剂及校准物、材料以及其他类似或者相关的物品，包括所需要的计算机软件。国家对医疗器械按照风险程度实行分类管理。

第一类是风险程度低，实行常规管理可以保证其安全、有效的医疗器械。

第二类是具有中度风险，需要严格控制管理以保证其安全、有效的医疗器械。

第三类是具有较高风险，需要采取特别措施严格控制管理以保证其安全、有效的医疗器械。

二、药品的分类管理

（一）现代药与传统药

《药品管理法》第四条规定，国家发展现代药和传统药，充分发挥其在预防、医疗和保健中的作用。

1. 现代药 是指19世纪以来发展起来的化学药品、生物制品和诊断药品。

2. 传统药 指按照传统医学理论指导用于预防和治疗疾病的物质。我国的传统药主要是中药，还包括各民族药，如藏药、蒙药、苗药等。

（二）新药与仿制药

1. 新药 根据《国务院关于改革药品医疗器械审评审批制度的意见》（国发〔2015〕44号）的规定，“新药系指未在中国境内外上市销售的药品”。按照物质基础的原创性和新颖性，将新药分为创新药和改良型新药。

2. 仿制药 指与原研药品质量和疗效一致的仿制药品。

考点：新药和仿制药的含义

链接 仿制药一致性评价

仿制药一致性评价是指对已经批准上市的仿制药，按与原研药质量和疗效一致的原则，分期分批进行质量一致性评价，就是仿制药需在质量与药效上达到与原研药一致的水平。由于过去批准上市的药品没有与原研药一致性评价的强制性要求，有些药品在疗效上与原研药存在一些差距。开展仿制药一致性评价，可以使仿制药在质量和疗效上与原研药一致，在临床上可替代原研药，这不仅可以节约医疗费用，同时也可提升我国的仿制药质量和制药行业的整体发展水平，保证公众用药安全有效。

（三）国家基本药物

根据2009年国务院发布的《关于建立国家基本药物制度的实施意见》，基本药物是适应基本医疗卫生需求，剂型适宜，价格合理，能够保障供应，公众可公平获得的药品。基本药物目录的遴选原则是“防治必需，安全有效，价格合理，使用方便、中西药并重、基本保障、临床首选、基层能够配备”。

（四）基本医疗保险药品

基本医疗保险药品指医疗保险、工伤保险和生育保险药品目录所列的，保险基金可以支付一定费用的药品。现行版为《国家基本医疗保险、工伤保险和生育保险药品目录（2023年）》，是基本医疗保险和生育保险基金支付药品费用的标准。

（五）处方药与非处方药

1. 处方药（prescription drug） 是指必须凭执业医师或执业助理医师的处方才可调配、购买和使用的药品。

2. 非处方药（over-the-counter drug，OTC） 是指不需要凭执业医师或执业助理医师的处方即可自行判断、购买和使用的药品。

三、药品的特殊性

药品作为特殊商品，其特殊性表现在以下四个方面。

1. 专属性 药品的专属性表现在对症治疗，患者患什么病，才能用什么药，不像一般商品那样彼此之间可以互相替代。

2. 两重性 药品的两重性是指药品在防病治病的同时，也会发生不良反应。因此药品管理有方，使用得当，可以治病救人；反之则可危害健康，甚至致命，乃至危害社会。

3. 药品质量的重要性 药品是治病救人的物质，只有符合国家药品质量标准的，才能保证疗效。

4. 药品的时限性 人们只有防病治病时才需使用药品，健康人滥用药品有害无益。但是只能药等病，不能病等药。因此，药品生产、经营部门平时应有适当储备。

考点：药品的特殊性

四、药品的质量特性

药品的质量特性，是指药品满足预防、治疗、诊断人的疾病，有目的地调节人的生理功能的固有特性。药品的质量特性主要表现在以下四个方面。

1. 有效性 药品的有效性，是指在规定的适应证或功能主治、用法和用量的条件下，能满足预防、治疗、诊断人的疾病，有目的地调节人的生理功能的需求。

2. 安全性 药品的安全性，是指按规定的适应证或功能主治、用法和用量使用药品后，人体产生毒副作用的程度。

3. 稳定性 药品的稳定性，是指药品在规定的条件下保持其有效性和安全性的能力。

4. 均一性 药品的均一性，是指药物制剂的每一单位产品都必须符合有效性、安全性的规定要求。

考点：药品的质量特性

五、药品标准

（一）药品标准的概念

药品标准是指国家对药品的质量、规格、检验方法所作出的技术规定，是药品研制、生产、经营、使用、检验和管理部门共同遵循的法定依据。

（二）国家药品标准

国家药品监督管理部门颁布的《中国药典》和药品标准为国家药品标准。

1.《中国药典》 是由国家药典委员会编撰，经国家药品监督管理部门及国家卫生健康部门批准颁布并实施的有关药品质量标准的法典，是监督检验药品质量的技术法规。《中国药典》（2025 年版）分为四部出版：一部中药收载 3069 种；二部化学药收载 2776 种；三部生物制品收载 153 种；四部药用辅料收载 387 种。主要包括凡例、品种正文、通用技术要求和指导原则。

2. 其他药品标准 原卫生部、国家药品监督管理局颁布的药品标准是对同时期版《中国药典》中未收载的药品或内容的补充，与《中国药典》同属国家标准，也是全国各有关单位必须遵照执行的法定药品标准。

（三）企业标准

企业标准是指制药企业为确保本企业生产的每一批药品都能保证达到国家药品标准的要求而制定的药品质量内控标准。企业标准往往是在国家药品标准基础上建立的更为严格的质量控制标准。

考点：药品标准的概念、药品质量标准

六、药品质量监督管理

（一）药品质量监督管理及其内容

药品质量监督管理是指药品监督管理行政机关依照法律法规的授权，依据相关法律法规的规定，对药品的研制、生产、流通和使用环节进行管理的过程。我国药品质量监督管理的主要内容包括 3 个方面：药品管理、药事组织管理、执业药师管理。具体内容如下。

1. 制定和执行药品标准。
2. 制定国家基本药物。
3. 实行新药审批制度，药品生产、经营和上市许可制度，实施药品注册检验、抽查检验。
4. 开展药品不良反应报告与监测。
5. 药品品种的整顿和淘汰。
6. 对药品生产、经营企业，医疗机构和中药材市场的药品进行检查、抽验，及时处理药品质量问题。
7. 指导药品生产企业和药品经营企业的药品检验机构和人员的业务工作。

8. 调查、处理药品违法行为。
9. 实行处方药和非处方药分类管理等。

（二）药品飞行检查

药品飞行检查是指药品监督管理部门针对药品研制、生产、经营、使用等环节开展的不预先告知的监督检查。2015 年 6 月 29 日，国家食品药品监督管理总局发布了《药品医疗器械飞行检查办法》，其中明确规定，被检查单位对食品药品监督管理部门组织实施的药品飞行检查应当予以配合，不得拒绝、逃避或者阻碍。

国家食品药品监督管理部门负责组织实施全国范围内的药品飞行检查。地方各级食品药品监督管理部门负责组织实施本行政区域的药品飞行检查。

有下列情形之一的，食品药品监督管理部门可以开展药品飞行检查。
1. 投诉举报或者其他来源的线索表明可能存在质量安全风险的。
2. 检验发现存在质量安全风险的。
3. 药品不良反应监测提示可能存在质量安全风险的。
4. 对申报资料真实性有疑问的。
5. 涉嫌严重违反质量管理规范要求的。
6. 企业有严重不守信记录的。
7. 其他需要开展药品飞行检查的情形。

链接 湖南省食品药品监督管理局关于药品流通飞行检查情况的通告（2017 年第 42 号）——

湖南某大药房医药连锁有限责任公司检查发现缺陷和问题：①现场检查时，企业已停止经营，组织机构及人员已解散，企业法定代表人、企业负责人和质量负责人无法联系，企业核定的仓库地址已租给快递公司，仓库无药品及经营药品所需的人员和相关设施设备，核定的注册地址无企业员工上班。②企业已停止经营，无质量管理体系文件系统。③企业已停止经营，无符合 GSP 要求的计算机系统及企业管理实际需要的应用软件和相关数据库。

处理措施：撤销 GSP 认证证书。

七、药品质量监督检验

（一）药品质量监督检验的性质

药品质量的优劣是通过药品检验来确定的。国家要进行药品质量监督管理，必须进行药品检验。药品质量监督检验的性质如下。

1. 公正性 药品质量监督检验不涉及买卖双方的经济利益，不以营利为目的，具有第三方检验的公正性。

2. 权威性 药品质量监督检验是代表国家对研制、生产、经营、使用的药品质量进行检验。具有比生产或验收检验更高的权威性。

3. 仲裁性 药品质量监督检验是根据国家的法律规定进行检验，在法律上具有仲裁性。

（二）药品质量监督检验的类型

药品质量监督检验根据其目的和处理方法的不同，其类型分为抽查检验、注册检验、指定检验、复核检验（有异议时）等类型。

1. 抽查检验 是由药品监督管理部门授权的药品检验机构，根据药品监督管理部门抽检计划，对药品生产、经营或使用单位抽出样品实施检验。药品质量抽查检验根据监管目的一般可分为评价抽检和监督抽检。

（1）评价抽验 是指药品监督管理部门为评价某类或一定区域药品质量状况而开展的抽查检验。

（2）监督抽验 是指药品监督管理部门根据监管需要对质量可疑药品进行的抽查检验。

药品抽查检验分为国家和省（自治区、直辖市）两级。国家级药品抽验以评价抽验为主；省级药品抽验以监督抽验为主。国务院和省、自治区、直辖市人民政府的药品监督管理部门应当根据药品质量抽查检验结果，定期发布药品质量公告。

2. 注册检验 是指药品注册审批时的药品检验，包括药品标准复核和样品检验。

（1）标准复核 是指对申请人申报药品标准中设定项目的科学性、检验方法的可行性、质控指标的合理性等进行的实验室评估。

（2）样品检验 是指按照申请人申报或者药品审评中心核定的药品质量标准对样品进行的实验室检验。

中检院或者经国家药品监督管理局指定的药品检验机构承担以下药品注册检验。

1）创新药。

2）改良型新药（中药除外）。

3）生物制品、放射性药品和按照药品管理的体外诊断试剂。

4）国家药品监督管理局规定的其他药品。

境外生产药品的药品注册检验由中检院组织口岸药品检验机构实施。其他药品的注册检验，由申请人或者生产企业所在地省级药品检验机构承担。

3. 指定检验 疫苗类制品、血液制品、用于血源筛查的体外诊断试剂以及国务院药品监督管理部门规定的其他生物制品在销售前或者进口时，应当按照国务院药品监督管理部门的规定进行检验或者审核批准；检验不合格或者未获批准的，不得销售或者进口。

4. 复核检验 被抽样单位或标示生产企业对药品检验机构的检验结果有异议的，可以自收到检验报告书之日起7个工作日内提出复验申请。逾期提出申请的，药品检验机构不再受理。

考点：药品质量监督检验的类型

第2节 处方药与非处方药分类管理

一、药品分类管理的目的与意义

我国《药品管理法》规定，国家对药品实行处方药与非处方药分类管理制度。药品分类管理是国际通行的管理办法。它是根据药品的安全性、有效性，依其品种、规格、适应证、剂量及给药途径等的不同，将药品分为处方药和非处方药并作出相应的管理规定。药品实行分类管理的目的和意义有以下几个方面。

1. 规范临床用药行为，保证人民群众用药安全。
2. 促进自我保健和自我药疗的实行，有利于合理利用医药资源。
3. 为控制医药费用提供依据，有利于推动医疗制度的改革。

二、处方药与非处方药的分类依据及特点

（一）药品分类的依据

国家药品监督管理局于1999年6月11日审议通过《处方药与非处方药分类管理办法（试行）》。其明确，根据药品品种、规格、适应证、剂量及给药途径不同，对药品分别按处方药与非处方药进行

管理。根据药品的安全性，非处方药分为甲、乙两类。

（二）非处方药目录

国家药品监督管理局负责《国家非处方药药品目录》的遴选、审批、发布和调整工作。《国家非处方药药品目录》的遴选应按照“应用安全、疗效确切、质量稳定、使用方便”的原则进行。非处方药是药品监督管理部门组织专家从我国已上市药品中遴选出的，由国家药品监督管理局进行公布。处方药与非处方药的“身份”在某些情况下是可以转换的，从2004年起，我国实施处方药与非处方药转换评价工作，并对非处方药目录的遴选实行动态管理。

链接 处方药与非处方药转换

根据《处方药与非处方药分类管理办法（试行）》（原国家药品监督管理局令第10号）规定，经国家药品监督管理局组织论证和审核，参芪十一味颗粒由处方药转换为非处方药。请相关药品上市许可持有人于2025年5月19日前，依据《药品注册管理办法》（国家市场监督管理总局令第27号）等有关规定，就修订说明书事项向省级药品监督管理部门备案，并将说明书修订的内容及时通知相关医疗机构、药品经营企业等单位。非处方药说明书范本规定内容之外的说明书其他内容按原批准证明文件执行。药品标签涉及相关内容的，应当一并修订。自补充申请备案之日起生产的药品，不得继续使用原药品说明书。

（三）处方药的品种特点

1. 新药，其活性或副作用有待进一步观察。
2. 特殊管理的药品，如阿片类镇痛药及某些镇静催眠药，可产生依赖性。
3. 毒性大的药品，如抗癌药物等。
4. 用于治疗某些不易自我判断的疾病的药品，如治疗心脑血管疾病的药品，须经医师确诊后开出处方并在药师指导下使用。
5. 因使用方法的规定（如注射剂）。

（四）非处方药的品种特点

1. 药品的适应证患者能自行判断。
2. 药品的安全范围大，滥用、误用的潜在可能性小，不致细菌耐药性。
3. 药品的治疗效果确切且可觉察。
4. 在正常条件下储存时药品质量稳定。
5. 药品的包装、标签、说明书内容确切、翔实，易于理解，使用时不需要医药工作人员的指导与监控。

三、处方药与非处方药的管理规定

案例 4-1

王女士曾在医院开过雷尼替丁。这天她带着药盒到社区药店买药发现了同一厂家、同一名称的雷尼替丁，但说明书和药盒却不一样。她很疑惑，难道药店卖的是假药？店员解释：这不是假药，雷尼替丁是一种“双跨药”。

问题：什么是“双跨药”？其管理制度是怎样的？

（一）包装、标签和说明书规定

1. 专有标识 非处方药的包装上必须印有国家指定的非处方药专有标识。非处方药每个销售基本单元的标签和说明书的正面右上角是专有标识的固定位置。其专有标识图案为椭圆形背景下的“OTC”三个英文字母，分为红和绿两种颜色，红色专有标识用于甲类非处方药，绿色专有标识用于乙类非处方药。

2. 标签和说明书 药品说明书和标签由国家药品监督管理局予以核准。非处方药还应当使用容易理解的文字表述，以便于患者自行判断、选择和使用。

（二）销售规定

1. 经营许可 销售处方药和甲类非处方药的零售药店必须具有药品经营企业许可证。经省级药品监督管理部门或其授权的药品监督管理部门批准的其他商业企业可以零售乙类非处方药。

2. 药师配备 经营处方药、甲类非处方药的，应当按规定配备与经营范围和品种相适应的依法经过资格认定的药师或者其他药学技术人员。只经营乙类非处方药的，可以配备经设区的市级药品监督管理部门组织考核合格的药品销售业务人员。

3. 处方药的销售 处方药必须凭执业医师或执业助理医师处方销售、购买和使用，执业药师或药师必须对医师处方进行审核、签字后依据处方正确调配、销售药品；对有配伍禁忌或者超剂量的处方，应当拒绝调配，必要时，经处方医师更正或者重新签字，方可调配、销售。经营处方药和甲类非处方药的药品零售企业，执业药师或者其他依法经资格认定的药学技术人员不在岗时，应当挂牌告知，并停止销售处方药和甲类非处方药。

4. 其他规定 处方药、非处方药不得采用有奖销售、附赠药品或礼品销售等销售方式，暂不允许采用网上销售方式。处方药不得开架自选。

（三）广告管理

处方药只能在专业性医药报刊进行广告宣传，非处方药经相关药品监督管理部门审批可以在大众传播媒介进行广告宣传。

考点：处方药与非处方药管理的异同点

第3节 国家基本药物管理

一、基本药物含义及目录

1977年，世界卫生组织首次提出了基本药物的理念，把基本药物定义为最重要的、基本的、不可缺少的、满足人民所必需的药品。我国从1979年开始引入“基本药物”概念。2009年，《关于建立国家基本药物制度的实施意见》（卫药政发〔2009〕78号）发布，建立基本药物制度被列为深化改革的五项重点改革任务之一。

（一）基本药物的含义

1. 基本药物 是指适应基本卫生需求、剂型适宜、价格合理、能够保障供应、公众可公平获得的药品。同时，《国务院办公厅关于完善国家基本药物制度的意见》（国办发〔2018〕88号）指出要强化基本药物“突出基本、防治必需、保障供应、优先使用、保证质量、降低负担”的功能定位。

2. 基本药物制度 是全球化的概念，是政府为满足人民群众的重点卫生保健需要，合理利用有限的医药卫生资源，保障人民群众用药安全、有效、合理而推行的国家药物政策。基本药物制度涉及药品的生产、供应和使用的每一个环节，是国家药物政策的核心内容。

3. 实行国家基本药物制度的意义 我国幅员辽阔，城乡、地区发展差异大，在全国范围内建立基本药物制度，有利于提高群众获得基本药物的可及性，保证群众基本用药需求；有利于维护群众的基本医疗卫生权益，促进社会公平正义；有利于改变医疗机构“以药补医”的运行机制，体现基本医疗卫生的公益性；有利于规范药品生产流通使用行为，促进合理用药，减轻群众负担。

考点：基本药物和基本药物制度的概念

（二）国家基本药物目录

2015年2月13日，国家卫生和计划生育委员会修订并发布了《国家基本药物目录管理办法》（国卫药政发〔2015〕52号），旨在巩固完善基本药物制度，建立健全国家基本药物目录遴选调整管理机制。

1. 国家基本药物目录的遴选 国家基本药物遴选应当按照防治必需、安全有效、价格合理、使用方便、中西药并重、基本保障、临床首选和基层能够配备的原则，结合我国用药特点，参照国际经验，合理确定品种（剂型）和数量。

下列药品不纳入国家基本药物目录遴选范围。

（1）含有国家濒危野生动植物药材的。

（2）主要用于滋补保健作用，易滥用的。

（3）非临床治疗首选的。

（4）因严重不良反应，国家药品监管部门明确规定暂停生产、销售或使用的。

（5）违背国家法律、法规，或不符合伦理要求的。

（6）国家基本药物工作委员会规定的其他情况。

2. 国家基本药物目录的调整 在保持数量相对稳定的基础上，实行动态管理，原则上3年调整一次。必要时，经国家基本药物工作委员会审核同意，可适时组织调整。调整的品种和数量应当根据以下因素确定。

（1）我国基本医疗卫生需求和基本医疗保障水平变化。

（2）我国疾病谱变化。

（3）药品不良反应监测评价。

（4）国家基本药物应用情况监测和评估。

（5）已上市药品循证医学、药物经济学评价。

（6）国家基本药物工作委员会规定的其他情况。

属于下列情形之一的品种，应当从国家基本药物目录中调出。

（1）药品标准被取消的。

（2）国家药品监管部门撤销其药品批准证明文件的。

（3）发生严重不良反应，经评估不宜再作为国家基本药物使用的。

（4）根据药物经济学评价，可被风险效益比或成本效益比更优的品种所替代的。

（5）国家基本药物工作委员会认为应当调出的其他情形。

3. 现行国家基本药物目录的特点 现行《国家基本药物目录（2018年版）》主要是在2012年版目录基础上进行调整完善的。2018年版目录具有以下特点。

（1）增加了品种数量 由原来的520种增加到685种，其中西药417种、中成药268种（含民族药），能够更好服务各级各类医疗卫生机构，推动全面配备、优先使用基本药物。

（2）优化了结构 突出常见病、慢性病以及负担重、危害大疾病和公共卫生等方面的基本用药需求，注重儿童等特殊人群用药，新增品种包括了肿瘤用药12种、临床急需儿童用药22种等。

（3）进一步规范剂型规格 685种药品涉及剂型1110余个、规格1810余个，这对于指导基本药物生产流通、招标采购、合理用药、支付报销、全程监管等将具有重要意义。

（4）继续坚持中西药并重 增加了功能主治范围，覆盖更多中医临床症候。

（5）强化了临床必需　这次目录调整新增的药品品种中，有 11 个药品为非医保药品，主要是临床必需、疗效确切的药品，如直接抗病毒药物索磷布韦维帕他韦，专家一致认为可以治愈丙型肝炎，疗效确切。

新版目录发布实施后，将能够覆盖临床主要疾病病种，更好适应基本医疗卫生需求，为进一步完善基本药物制度提供基础支撑，高质量满足人民群众疾病防治基本用药需求。

二、国家基本药物的管理

1. 集中采购、统一配送　政府举办的医疗卫生机构使用的基本药物，实行省级集中网上公开招标采购。由招标选择的药品生产企业、具有现代物流能力的药品经营企业或具备条件的其他企业统一配送。药品招标采购要坚持“质量优先、价格合理”的原则。

2. 保障生产供应　完善国家药品储备制度，确保临床必需、不可替代、用量不确定、企业不常生产的基本药物生产供应。

3. 价格管理　实行基本药物制度的县（市、区）政府举办的基层医疗卫生机构配备使用的基本药物实行零差率销售。基本药物全部纳入基本医疗保障药品报销目录，报销比例明显高于非基本药物。

4. 优先和合理使用　建立基本药物优先和合理使用制度。政府举办的基层医疗卫生机构全部配备和使用国家基本药物。其他各类医疗机构也要将基本药物作为首选药物并达到一定使用比例。

5. 质量监督管理　加强基本药物质量安全监管。完善基本药物生产、配送质量规范，对基本药物定期进行质量抽检，并向社会及时公布抽检结果。加强和完善基本药物不良反应监测，建立健全药品安全预警和应急处置机制，完善药品召回管理制度，保证用药安全。

第 4 节　国家医疗保障制度与国家基本医疗保险药品管理

一、国家医疗保障制度

经过多年的改革和探索，我国基本建立起了具有特色的“三横两纵”的医疗保障体系框架。“两纵”即城镇职工基本医疗保险和城乡居民医疗保险，分别覆盖城镇就业人员、城镇未就业居民和农村居民。“三横”即主体层、保底层和补充层，两项基本医疗保险制度构成了主体层；城乡医疗救助和社会慈善捐助等制度对困难群体参保和个人负担给予帮助，构成保底层；对群众在基本医疗保险之外更高的、多样化的医疗需求，通过补充医疗保险和商业健康保险来满足。

为了促进和完善基本医疗保障体系建设、实现全民“医保”，我国建立起三大类保障性药品目录，分别是基本药物目录、“医保”目录和“新农合”报销目录。

1. 城镇职工基本医疗保险　1998 年国务院发布《国务院关于建立城镇职工基本医疗保险制度的决定》（国发〔1998〕44 号），规定城镇所有用人单位，包括企业、机关、事业单位、社会团体、民办非企业单位及其职工，都要参加城镇职工基本医疗保险。

2. 城乡居民基本医疗保险　2016 年，国务院出台《关于整合城乡居民基本医疗保险制度的意见》，要求“推进城镇居民医保和新农合制度整合，逐步在全国范围内建立起统一的城乡居民医保制度”（简称“城乡居保”）。2019 年年底我国基本完成了城乡居民基本医疗保障的统筹。覆盖范围：现有城镇居民医保和新农合所有应参保（合）人员，即覆盖除职工基本医疗保险应参保人员以外的其他所有城乡居民。

3. 新型农村合作医疗　是以政府资助为主、针对农村居民的一项基本医疗保险制度。所有农村居民都可以家庭为单位自愿参加新型农村合作医疗。

4. 城乡医疗救助制度 是我国多层次医疗保障体系的兜底层次，包括城市医疗救助制度和农村医疗救助制度。由政府财政提供资金，主要是为无力进入基本医疗保险体系以及进入后个人无力承担自付费用的城乡贫困人口提供帮助，使他们能够与其他社会成员一样享有基本医疗保障。

二、国家基本医疗保险药品管理

1. 国家基本医疗保险药品 是指纳入《国家基本医疗保险、工伤保险和生育保险药品目录》（以下简称《药品目录》）的药品。基本医疗保险用药范围通过制定《药品目录》进行管理，符合《药品目录》的药品费用，按照国家规定由基本医疗保险基金支付。

2.《药品目录》的组成 根据2020年7月30日国家医疗保障局发布的《基本医疗保险用药管理暂行办法》，《药品目录》由凡例、西药、中成药、协议期内谈判药品和中药饮片五部分组成。凡例是对《药品目录》的编排格式、名称剂型规范、备注等内容的解释和说明。西药部分，收载化学药品和生物制品。中成药部分，收载中成药和民族药。协议期内谈判药品部分，收载谈判协议有效期内的药品。中药饮片部分，收载基本医疗保险基金予以支付的饮片，并规定不得纳入基本医疗保险基金支付的饮片。省级医疗保障行政部门按国家规定增补的药品单列。

3.《药品目录》的调整 国务院医疗保障行政部门建立完善动态调整机制，原则上每年调整一次。

4. 医保药品的分类 国家《药品目录》中的西药和中成药分为甲类药品和乙类药品。甲类药品是临床治疗必需、使用广泛、疗效确切、同类药品中价格或治疗费用较低的药品。乙类药品是可供临床治疗选择使用，疗效确切、同类药品中比甲类药品价格或治疗费用略高的药品。协议药品管理期内谈判药品纳入乙类药品管理。各省级医疗保障部门按国家规定纳入《药品目录》的民族药、医疗机构制剂纳入乙类药品管理。中药饮片的"甲乙分类"由省级医疗保障行政部门确定。参保人使用甲类药品按基本医疗保险规定的支付标准及分担办法支付；使用乙类药品按基本医疗保险规定的支付标准，先由参保人自付一定比例后，再按基本医疗保险规定的分担办法支付。乙类药品个人先行自付的比例由省级或统筹地区医疗保障行政部门确定。

三、基本医疗保险定点零售药店的管理

（一）定点零售药店和处方外配的定义

定点零售药店是指经统筹地区医疗保障行政部门确定，为参保人员提供处方外配和非处方药零售服务的药店。处方外配是指参保人员持定点医疗机构处方，在定点零售药店购药的行为。

（二）定点零售药店应具备的资格与条件

取得药品经营许可证，并同时符合以下条件的零售药店均可申请医疗保障定点。

（1）在注册地址正式经营至少3个月。

（2）至少有1名取得执业药师资格证书或具有药学、临床药学、中药学专业技术资格证书的药师，且注册地在该零售药店所在地，药师须签订1年以上劳动合同且在合同期内。

（3）至少有2名熟悉医疗保障法律法规和相关制度规定的专（兼）职医保管理人员负责管理医保费用，并签订1年以上劳动合同且在合同期内。

（4）按药品经营质量管理规范要求，开展药品分类分区管理，并对所售药品设立明确的医保用药标识。

（5）具有符合医保协议管理要求的医保药品管理制度、财务管理制度、医保人员管理制度、统计信息管理制度和医保费用结算制度。

（6）具备符合医保协议管理要求的信息系统技术和接口标准，实现与医保信息系统有效对接，为参保人员提供直接联网结算，建立医保药品等基础数据库，按规定使用国家统一医保编码。

（7）符合法律法规和省级及以上医疗保障行政部门规定的其他条件。

（三）定点零售药店申请程序及要求

零售药店向统筹地区经办机构提出医疗保障定点申请，至少提供以下材料：定点零售药店申请表；药品经营许可证，营业执照和法定代表人、主要负责人或实际控制人身份证复印件；执业药师资格证书或药学技术人员相关证书及其劳动合同复印件；医保专（兼）职管理人员的劳动合同复印件；与医疗保障政策对应的内部管理制度和财务制度文本；与医保有关的信息系统相关材料；纳入定点后使用医疗保障基金的预测性分析报告；省级医疗保障行政部门按相关规定要求提供的其他材料。

（四）定点零售药店管理的规定

1. 外配处方管理的规定 外配处方必须由定点医疗机构医师开具，有医师签章。处方经药师审核签字后方可发药，处方须保存2年以上以备核查。

2. 定点经办机构的管理职责 定点经办机构有权掌握定点零售药店的运行管理情况，从定点零售药店获得医保费用稽查审核、绩效考核和财务记账等所需要的信息数据等资料。对定点零售药店进行定期和不定期稽查审核，按医保协议约定及时足额向定点零售药店拨付医保费用。原则上，定点经办机构应当在定点零售药店申报后30个工作日内拨付符合规定的医保费用。

四、基本医疗保险定点医院管理

1. 基本医疗保险定点医疗机构 根据《城镇职工基本医疗保险定点医疗机构管理暂行办法》（劳社部发〔1999〕14号）的规定，基本医疗保险定点医疗机构，是指经统筹地区劳动保障行政部门审查，并经社会保险经办机构确定的，为城镇职工基本医疗保险参保人员提供医疗服务的医疗机构。

2. 社会保险经办机构的管理职责 社会保险经办机构要与定点医疗机构签订包括服务人群、服务范围、服务内容、服务质量、医疗费用结算办法、医疗费用支付标准以及医疗费用审核与控制等内容的协议，明确双方的责任、权利和义务。社会保险经办机构要加强对定点医疗机构参保人员医疗费用的检查和审核。定点医疗机构有义务提供审核医疗费用所需的全部诊治资料及账目清单。

社会保险经办机构要按照基本医疗保险的有关政策规定与定点医疗机构签订协议，按时足额与定点医疗机构结算医疗费用。对不符合规定的医疗费用，社会保险经办机构不予支付。

3. 劳动保障行政部门的管理职责 劳动保障行政部门要会同卫生、物价等有关部门加强对定点医疗机构服务和管理情况的监督检查。对违反规定的定点医疗机构，劳动保障行政部门可视不同情况，责令其限期改正，或通报卫生行政部门给予批评，或取消定点资格。

4. 其他管理规定 参保人员应在选定的定点医疗机构就医，并可自主决定在定点医疗机构购药或持处方到定点零售药店购药。

第5节 国家药品储备制度

一、药品储备制度的制定及意义

（一）发展历程

国家储备药品是指国家为了维护公众的身体健康、保证紧急需要而平时储备管理的，在国内发生重大灾情、疫情及其他突发事件时国务院规定的部门可以紧急调用的药品。

早在20世纪70年代初，国家就建立了中央一级储备、静态管理的国家药品储备制度。1997年，国务院发布的《国务院关于改革和加强医药储备管理工作的通知》（国发〔1997〕23号）更好地适应了社会主义市场经济的发展需要，提高了国家医药储备能力和管理工作水平。2001 年《药品管理法》第四十三条规定，国家实行药品储备制度。至此，《药品管理法》以法律的形式把药品储备制度作为一项法定制度确定下来。2019 年新修订的《药品管理法》第九十二条规定，国家实行药品储备制度，建立中央和地方两级药品储备。发生重大灾情、疫情或者其他突发事件时，依照《中华人民共和国突发事件应对法》的规定，可以紧急调用药品。

（二）药品储备制度的意义

我国自然灾害多发，包括洪水和地震等，也陆续面临过严重急性呼吸综合征（“非典”）、“禽流感”、新冠感染等传染病的挑战。应急药品是应急体系建立的物质基础，药品储备制度能够防患于未然，使政府能在紧急情况下做到有备无患。另一方面，药品是具备有效期的产品，如果要求每个医院都做到“小而全”的储备，无疑将造成全国性医药资源的巨大浪费。因此，建立中央与地方两级医药储备制度，能更有利于药品在更大区域范围内的动态储备；不仅减少浪费，提升了灵活性，更有利于资源的合理利用。

考点：药品储备制度的意义

二、药品储备制度的主要内容

依据《国家医药储备管理办法（2021 年修订）》，我国药品储备制度内容如下。

1. 国家医药储备包括政府储备和企业储备 政府储备由中央与地方（省、自治区、直辖市）两级医药储备组成，实行分级负责的管理体制。中央医药储备主要储备应对特别重大和重大突发公共事件、重大活动安全保障以及存在较高供应短缺风险的医药产品；地方医药储备主要储备应对较大和一般突发公共事件、重大活动区域性保障以及本辖区供应短缺的医药产品。

企业储备是医药企业依据法律法规明确的社会责任，结合医药产品生产经营状况建立的企业库存。

2. 中央和地方分别落实储备资金 中央和地方两级医药储备所需资金分别由中央财政预算安排及地方政府负责落实。

3. 中央和地方储备措施 政府储备实行严格的计划管理。国家卫生健康委根据公共卫生应急以及临床必需易短缺药品等方面需要提出中央医药储备品种目录建议，经国家医药储备专家咨询委员会论证评估后，提出实行动态轮储和定期核销的品种建议，由工业和信息化部会同财政部、国家发展改革委等相关部门研究确定中央医药储备计划并组织实施。工业和信息化部会同国家发展改革委等相关部门加强对地方医药储备的政策指导和技术支持，强化对地方医药储备的调度评估，指导地方科学确定储备品类和规模、优化储备地域布局、完善储备调用轮换机制，支持有条件的地方建立地市级医药储备，形成中央与地方互为补充、全国集中统一的医药储备体系。

4. 应急措施 企业储备由医药企业根据生产经营和市场运行的周期变化，保持医药产品的合理商业库存，并在应急状态下积极释放供应市场。

第 6 节　药品不良反应报告与监测管理

药品不良反应报告和监测是指药品不良反应的发现、报告、评价和控制的过程。《药品管理法》明确规定，国家建立药物警戒制度，对药品不良反应及其他与用药有关的有害反应进行监测、识别、评估和控制。2011 年 5 月 4 日，卫生部发布了《药品不良反应报告和监测管理办法》，自 2011 年 7 月 1 日起施行。

一、药品不良反应的含义

1. 药品不良反应（adverse drug reaction，ADR） 是指合格药品在正常用法用量下出现的与用药目的无关的有害反应。

2. 新的药品不良反应 是指药品说明书中未载明的不良反应。说明书中已有描述，但不良反应发生的性质、程度、后果或者频率与说明书描述不一致或者更严重的，按照新的药品不良反应处理。

3. 严重药品不良反应 是指因使用药品引起以下损害情形之一的反应。

（1）导致死亡。

（2）危及生命。

（3）致癌、致畸、致出生缺陷。

（4）导致显著的或者永久的人体伤残或者器官功能的损伤。

（5）导致住院或住院时间延长。

（6）导致其他重要医学事件，如不进行治疗可能出现上述所列情况的。

4. 药品群体不良事件 是指同一药品在使用过程中，在相对集中的时间、区域内，对一定数量人群的身体健康或者生命安全造成损害或者威胁，需要予以紧急处置的事件。其中同一药品，是指同一生产企业生产的同一药品名称、同一剂型、同一规格的药品。

考点：药品不良反应有关概念

二、药品不良反应的分类

根据药品不良反应与药理作用的关系，可将药品不良反应分为以下四类。

1. A 型药品不良反应 反应的发生与剂量有关，与药品本身药理作用的加强或延长有关，一般发生率较高，容易预测，死亡率也低；包括副作用、毒副作用、后遗效应、继发反应等，如阿托品引起的口干等。

2. B 型药品不良反应 与药品本身的药理作用无关，一般发生率较低，但死亡率较高；具体在哪个患者身上发生难以预测，有时皮肤试验阴性者也会发生，包括变态反应、特异质反应等，如青霉素的变态反应等。

3. C 型药品不良反应 潜伏期长、用药与反应出现时间关系尚不清楚的药品不良反应。临床表现主要有致癌、致畸、致突变反应，或者药品提高常见病发病率的反应等，如妊娠期服用己烯雌酚，可导致子代女婴至青春期后患阴道腺癌的风险增加。

4. 药品相互作用引起的不良反应 合并用药致药效或药动力学方面改变，一般可预测。

考点：药品不良反应的分类

三、药品不良反应报告与处置

（一）管理机构与职责

1. 行政机构 国家药品监督管理局主管全国药品不良反应报告和监测工作，省、自治区、直辖市药品监督管理部门负责本行政区域内药品不良反应报告和监测的管理工作。

2. 技术机构 国家药品不良反应监测中心负责全国药品不良反应报告和监测的技术工作，省级药品不良反应监测机构负责本行政区域内的药品不良反应报告和监测的技术工作。

（二）报告主体

根据《药品管理法》《关于药品上市许可持有人直接报告不良反应事宜的公告》（国家药品监督管理局公告 2018 年第 66 号），药品上市许可持有人是药品安全责任的主体，应当指定药品不良反应监测负责人，设立专门机构，配备专职人员，建立健全相关管理制度，直接报告药品不良反应，持续开展药品风险获益评估，采取有效的风险控制措施。持有人委托其他公司或者机构开展药品不良反应监测工作，双方应签订委托协议。持有人应配备专职人员做好对受托方的监督和管理等工作，相应法律责任由持有人承担。进口药品持有人应当指定在我国境内设立的代表机构或者指定我国境内企业法人作为代理人，具体承担进口药品不良反应监测、评价、风险控制等工作。持有人及其代理人应接受药品监督管理部门的监督检查。

考点：药品不良反应报告主体

（三）报告与处置要求

1. 基本要求 患者使用药品发生与用药目的无关的有害反应，当无法排除反应与药品存在的相关性时，均应按照“可疑即报”的原则报告。报告范围包括药品在正常用法用量下出现的不良反应，也包括在超说明书用药情况下发生的有害反应，如超适应证用药、超剂量用药、禁忌证用药等，以及怀疑因药品质量问题引起的有害反应等。持有人应当报告获知的所有不良反应。

2. 个例药品不良反应报告与处置 个例药品不良反应是指单个患者使用药品发生的不良反应。个例药品不良反应的收集和报告是药品不良反应监测工作的基础，也是持有人应履行的基本法律责任。为规范药品上市许可持有人药品上市后不良反应监测与报告工作，落实持有人直接报告药品不良反应主体责任，遵循国际人用药品注册技术协调会（ICH）指导原则相关规定，国家药品监督管理局制定了《个例药品不良反应收集和报告指导原则》。

持有人应建立面向医生、药师、患者等的有效信息途径，主动收集临床使用、临床研究、市场项目、学术文献以及持有人相关网站或论坛涉及的不良反应信息。医疗机构及个人保持原途径报告不良反应，也可向持有人直接报告；药品经营企业直接向持有人报告。国家药品不良反应监测系统将及时向持有人反馈收集到的药品不良反应信息，持有人应当对反馈的药品不良反应信息进行分析评价，并按个例不良反应的报告范围和时限上报。

境内发生的严重不良反应应当自严重不良反应发现或获知之日起15日内报告，死亡病例及药品群体不良事件应当立即报告，其他不良反应应当在30日内报告。持有人应当对严重不良反应报告中缺失的信息进行随访，对死亡病例开展调查并按要求提交调查报告。境外发生的严重不良反应应当自持有人发现或获知严重不良反应之日起15日内报告，其他不良反应纳入药品定期安全性更新报告中。

设区的市级、县级药品不良反应监测机构应当对收到的药品不良反应报告的真实性、完整性和准确性进行审核。

省级药品不良反应监测机构应当在收到下一级药品不良反应监测机构提交的严重药品不良反应评价意见之日起7个工作日内完成评价工作。对死亡病例，事件发生地和药品生产企业所在地的省级药品不良反应监测机构均应当及时根据调查报告进行分析、评价，必要时进行现场调查，并将评价结果报省级药品监督管理部门和卫生行政部门，以及国家药品不良反应监测中心。

国家药品不良反应监测中心应当及时对死亡病例进行分析、评价，并将评价结果报国家药品监督管理局和卫生行政管理部门。

3. 不良反应的评价与控制

（1）个例药品不良反应的评价 持有人应当及时对发现或者获知的个例药品不良反应进行评价，定期对药品不良反应监测数据、临床研究、文献等资料进行评价：发现新的且严重不良反应、报告数量异常增长或者出现批号聚集性趋势等，应当予以重点关注；定期全面评价药品的安全性，识别药品潜在风险，研究风险发生机制和原因，主动开展上市后研究，持续评估药品的风险和获益。

持有人应当汇总年度情况，包括企业年度药品不良反应监测体系运行情况、不良反应报告情况、风险识别与控制情况、上市后研究情况等信息，并于每年3月31日前向省级药品不良反应监测机构提交上一年度总结报告。此外，持有人应当按规定要求做好药品定期安全性更新报告的撰写及上报工作。

（2）个例药品不良反应报告的质量控制　持有人应确保报告内容真实、完整、准确。持有人应真实记录所获知的个例药品不良反应，不篡改、不主观臆测，严禁虚假报告。要求尽量获取药品不良反应的详细信息，个例报告表中各项目尽可能填写完整。

考点：药品不良反应报告与处置、评价与控制

四、药物警戒制度

（一）药物警戒的定义

药物警戒最早由法国科学家于 1974 年首次提出。2002 年，世界卫生组织对“药物警戒”的定义是发现、评价、理解和预防药品不良作用或其他任何与药物相关问题的科学和活动。它不仅与药物治疗学、临床药理学、免疫学、毒理学、流行病学等学科相关，而且还与社会学相关。

药物警戒制度是一项国际上通行的制度，是药品全生命周期监管的必需的配套基本制度。药物警戒制度拓展了原来的药品不良反应监测和报告制度，比药品不良反应监测的范围要广，更符合保护公众健康的监管职责履行。

药物警戒体系是一个涵盖药品整个生命周期的全方位药品安全监管体系，除关注狭义上的药品不良反应外，还关注药品误用、滥用、过量使用、药物相互作用、缺乏疗效等其他与药品有关的安全问题。药物警戒核心理念是借助风险管理理念和方法以实现最佳风险效益比，从而达到保障患者用药安全和维护公共卫生安全的目的。

在我国药品安全监管体系中，药品上市前审批与上市后监测分别归属于不同的部门，前者属于药品审评中心，后者则为药品评价中心（国家药品不良反应监测中心）。尽管我国药品不良反应监测与评价体系已经建成，但仍在不断完善。实际上，无论是上市前还是上市后的药品安全性问题，都属于药物警戒的范畴。在跨国药企中，药物警戒部门与质量部、生产部、销售部等平行设立，负责建立、运行和维护本公司的药物警戒体系。近年来，药物警戒在国内也成为一个热点话题，而新版《药品管理法》的出台，为我国药物警戒事业的发展带来了契机。

（二）药物警戒与药品不良反应监测的区别

1. 监测对象不同　药品不良反应监测的对象是药品不良反应，即是指合格药品在正常用法用量下出现的与用药目的无关的有害反应。而药物警戒监测的对象除了药品不良反应，还包括药物误用、滥用、无效、用法错误、药物相互作用等。

2. 监测时间范围不同　药物警戒贯穿于药品上市前研究、上市后安全性监测及评价，直至最后的撤市或淘汰的整个药品生命周期，而药品不良反应监测一般在药品上市后进行。

3. 研究方法不同　药品不良反应监测一般采用自发报告、集中监测、处方事件监测、数据库分析等方法，而药物警戒除了采用这些方法外，还采用临床试验和观察性研究等方法。

第 7 节　药品召回管理

一、药品召回的含义

根据《药品召回管理办法》（2022 年第 92 号），药品召回是指药品上市许可持有人（以下称持有人）按照规定的程序收回已上市的存在质量问题或者其他安全隐患药品，并采取相应措施，及时控制风险、消除隐患的活动。

二、药品召回的分级

药品召回分两类、三级。两类即主动召回和责令召回。三级是根据药品安全隐患的严重程度来分的，其中一级召回是指使用该药品可能引起严重健康危害的；二级召回是使用该药品可能引起暂时的或者可逆的健康危害的；三级召回是使用该药品一般不会引起健康危害，但由于其他原因需要收回的。

三、药品召回的分类

（一）主动召回

1. 召回主体 持有人是控制风险和消除隐患的责任主体，应当建立并完善药品召回制度，收集药品质量和安全的相关信息，对可能存在的质量问题或者其他安全隐患进行调查、评估，及时召回存在质量问题或者其他安全隐患的药品。

2. 主动召回程序 持有人经调查评估后，确定药品存在质量问题或者其他安全隐患的，应当立即决定并实施召回，同时通过企业官方网站或者药品相关行业媒体向社会发布召回信息。召回信息应当包括以下内容：药品名称、规格、批次、持有人、药品生产企业、召回原因、召回等级等。实施一级、二级召回的，持有人还应当申请在所在地省、自治区、直辖市人民政府药品监督管理部门网站依法发布召回信息。省、自治区、直辖市人民政府药品监督管理部门网站发布的药品召回信息应当与国家药品监督管理局网站链接。

持有人作出药品召回决定的，一级召回在 1 日内，二级召回在 3 日内，三级召回在 7 日内，应当发出召回通知，通知到药品生产企业、药品经营企业、药品使用单位等，同时向所在地省、自治区、直辖市人民政府药品监督管理部门备案调查评估报告、召回计划和召回通知。

（二）责令召回

1. 责令召回的情况 有以下情形之一的，省、自治区、直辖市人民政府药品监督管理部门应当责令持有人召回药品：药品监督管理部门经过调查评估，认为持有人应当召回药品而未召回的；药品监督管理部门经对持有人主动召回结果审查，认为持有人召回药品不彻底的。

2. 责令召回通知书 省、自治区、直辖市人民政府药品监督管理部门作出责令召回决定，应当将责令召回通知书送达持有人。责令召回通知书应当包括以下内容：召回药品的具体情况，包括名称、规格、批次等基本信息；实施召回的原因；审查评价和（或）调查评估结果；召回等级；召回要求，包括范围和时限等。

3. 召回程序 持有人在收到责令召回通知书后，应当按照规定通知药品生产企业、经营企业和使用单位，制订、提交召回计划，并组织实施。

4. 召回进展报告和效果评价 持有人应当按照规定向药品监督管理部门报告药品召回的相关情况，进行召回药品的后续处理。药品监督管理部门应当按照规定对药品持有人提交的药品召回总结报告进行审查，并对召回效果进行评价。

链接 氯化钠注射液“可见异物”被通报，某有限公司称已全部召回整改

2024 年 8 月 5 日，上海市药品监督管理局发布《关于 2024 年第 1 期药品质量抽检通告》。根据药品抽检不符合规定汇总表，此次共有 12 个产品被点名，其中某有限公司生产的氯化钠注射液，不合格项目为“可见异物”，规格为 100ml：0.9g，批号为 R230926C21。

上海市药品监督管理局表示，对抽检不符合规定批次产品，各级药品监管部门已要求相关企业采取停

售、停用、召回等风险控制措施，并对相关企业依法查处。

某有限公司相关工作人员表示产品的一个批次有异物，已经对该批次的产品全部召回，也对生产线进行了整改。

考点：召回的分级，召回的分类，主动召回程序

第8节 药品安全管理

一、药品安全风险的特点、分类及管理的主要措施

（一）药品安全风险的特点

药品安全风险大致有以下几方面特点。

1. 复杂性 药品安全风险存在于药品生命周期的各个环节，受多种因素影响，任何一个环节中出现问题，都会破坏整个药品安全链，另一方面，药品安全风险主体多样化，即风险的承担主体不只是患者，还包括药品生产者、经营者、医生等。

2. 不可预见性 受限于当代的认识水平与人体免疫系统的个体差异，以及有些药品存在蓄积毒性的特点，药品的风险往往难以预计。

3. 不可避免性 由于人类对药品认识的局限性，药品不良反应往往会伴随着治疗作用不可避免地发生，这也是人们必须要承担的药物负面作用。

（二）药品安全风险分类

药品安全风险可分为自然风险和人为风险。药品安全的自然风险，又称“必然风险”“固有风险”，是药品的内在属性，属于药品设计风险。药品安全的自然风险是客观存在的，和药品的疗效一样，是由药品本身所决定的，来源于已知或者未知的药品不良反应。药品安全的人为风险，属于“偶然风险”的范畴，是指人为有意或无意违反法律法规而造成的药品安全风险，存在于药品的研制、生产、经营、使用各个环节。人为风险属于药品的制造风险和使用风险，主要来源于不合理用药、用药差错、药品质量问题、政策制度设计及管理不当导致的风险，是我国药品安全风险的关键因素。

考点：药品安全风险分类

（三）药品安全风险管理的主要措施

药品安全风险管理是一项非常复杂的社会系统工程，需要全社会共同参与，明确药品研发机构、生产企业、经营企业和使用单位等风险管理主体的责任。

1. 需要健全药品安全监管的各项法律法规。
2. 要完善药品安全监管的相关组织体系建设。
3. 要加强药品研制、生产、经营、使用环节的管理。

链接 药品安全信息公布

《药品管理法》规定，国家实行药品安全信息统一公布制度。国家药品安全总体情况、药品安全风险警示信息、重大药品安全事件及其调查处理信息和国务院确定需要统一公布的其他信息由国务院药品监督管理部门统一公布。任何单位和个人不得编造、散布虚假药品安全信息。

二、我国药品安全管理的目标任务

（一）发展目标

2021 年 10 月 20 日，国家药品监督管理局等八部门研究制定了《“十四五”国家药品安全及促进高质量发展规划》提出的主要发展目标是，“十四五”期末，药品监管能力整体接近国际先进水平，药品安全保障水平持续提升，人民群众对药品质量和安全更加满意、更加放心。

（二）主要任务

1. 实施药品安全全过程监管。
2. 支持产业升级发展。
3. 完善药品安全治理体系。
4. 持续深化审评审批制度改革。
5. 严格疫苗监管。
6. 促进中药传承创新发展。
7. 加强技术支撑能力建设。
8. 加强专业人才队伍建设。
9. 加强智慧监管体系和能力建设。
10. 加强应急体系和能力建设。

目 标 检 测

A 型题

1. 药品质量特性不包括（　　）
A. 安全性　　B. 有效性
C. 无毒性　　D. 稳定性
E. 均一性

2. 关于非处方药专有标识的说法，错误的是（　　）
A. 红色专有标识可作为经营甲类非处方药企业的指南性标识
B. 红色专有标识用于甲类非处方药
C. 绿色专有标识用于乙类非处方药
D. 非处方药专有标识应与药品标签、使用说明书、内包装、外包装一体化印刷
E. 红色专有标识的非处方药不能在超市销售

3. 非处方药英文缩写为（　　）
A. APC　　B. OTC
C. GSP　　D. Rx
E. SOP

4. 国家基本药物遴选原则是（　　）
A. 安全、有效、经济
B. 保证品种和质量、引入竞争机制、合理控制成本、方便购药和便于管理
C. 临床必需、安全有效、价格合理、使用方便、市场能够保证供应
D. 防治必需、安全有效、价格合理、使用方便、中西药并重、基本保障、临床首选和基层能够配备
E. 防治必需、安全有效、价格合理、使用方便、中西药并重、基本保障、临床首选

5. 关于《国家基本医疗保险、工伤保险和生育保险药品目录》(简称《药品目录》)药品，下列说法错误的是（　　）
A. 《药品目录》由凡例、西药、中成药、协议期内谈判药品和中药饮片五部分组成
B. 《药品目录》调整分为准备、申报、专家评审、谈判和竞价、公布结果五个阶段
C. 甲类药品是临床治疗必需、使用广泛、疗效确切、同类药品中价格或治疗费用较低的药品
D. 乙类药品是可供临床治疗选择使用，疗效确切、同类药品中比甲类药品价格或治疗费用略高的药品
E. 协议期内谈判药品的“甲乙分类”由省级医疗保障行政部门确定

6. 药品不良反应主要是指（　　）
A. 合格药品使用后出现的与用药目的无关的有害反应
B. 合格药品在正常用法下出现的与用药目的无关的有害反应
C. 合格药品在正常用量下出现的与用药目的无关的有害反应
D. 合格药品在正常用法用量下出现的与用药目的无关的有害反应
E. 合格药品在正常用法用量下出现的有害反应

B 型题

（第 7～8 题备选答案）

A. 蓝底白字　　B. 绿底白字
C. 白底黑字　　D. 红底白字
E. 红黄相间

7. 甲类非处方药标签颜色是（　　）
8. 乙类非处方药标签颜色是（　　）

（第 9～11 题备选答案）

A. 价格　　B. 安全性
C. 中药饮片　　D. 中成药
E. 酒制剂

9. 非处方药划分为甲类和乙类是根据其（　　）
10. 《国家基本医疗保险、工伤保险和生育保险药品目录》中采用专家评审方式进行调整的是（　　）
11. 不纳入《国家基本医疗保险、工伤保险和生育保险药品目录》的药品是（　　）

（第 12～14 题备选答案）

A. 药品召回制度
B. 药品不良反应报告与监测制度
C. 国家基本药物制度
D. 药品分类管理制度
E. 国家药品储备制度

12. 为应对国内发生重大灾情、疫情及其他突发事件的是（　　）
13. 为维护人民群众健康、保障公众基本用药权益的是（　　）
14. 为防止“药害”悲剧重演的是（　　）

X 型题

15. 应当报告所发现药品不良反应的包括（　　）
A. 医疗机构　　B. 药品经营企业
C. 药品生产企业　　D. 药品上市许可持有人
E. 药品研发机构

16. 处方药销售时，（　　）
A. 不得采用开架自选的方式陈列和销售
B. 药品生产企业、经营企业不得以搭售、购买药品赠药品、买商品赠药品等方式向公众赠送处方药或甲类非处方药
C. 药品生产、经营企业不得采用邮售、互联网交易等方式直接向公众销售处方药
D. 处方药必须凭执业医师或助理执业医师处方销售、购买和使用
E. 处方药只能在国务院卫生行政部门和国家药品监督管理部门共同指定的医学、药学专业刊物上发布广告

17. 国家基本药物制度政策框架主要包括（　　）
A. 国家基本药物目录遴选调整管理、保障基本药物生产供应
B. 合理制定基本药物价格及零差率销售、促进基本药物优先和合理使用
C. 完善基本药物的医保报销政策、加强基本药物质量安全监管
D. 健全完善基本药物制度绩效评估
E. 国家基本药物制度可随意变更

（宣佳利）

第5章
药品法制管理

学习目标

1. 素质目标 树立自觉守法意识。

2. 知识目标 掌握我国《药品管理法》的立法宗旨及具体规定；熟悉《药品管理法》2019年修订版与2001年版的主要区别；了解我国《药品管理法》的产生与发展历程。

3. 能力目标 能根据《药品管理法》的具体规定，依法从事药品研发、生产、经营与使用活动。

第1节 制定和实施《药品管理法》的意义

一、《药品管理法》的发展

《中华人民共和国药品管理法》（以下简称《药品管理法》）是1984年9月第六届全国人民代表大会常务委员会第七次会议通过的，迄今为止进行过两次修订两次修正。《药品管理法》的实施，对于加强药品监督管理，保证药品质量，保障人体用药安全，维护人民身体健康和用药的合法权益，规范和促进药品行业发展，发挥了重要作用。

中华人民共和国成立以来，党和政府大力发展医药卫生事业，不断加强药品管理的法制建设，颁布了《管理麻醉药品暂行条例》《关于加强药政管理的若干规定》等规范性文件，药品管理在应对我国医药卫生领域的主要矛盾、保证患者有药可用的同时，也逐渐发现诸多问题，如新药审批缺乏统一标准与程序，建药厂、开药店、办制剂室等缺乏审核及统一标准，导致制剂质量难以保证，仿制药低水平重复现象严重，迫切需要出台相关法律加以约束，因此我国第一部《药品管理法》由此诞生。1984年9月20日，《药品管理法》由第六届全国人民代表大会常务委员会第七次会议通过并公布，自1985年7月1日起施行，这是新中国第一部药品法。

随着改革开放深入和社会主义市场经济体制的逐步建立，药品监管出现了一些较突出的新情况。如药品生产企业过多过滥，质量管理水平普遍较低；一些地区药品经营秩序混乱，非法药品集市贸易屡禁不止；药品制假手段更加隐蔽；执法主体及管理体制发生了变化；对违法行为规定的处罚过轻，不足以打击制售假劣药品等违法行为。为有效解决上述矛盾，我国于2001年2月对《药品管理法》进行第一次修订。

随着我国社会经济的快速发展、改革开放的逐步深入以及人民生活水平的不断提高，尤其是2015年以来，药品审评审批制度改革持续深化，药品安全监管持续加强，药品监管国际化步伐持续加快，2001年修订的《药品管理法》已不能完全适应新形势下药品监管及公众用药的客观需求，我国分别于2013年12月、2015年4月对《药品管理法》进行两次修正，以更好地满足公众用药需求，保证药品安全、可及。

为进一步促进我国的药品管理法律与国际接轨，鼓励研发创新，增强药品相关人员的监督责任，加大对药品相关违法行为的处罚力度，相关部门在加强调查研究、广泛征求意见的基础上，于2019年8月26日经十三届全国人大常委会第十二次会议表决通过修订后的《药品管理法》，2019年12月1日起施行。

二、《药品管理法》修订的重要意义

2019 年《药品管理法》的修订，对于加强药品监督管理，保证药品质量，保障公众用药安全，促进药品行业发展，推进健康中国建设，具有重要意义。

1. 有利于引领、推动、保障药品领域全面深化改革　本次《药品管理法》修订，确立了药品上市许可持有人制度，明确持有人的组织形式、权利、义务和行为规范，完善药品审评审批制度，优化流程、提高效率，既体现、巩固药品领域改革的成果，又引领、推动改革持续和全面深化。

2. 有利于对药品各环节从严要求，保障公众用药安全　本次《药品管理法》修订，坚持风险管理、全程管控、社会共治的原则，明确药品研制、生产、经营、使用、上市后管理各环节的要求，将严的要求贯穿到药品全过程，同时完善药品标准制度、变更管理制度、风险管理制度，加大违法行为惩处力度，保证药品质量，保障公众用药安全。

3. 有利于鼓励药品研制创新，促进药品行业发展　本次《药品管理法》修订，实行药品生产许可与上市许可相分离，允许科研机构成为持有人。明确国家鼓励创新的导向，鼓励儿童用药品的研制和创新，建立和完善符合中药特点的技术评价体系，促进中药传承创新。通过鼓励创新，提高药品质量、功效，提升药品创新能力。

4. 有利于建立严格科学的药品监管制度，助推药品监管能力现代化　本次《药品管理法》修订，进一步完善药品监督管理制度，要求县级以上地方人民政府对本行政区域内的药品监督管理工作负责；设监督管理专章，对监管对象、监管内容、监管措施、监管队伍等内容作出规定，明确延伸检查制度、药品安全信用档案制度和联合惩戒制度、约谈制度、举报奖励制度、药品安全突发事件应对制度等，要求建立职业化、专业化药品检查员队伍，为监管部门提升监管能力、提高监管实效提供制度保障。

5. 有利于及时回应社会关切，助推健康中国建设　本次《药品管理法》修订，紧紧围绕药品质量不高、药品价格虚高、药品供应短缺等人民群众反映强烈的问题，从法律制度上提质量、控价格、保供应，保证人民群众有药用、用好药、用得起药，同时及时回应网络销售药品、假劣药范围的界定等焦点问题，满足人民群众日益增长的健康需要，助推健康中国建设。

考点：《药品管理法》修订的重要意义

第 2 节　《药品管理法》的主要内容

《药品管理法》2019 年修订是在 2001 年修订 18 年之后进行的一次全面的大修，这次修订体现了“四个最新”。第一个新，是把药品管理和人民的健康紧密地结合起来，紧跟全世界药品发展的理念，在立法目的里就明确规定了要保护和促进公众健康，在总则中提出药品管理应当以人民健康为中心。第二个新，是坚持风险管理，将风险管理理念贯穿于药品研制、生产、经营、使用、上市后管理等各个环节，坚持社会共治。第三个新，是坚持新发展时期的问题导向，针对药品管理发展过程中存在的问题，坚持问题导向，回应社会关切，坚决贯彻“四个最严”的原则。第四个新，是发挥法律的最高权威作用，围绕提高药品质量系统地对药品管理作出规定。根据我国药品行业发展的实践需要，全面系统性地对药品管理制度进行了规定。

此外，本次修订的《药品管理法》体现监管使命、管理原则、监管目标、监管机制、监管方式的深刻变革，也体现了最严谨的标准、最严格的监管、最严厉的处罚、最严肃的问责“四个最严”精神，健全了覆盖药品研制、生产、经营、使用全过程的法律制度。

2019 年修订版《药品管理法》共十二章：第一章总则、第二章药品研制和注册、第三章药品上市许可持有人、第四章药品生产、第五章药品经营、第六章医疗机构药事管理、第七章药品上市后管理、

第八章药品价格和广告、第九章药品储备和供应、第十章监督管理、第十一章法律责任、第十二章附则。

在篇章结构上具有以下特点：①按照药品全生命周期进行篇章结构设计，从研制监管到使用监管；②突出了药品上市许可持有人，其对药品全生命周期管理依法承担相应法律责任；③增加了药品储备与供应，与本次修订版所确立的药品管理目标之一“可及”紧密相连。④是增加了药品上市后管理，与“放管服”改革以及全球药品风险管理趋势相适应，强化药品风险的持续管理、递进管理。篇章结构设计体现了新时代药品监管工作规律，有利于鼓励药物研制创新，有利于强化各方主体责任，有利于全生命周期监管，有利于落实药品供应保障，有利于保障公众用药安全、有效和可及。

考点：2019 年修订版《药品管理法》的篇章改变

一、总　　则

第一条　为了加强药品管理，保证药品质量，保障公众用药安全和合法权益，保护和促进公众健康，制定本法。

第二条　在中华人民共和国境内从事药品研制、生产、经营、使用和监督管理活动，适用本法。

本法所称药品，是指用于预防、治疗、诊断人的疾病，有目的地调节人的生理机能并规定有适应证或者功能主治、用法和用量的物质，包括中药、化学药和生物制品等。

第三条　药品管理应当以人民健康为中心，坚持风险管理、全程管控、社会共治的原则，建立科学、严格的监督管理制度，全面提升药品质量，保障药品的安全、有效、可及。

第四条　国家发展现代药和传统药，充分发挥其在预防、医疗和保健中的作用。

国家保护野生药材资源和中药品种，鼓励培育道地中药材。

第五条　国家鼓励研究和创制新药，保护公民、法人和其他组织研究、开发新药的合法权益。

第六条　国家对药品管理实行药品上市许可持有人制度。药品上市许可持有人依法对药品研制、生产、经营、使用全过程中药品的安全性、有效性和质量可控性负责。

第七条　从事药品研制、生产、经营、使用活动，应当遵守法律、法规、规章、标准和规范，保证全过程信息真实、准确、完整和可追溯。

第八条　国务院药品监督管理部门主管全国药品监督管理工作。国务院有关部门在各自职责范围内负责与药品有关的监督管理工作。国务院药品监督管理部门配合国务院有关部门，执行国家药品行业发展规划和产业政策。

省、自治区、直辖市人民政府药品监督管理部门负责本行政区域内的药品监督管理工作。设区的市级、县级人民政府承担药品监督管理职责的部门（以下称药品监督管理部门）负责本行政区域内的药品监督管理工作。县级以上地方人民政府有关部门在各自职责范围内负责与药品有关的监督管理工作。

第九条　县级以上地方人民政府对本行政区域内的药品监督管理工作负责，统一领导、组织、协调本行政区域内的药品监督管理工作以及药品安全突发事件应对工作，建立健全药品监督管理工作机制和信息共享机制。

第十条　县级以上人民政府应当将药品安全工作纳入本级国民经济和社会发展规划，将药品安全工作经费列入本级政府预算，加强药品监督管理能力建设，为药品安全工作提供保障。

第十一条　药品监督管理部门设置或者指定的药品专业技术机构，承担依法实施药品监督管理所需的审评、检验、核查、监测与评价等工作。

第十二条　国家建立健全药品追溯制度。国务院药品监督管理部门应当制定统一的药品追溯标准和规范，推进药品追溯信息互通互享，实现药品可追溯。

国家建立药物警戒制度，对药品不良反应及其他与用药有关的有害反应进行监测、识别、评估和控制。

第十三条 各级人民政府及其有关部门、药品行业协会等应当加强药品安全宣传教育，开展药品安全法律法规等知识的普及工作。

新闻媒体应当开展药品安全法律法规等知识的公益宣传，并对药品违法行为进行舆论监督。有关药品的宣传报道应当全面、科学、客观、公正。

第十四条 药品行业协会应当加强行业自律，建立健全行业规范，推动行业诚信体系建设，引导和督促会员依法开展药品生产经营等活动。

第十五条 县级以上人民政府及其有关部门对在药品研制、生产、经营、使用和监督管理工作中做出突出贡献的单位和个人，按照国家有关规定给予表彰、奖励。

第一条是关于立法目的规定，将保护和促进公众健康作为药品监管的立法宗旨，实际上也是药品监管的使命，这样药品监管更加积极、更加开放、更加担当、更加作为。

第二条“药品”是贯穿《药品管理法》的基本概念，直接关系到本法的调整范围。由于2001年版中“药品”包括中药材、中药饮片、中成药、化学原料药及其制剂、抗生素、生化药品、放射性药品、血清、疫苗、血液制品和诊断药品等规定，在审议和征求意见过程中，存在着“该规定没有体现药品新的发展，有的列举已与实际情况不符，有的列举不够准确，有的列举存在交叉”等不同意见，建议修改。因此，本次修法成立专家组对药品定义开展专项研究，综合各方意见，借鉴国外经验，法律按照目前各方面都认可的药品分类，将药品定义中的药品种类进行概括式列举，修改为“中药、化学药和生物制品等”。这样规定，使药品定义更具有包容性，有利于满足未来新兴学科与技术发展对药品发展带来的进一步需求，也有利于保持法律的相对稳定性，可以避免法律需要随着药品科学技术发展经常修改。

第三条提出了药品管理的基本理念是以人民健康为中心。明确了我国药品管理的基本原则是风险管理、全程管控、社会共治。通过建立科学、严格的监督管理制度，全面提升药品质量，保障药品的安全、有效、可及。药品的安全有效、供应保障等一直是人民群众反映最强烈、期盼最热切的突出问题，本次修改的《药品管理法》，紧紧抓住保证质量和保障供应两个基本点，为满足人民群众日益增长的健康需要提供法治保障。

第六条确立了药品上市许可持有人制度，将药品上市许可持有人作为落实企业主体责任的总抓手，有利于厘清和落实药品全生命周期中各参与主体的法律责任；有利于形成以上市许可持有人为核心的全过程、全链条监管模式，提高药品监管效能；有利于激发科研机构和人员创新的积极性，推动药品研发和创新；实行生产许可与药品注册相分类，有利于药品行业的优胜劣汰、结构调整和升级换代，促进资源优化配置。

第七条是要切实加强药品安全监管，用最严谨的标准、最严格的监管、最严厉的处罚、最严肃的问责，加快建立科学完善的药品安全监管体系，严把从实验室到医院的每一道防线，切实保障老百姓生命健康权益的具体体现。

第十二条药品追溯制度建设以“一物一码，物码同追”为方向，国务院药品监管部门制定统一的药品追溯标准和规范，药品追溯系统应包含药品在生产、流通及使用等全过程的追溯信息，并具有对追溯数据的采集、存储、管理和共享功能，满足药品信息化追溯体系各参与方的不同追溯业务需求。药物警戒总体目标是预防和降低任何可能的药品不良反应及其他与用药有关的有害反应事件，促进安全合理地使用药品，并及时向监管部门、患者、医护人员及公众传递与药品有关的安全性信息，保护患者健康和公众健康。与药品不良反应监测相比，药物警戒的领域和范围更广，往往覆盖药品全生命周期，及时识别风险信号，以便采取针对性的预防和控制措施，更好地保证药品的安全有效使用。

链接 2019 年修订版《药品管理法》与药品领域的改革

2015 年 8 月，国务院印发《国务院关于改革药品医疗器械审评审批制度的意见》；2017 年 10 月，中共中央办公厅、国务院办公厅印发《关于深化审评审批制度改革鼓励药品医疗器械创新的意见》，围绕“创新、质量、效率、体系、能力”五大主题，提出鼓励药物研发创新、开展药品上市许可持有人制度试点、改革临床试验管理、加快上市审评审批等一系列具有历史性、创新性意义的重大改革措施。几年来，药品监管改革创新有力推进，取得显著成效。2019 年修订版《药品管理法》将行之有效的改革措施固化为法律成果，鼓励研制和创新新药，为深入推进药品领域改革奠定了更为坚实的法律基础。

二、药品研制和注册

第十六条 国家支持以临床价值为导向、对人的疾病具有明确或者特殊疗效的药物创新，鼓励具有新的治疗机理、治疗严重危及生命的疾病或者罕见病、对人体具有多靶向系统性调节干预功能等的新药研制，推动药品技术进步。

国家鼓励运用现代科学技术和传统中药研究方法开展中药科学技术研究和药物开发，建立和完善符合中药特点的技术评价体系，促进中药传承创新。

国家采取有效措施，鼓励儿童用药品的研制和创新，支持开发符合儿童生理特征的儿童用药品新品种、剂型和规格，对儿童用药品予以优先审评审批。

第十七条 从事药品研制活动，应当遵守药物非临床研究质量管理规范、药物临床试验质量管理规范，保证药品研制全过程持续符合法定要求。

药物非临床研究质量管理规范、药物临床试验质量管理规范由国务院药品监督管理部门会同国务院有关部门制定。

第十八条 开展药物非临床研究，应当符合国家有关规定，有与研究项目相适应的人员、场地、设备、仪器和管理制度，保证有关数据、资料和样品的真实性。

第十九条 开展药物临床试验，应当按照国务院药品监督管理部门的规定如实报送研制方法、质量指标、药理及毒理试验结果等有关数据、资料和样品，经国务院药品监督管理部门批准。国务院药品监督管理部门应当自受理临床试验申请之日起六十个工作日内决定是否同意并通知临床试验申办者，逾期未通知的，视为同意。其中，开展生物等效性试验的，报国务院药品监督管理部门备案。

开展药物临床试验，应当在具备相应条件的临床试验机构进行。药物临床试验机构实行备案管理，具体办法由国务院药品监督管理部门、国务院卫生健康主管部门共同制定。

第二十条 开展药物临床试验，应当符合伦理原则，制定临床试验方案，经伦理委员会审查同意。

伦理委员会应当建立伦理审查工作制度，保证伦理审查过程独立、客观、公正，监督规范开展药物临床试验，保障受试者合法权益，维护社会公共利益。

第二十一条 实施药物临床试验，应当向受试者或者其监护人如实说明和解释临床试验的目的和风险等详细情况，取得受试者或者其监护人自愿签署的知情同意书，并采取有效措施保护受试者合法权益。

第二十二条 药物临床试验期间，发现存在安全性问题或者其他风险的，临床试验申办者应当及时调整临床试验方案、暂停或者终止临床试验，并向国务院药品监督管理部门报告。必要时，国务院药品监督管理部门可以责令调整临床试验方案、暂停或者终止临床试验。

第二十三条 对正在开展临床试验的用于治疗严重危及生命且尚无有效治疗手段的疾病的药物，经医学观察可能获益，并且符合伦理原则的，经审查、知情同意后可以在开展临床试验的机构内用于其他病情相同的患者。

第二十四条 在中国境内上市的药品，应当经国务院药品监督管理部门批准，取得药品注册证书；但是，未实施审批管理的中药材和中药饮片除外。实施审批管理的中药材、中药饮片品种目录由国务院药品监督管理部门会同国务院中医药主管部门制定。

申请药品注册，应当提供真实、充分、可靠的数据、资料和样品，证明药品的安全性、有效性和质量可控性。

第二十五条 对申请注册的药品，国务院药品监督管理部门应当组织药学、医学和其他技术人员进行审评，对药品的安全性、有效性和质量可控性以及申请人的质量管理、风险防控和责任赔偿等能力进行审查；符合条件的，颁发药品注册证书。

国务院药品监督管理部门在审批药品时，对化学原料药一并审评审批，对相关辅料、直接接触药品的包装材料和容器一并审评，对药品的质量标准、生产工艺、标签和说明书一并核准。

本法所称辅料，是指生产药品和调配处方时所用的赋形剂和附加剂。

第二十六条 对治疗严重危及生命且尚无有效治疗手段的疾病以及公共卫生方面急需的药品，药物临床试验已有数据显示疗效并能预测其临床价值的，可以附条件批准，并在药品注册证书中载明相关事项。

第二十七条 国务院药品监督管理部门应当完善药品审评审批工作制度，加强能力建设，建立健全沟通交流、专家咨询等机制，优化审评审批流程，提高审评审批效率。

批准上市药品的审评结论和依据应当依法公开，接受社会监督。对审评审批中知悉的商业秘密应当保密。

第二十八条 药品应当符合国家药品标准。经国务院药品监督管理部门核准的药品质量标准高于国家药品标准的，按照经核准的药品质量标准执行；没有国家药品标准的，应当符合经核准的药品质量标准。

国务院药品监督管理部门颁布的《中国药典》和药品标准为国家药品标准。

国务院药品监督管理部门会同国务院卫生健康主管部门组织药典委员会，负责国家药品标准的制定和修订。

国务院药品监督管理部门设置或者指定的药品检验机构负责标定国家药品标准品、对照品。

第二十九条 列入国家药品标准的药品名称为药品通用名称。已经作为药品通用名称的，该名称不得作为药品商标使用。

第十六条是关于国家支持和鼓励药物创新发展的规定。创新是推动药品高质量发展的力量源泉，鼓励药物创新，着力满足人民群众用药急需是近年来药品审评审批制度改革的核心任务之一，集中体现了坚持创新发展的理念。本条第1款列举了当前药物创新的主要具体情形，重点是突出临床价值、治疗优势、新的治疗机理，以及满足特定疾病的需求，但并不排除药品研制领域其他技术创新。第2款明确了鼓励中药创新发展的方向，建立健全符合中药特点的注册管理制度和技术评价体系，处理好保持传统优势与现代药品研发要求的关系，是2019年来有针对性的具体改革举措。第3款规定了儿童用药的鼓励措施和方向，目的是保障儿童基本用药需求。儿童专用药品数量少、剂量不够精准、研制难度大、研发积极性低等问题是全球共性问题，药监部门通过药品审评审批制度改革，建立并不断完善了优先审评审批制度，加快包括儿童用药在内的创新药审批上市。

第二十条表明药物临床试验不仅需要获得国务院药品监督管理部门批准，还应当经伦理委员会审查同意，方能实施。在国际上，以人体为对象的医学研究需要遵循《纽伦堡法典》、世界医学会《赫尔辛基宣言》和世界卫生组织有关文件中的伦理原则。我国重视人体医学研究的伦理道德要求，注重保护受试者的临床研究中的知情同意权和安全权益，原国家卫生计生委发布的《涉及人的生物医学研究伦理审查办法》规定，从事涉及人的生物医学研究的医疗卫生机构是涉及人的生物医学研究伦理审查工作的管理责任主体，应当设立伦理委员会。伦理委员会对本机构开展涉及人的生物医学研究项目进行伦理审查，包括初始审查、跟踪审查和复审等。在试验进行期间，试验方案的任何修改均应经伦理委员会批准，试验中发生严重不良事件，应及时向伦理委员会报告。

第二十四条是关于药品上市须经审批的规定，药品投放市场需要经过监管部门的批准是药品管理的一项基本制度，也是各国通行的一项管理要求。由于中药材和中药饮片的特殊性，绝大多数中药材和中药饮片没有实施审批管理，但对于一些特殊的中药材和中药饮片，如新引种的中药材、毒性饮片、传统为制剂管理的特殊饮片等，出于安全性和质量可控性考虑，按照本条第 1 款规定应实行审批管理。对于实施审批管理的中药材、中药饮片的品种目录，由国务院药品监督管理部门会同国务院中医药主管部门规定。

第二十五条是关于药品注册管理的规定，第 2 款明确化学原料药一并审评审批，综合近年来药品审评审批制度改革进展，初步建立和完善了化学原料药的关联审评审批制度。取消药用辅料、药用包装材料的单独审评审批事项，明确对药用辅料和包装材料实施一并审评。上述规定强调在审评审批中对药品整体质量高度重视，同时减少了审批事项，一定程度上为药用辅料、包装材料营造更加开放、灵活的发展环境，也更加落实药品上市许可持有人的主体责任，提高审评审批效率和监督管理效能。

第二十六条是关于附条件批准药品上市的规定，“附条件批准”是近年来药品审评审批制度改革的具体举措之一。对治疗严重危及生命且尚无有效治疗手段的疾病以及公共卫生方面急需的药品，如抗癌药、罕见病治疗药品、儿童用药等药品，在临床试验已有数据显示疗效并能预测其临床价值的情况下可以附条件批准上市。附条件批准的体现形式，在药品注册证书载明相关条件，包括上市后的风险管控要求等。

考点：药品研制、注册要求

三、药品上市许可持有人

第三十条　药品上市许可持有人是指取得药品注册证书的企业或者药品研制机构等。

药品上市许可持有人应当依照本法规定，对药品的非临床研究、临床试验、生产经营、上市后研究、不良反应监测及报告与处理等承担责任。其他从事药品研制、生产、经营、储存、运输、使用等活动的单位和个人依法承担相应责任。

药品上市许可持有人的法定代表人、主要负责人对药品质量全面负责。

第三十一条　药品上市许可持有人应当建立药品质量保证体系，配备专门人员独立负责药品质量管理。

药品上市许可持有人应当对受托药品生产企业、药品经营企业的质量管理体系进行定期审核，监督其持续具备质量保证和控制能力。

第三十二条　药品上市许可持有人可以自行生产药品，也可以委托药品生产企业生产。

药品上市许可持有人自行生产药品的，应当依照本法规定取得药品生产许可证；委托生产的，应当委托符合条件的药品生产企业。药品上市许可持有人和受托生产企业应当签订委托协议和质量协议，并严格履行协议约定的义务。

国务院药品监督管理部门制定药品委托生产质量协议指南，指导、监督药品上市许可持有人和受托生产企业履行药品质量保证义务。

血液制品、麻醉药品、精神药品、医疗用毒性药品、药品类易制毒化学品不得委托生产；但是，国务院药品监督管理部门另有规定的除外。

第三十三条　药品上市许可持有人应当建立药品上市放行规程，对药品生产企业出厂放行的药品进行审核，经质量受权人签字后方可放行。不符合国家药品标准的，不得放行。

第三十四条　药品上市许可持有人可以自行销售其取得药品注册证书的药品，也可以委托药品经营企业销售。药品上市许可持有人从事药品零售活动的，应当取得药品经营许可证。

药品上市许可持有人自行销售药品的，应当具备本法第五十二条规定的条件；委托销售的，应当委托符合条件的药品经营企业。药品上市许可持有人和受托经营企业应当签订委托协议，并严格履行协议约定的义务。

第三十五条　药品上市许可持有人、药品生产企业、药品经营企业委托储存、运输药品的，应当对受托方的质量保证能力和风险管理能力进行评估，与其签订委托协议，约定药品质量责任、操作规程等内容，并对受托方进行监督。

第三十六条　药品上市许可持有人、药品生产企业、药品经营企业和医疗机构应当建立并实施药品追溯制度，按照规定提供追溯信息，保证药品可追溯。

第三十七条　药品上市许可持有人应当建立年度报告制度，每年将药品生产销售、上市后研究、风险管理等情况按照规定向省、自治区、直辖市人民政府药品监督管理部门报告。

第三十八条　药品上市许可持有人为境外企业的，应当由其指定的在中国境内的企业法人履行药品上市许可持有人义务，与药品上市许可持有人承担连带责任。

第三十九条　中药饮片生产企业履行药品上市许可持有人的相关义务，对中药饮片生产、销售实行全过程管理，建立中药饮片追溯体系，保证中药饮片安全、有效、可追溯。

第四十条　经国务院药品监督管理部门批准，药品上市许可持有人可以转让药品上市许可。受让方应当具备保障药品安全性、有效性和质量可控性的质量管理、风险防控和责任赔偿等能力，履行药品上市许可持有人义务。

第三十条是关于药品上市许可持有人定义和主体责任的规定。本条第1款明确了取得药品注册证书的企业或者药品研制机构为药品上市许可持有人。第2款明确药品上市许可持有人应当履行有关药品研制、生产、经营、上市后管理规定的义务，并依法承担责任。在药品的全过程管理中，还涉及从事药品研制、生产、经营、储存、运输、使用等活动主体，这些主体仅对其参与的相关环节活动负责，而药品上市许可持有人则是对药品的全过程负责。第3款是规定药品上市许可持有人的法定代表人、主要责任人对药品质量全面负责。当企业出现严重违法行为时，法定代表人、主要负责人应当承担相应责任，这就是对应的法律责任中的“处罚到人”。

第三十三条是关于药品上市放行的规定。实行药品上市许可持有人制度后，持有人无论是自行生产或是委托生产，药品上市放行都必须由持有人实施。药品是否审核通过放行，不仅仅应当审核检验结果是否符合国家药品标准，还应当审核药品生产过程是否符合药品生产质量管理规范、核准生产工艺以及原辅料包材是否符合法定要求。符合国家药品标准是药品审核放行的必要条件，企业自定的内控标准一般严于国家药品标准和经核准的药品质量标准。

第四十条是关于药品上市许可转让的规定。行政许可法明确规定，依法取得的行政许可，除法律、法规规定依照法定条件和程序可以转让的外，不得转让。药品注册是一种行政许可，未经法定条件和程序不得转让。允许药品上市许可转让，减少同质化竞争和鼓励资源整合，是药品上市许可持有人制度的重要内容和改革红利。药品上市许可转让必须经过国务院药品监督管理部门的批准。药品上市许可的受让方应当具备药品上市许可持有人同样的条件，即具备保障药品安全性、有效性和质量可控性的质量管理、风险防控和责任赔偿等能力。在受让后，受让方就成为持有人，履行持有人的所有义务。

考点：药品上市许可持有人的责任和义务

链接 药品上市许可持有人制度的起源

以往，我国药品研发机构无法获得药品批准文号，药品上市许可必须与生产许可“捆绑”，一定程度上制约了药品行业的创新发展；药品上市前后全生命周期安全性、有效性保证责任主体不明。2016 年国务院办公厅印发了《药品上市许可持有人制度试点方案》。在北京、天津、上海等 10 省（市）开展试点。2017 年，国务院印发《关于深化审评审批制度改革鼓励药品医疗器械创新的意见》（简称《意见》），提出及时总结药品上市许可持有人制度试点经验，力争早日在全国推开。2018 年试点效果调研评估显示试点工作取得积极成效。为贯彻《意见》要求，结合试点经验，有关部门研究起草《药品管理法（修正草案）》，提出国家实行药品上市许可持有人制度。

四、药品生产

第四十一条 从事药品生产活动，应当经所在地省、自治区、直辖市人民政府药品监督管理部门批准，取得药品生产许可证。无药品生产许可证的，不得生产药品。药品生产许可证应当标明有效期和生产范围，到期重新审查发证。

第四十二条 从事药品生产活动，应当具备以下条件。

（一）有依法经过资格认定的药学技术人员、工程技术人员及相应的技术工人；

（二）有与药品生产相适应的厂房、设施和卫生环境；

（三）有能对所生产药品进行质量管理和质量检验的机构、人员及必要的仪器设备；

（四）有保证药品质量的规章制度，并符合国务院药品监督管理部门依据本法制定的药品生产质量管理规范要求。

第四十三条 从事药品生产活动，应当遵守药品生产质量管理规范，建立健全药品生产质量管理体系，保证药品生产全过程持续符合法定要求。

药品生产企业的法定代表人、主要负责人对本企业的药品生产活动全面负责。

第四十四条 药品应当按照国家药品标准和经药品监督管理部门核准的生产工艺进行生产。生产、检验记录应当完整准确，不得编造。

中药饮片应当按照国家药品标准炮制；国家药品标准没有规定的，应当按照省、自治区、直辖市人民政府药品监督管理部门制定的炮制规范炮制。省、自治区、直辖市人民政府药品监督管理部门制定的炮制规范应当报国务院药品监督管理部门备案。不符合国家药品标准或者不按照省、自治区、直辖市人民政府药品监督管理部门制定的炮制规范炮制的，不得出厂、销售。

第四十五条 生产药品所需的原料、辅料，应当符合药用要求、药品生产质量管理规范的有关要求。

生产药品，应当按照规定对供应原料、辅料等的供应商进行审核，保证购进、使用的原料、辅料等符合前款规定要求。

第四十六条 直接接触药品的包装材料和容器，应当符合药用要求，符合保障人体健康、安全的标准。

对不合格的直接接触药品的包装材料和容器，由药品监督管理部门责令停止使用。

第四十七条 药品生产企业应当对药品进行质量检验。不符合国家药品标准的，不得出厂。

药品生产企业应当建立药品出厂放行规程，明确出厂放行的标准、条件。符合标准、条件的，经质量受权人签字后方可放行。

第四十八条　药品包装应当适合药品质量的要求，方便储存、运输和医疗使用。

发运中药材应当有包装。在每件包装上，应当注明品名、产地、日期、供货单位，并附有质量合格的标志。

第四十九条　药品包装应当按照规定印有或者贴有标签并附有说明书。

标签或者说明书应当注明药品的通用名称、成分、规格、上市许可持有人及其地址、生产企业及其地址、批准文号、产品批号、生产日期、有效期、适应证或者功能主治、用法、用量、禁忌、不良反应和注意事项。标签、说明书中的文字应当清晰，生产日期、有效期等事项应当显著标注，容易辨识。

麻醉药品、精神药品、医疗用毒性药品、放射性药品、外用药品和非处方药的标签、说明书，应当印有规定的标志。

第五十条　药品上市许可持有人、药品生产企业、药品经营企业和医疗机构中直接接触药品的工作人员，应当每年进行健康检查。患有传染病或者其他可能污染药品的疾病的，不得从事直接接触药品的工作。

第四十五条是关于生产药品所需原料、辅料有关要求的规定。药品原料和辅料的质量对药品质量起着决定性作用，因此必须符合保障人体健康、安全的标准。药品生产企业依照法律、法规和规章的规定，在采购生产药品所需的原料、辅料时，对购进的原料、辅料的质量状况进行检查，索取并检查供应商的资格，对供应商的资质进行审核。原辅料供应商的确定及变更应当进行质量评估，并经质量管理部门批准后方可采购。原辅料的接收应有操作规程，所有到货原料、辅料均应检查，以确保与订单一致，并确认供应商已经质量管理部门批准。每次接收均应当有记录，按照要求认真做好进货检验记录。

考点：药品生产活动、工作人员、包装标签的有关规定

五、药品经营

第五十一条　从事药品批发活动，应当经所在地省、自治区、直辖市人民政府药品监督管理部门批准，取得药品经营许可证。从事药品零售活动，应当经所在地县级以上地方人民政府药品监督管理部门批准，取得药品经营许可证。无药品经营许可证的，不得经营药品。

药品经营许可证应当标明有效期和经营范围，到期重新审查发证。

药品监督管理部门实施药品经营许可，除依据本法第五十二条规定的条件外，还应当遵循方便群众购药的原则。

第五十二条　从事药品经营活动应当具备以下条件。

（一）有依法经过资格认定的药师或者其他药学技术人员；

（二）有与所经营药品相适应的营业场所、设备、仓储设施和卫生环境；

（三）有与所经营药品相适应的质量管理机构或者人员；

（四）有保证药品质量的规章制度，并符合国务院药品监督管理部门依据本法制定的药品经营质量管理规范要求。

第五十三条　从事药品经营活动，应当遵守药品经营质量管理规范，建立健全药品经营质量管理体系，保证药品经营全过程持续符合法定要求。

国家鼓励、引导药品零售连锁经营。从事药品零售连锁经营活动的企业总部，应当建立统一的质量管理制度，对所属零售企业的经营活动履行管理责任。

药品经营企业的法定代表人、主要负责人对本企业的药品经营活动全面负责。

第五十四条 国家对药品实行处方药与非处方药分类管理制度。具体办法由国务院药品监督管理部门会同国务院卫生健康主管部门制定。

第五十五条 药品上市许可持有人、药品生产企业、药品经营企业和医疗机构应当从药品上市许可持有人或者具有药品生产、经营资格的企业购进药品；但是，购进未实施审批管理的中药材除外。

第五十六条 药品经营企业购进药品，应当建立并执行进货检查验收制度，验明药品合格证明和其他标识；不符合规定要求的，不得购进和销售。

第五十七条 药品经营企业购销药品，应当有真实、完整的购销记录。购销记录应当注明药品的通用名称、剂型、规格、产品批号、有效期、上市许可持有人、生产企业、购销单位、购销数量、购销价格、购销日期及国务院药品监督管理部门规定的其他内容。

第五十八条 药品经营企业零售药品应当准确无误，并正确说明用法、用量和注意事项；调配处方应当经过核对，对处方所列药品不得擅自更改或者代用。对有配伍禁忌或者超剂量的处方，应当拒绝调配；必要时，经处方医师更正或者重新签字，方可调配。

药品经营企业销售中药材，应当标明产地。

依法经过资格认定的药师或者其他药学技术人员负责本企业的药品管理、处方审核和调配、合理用药指导等工作。

第五十九条 药品经营企业应当制定和执行药品保管制度，采取必要的冷藏、防冻、防潮、防虫、防鼠等措施，保证药品质量。

药品入库和出库应当执行检查制度。

第六十条 城乡集市贸易市场可以出售中药材，国务院另有规定的除外。

第六十一条 药品上市许可持有人、药品经营企业通过网络销售药品，应当遵守本法药品经营的有关规定。具体管理办法由国务院药品监督管理部门会同国务院卫生健康主管部门等部门制定。

疫苗、血液制品、麻醉药品、精神药品、医疗用毒性药品、放射性药品、药品类易制毒化学品等国家实行特殊管理的药品不得在网络上销售。

第六十二条 药品网络交易第三方平台提供者应当按照国务院药品监督管理部门的规定，向所在地省、自治区、直辖市人民政府药品监督管理部门备案。

第三方平台提供者应当依法对申请进入平台经营的药品上市许可持有人、药品经营企业的资质等进行审核，保证其符合法定要求，并对发生在平台的药品经营行为进行管理。

第三方平台提供者发现进入平台经营的药品上市许可持有人、药品经营企业有违反本法规定行为的，应当及时制止并立即报告所在地县级人民政府药品监督管理部门；发现严重违法行为的，应当立即停止提供网络交易平台服务。

第六十三条 新发现和从境外引种的药材，经国务院药品监督管理部门批准后，方可销售。

第六十四条 药品应当从允许药品进口的口岸进口，并由进口药品的企业向口岸所在地药品监督管理部门备案。海关凭药品监督管理部门出具的进口药品通关单办理通关手续。无进口药品通关单的，海关不得放行。

口岸所在地药品监督管理部门应当通知药品检验机构按照国务院药品监督管理部门的规定对进口药品进行抽查检验。

允许药品进口的口岸由国务院药品监督管理部门会同海关总署提出，报国务院批准。

第六十五条 医疗机构因临床急需进口少量药品的，经国务院药品监督管理部门或者国务院授权的省、自治区、直辖市人民政府批准，可以进口。进口的药品应当在指定医疗机构内用于特定医疗目的。

个人自用携带入境少量药品，按照国家有关规定办理。

第六十六条 进口、出口麻醉药品和国家规定范围内的精神药品，应当持有国务院药品监督管理部门颁发的进口准许证、出口准许证。

第六十七条 禁止进口疗效不确切、不良反应大或者因其他原因危害人体健康的药品。

第六十八条 国务院药品监督管理部门对下列药品在销售前或者进口时，应当指定药品检验机构进行检验；未经检验或者检验不合格的，不得销售或者进口：

（一）首次在中国境内销售的药品；

（二）国务院药品监督管理部门规定的生物制品；

（三）国务院规定的其他药品。

第六十五条是关于医疗机构因临床急需进口少量药品、个人自用携带入境少量药品的规定。医疗机构因临床急需进口少量药品的，应当持医疗机构执业许可证向国务院药品监督管理部门提出申请；经批准后，方可进口。进口的药品应当在指定医疗机构内用于特定医疗目的。该规定需要注意以下几点：第一，进口的主体应当是医疗机构，而不是药品生产经营企业。第二，该药品应当是临床急需，也就是说国内供应无法保障，而治疗中又确有紧急需求。第三，进口数量应该是少量，即满足诊疗急需的量，而不是大规模的进口。第四，药品进口后，应当在指定范围内使用，即指定的医疗机构，特定医疗目的，不得随意扩大范围。第五，应当经过批准。与《药品管理法实施条例》的规定相比，本条规定扩大了批准的主体范围，即由“国务院药品监督管理部门”扩大到“国务院药品监督管理部门或者国务院授权的省、自治区、直辖市人民政府”，这考虑了改革的需要，也更有利于满足医疗机构和患者的需要，更好地保护人民群众身体健康。另外，个人可以因自用携带少量药品入境，但应当是个人服用或者治疗需要的合理用量，并接受海关监管。

考点：药品经营和购销活动、药品分类管理的有关规定

六、医疗机构药事管理

第六十九条 医疗机构应当配备依法经过资格认定的药师或者其他药学技术人员，负责本单位的药品管理、处方审核和调配、合理用药指导等工作。非药学技术人员不得直接从事药剂技术工作。

第七十条 医疗机构购进药品，应当建立并执行进货检查验收制度，验明药品合格证明和其他标识；不符合规定要求的，不得购进和使用。

第七十一条 医疗机构应当有与所使用药品相适应的场所、设备、仓储设施和卫生环境，制定和执行药品保管制度，采取必要的冷藏、防冻、防潮、防虫、防鼠等措施，保证药品质量。

第七十二条 医疗机构应当坚持安全有效、经济合理的用药原则，遵循药品临床应用指导原则、临床诊疗指南和药品说明书等合理用药，对医师处方、用药医嘱的适宜性进行审核。

医疗机构以外的其他药品使用单位，应当遵守本法有关医疗机构使用药品的规定。

第七十三条 依法经过资格认定的药师或者其他药学技术人员调配处方，应当进行核对，对处方所列药品不得擅自更改或者代用。对有配伍禁忌或者超剂量的处方，应当拒绝调配；必要时，经处方医师更正或者重新签字，方可调配。

第七十四条 医疗机构配制制剂，应当经所在地省、自治区、直辖市人民政府药品监督管理部门批准，取得医疗机构制剂许可证。无医疗机构制剂许可证的，不得配制制剂。

医疗机构制剂许可证应当标明有效期，到期重新审查发证。

第七十五条 医疗机构配制制剂，应当有能够保证制剂质量的设施、管理制度、检验仪器和卫生环境。

医疗机构配制制剂，应当按照经核准的工艺进行，所需的原料、辅料和包装材料等应当符合药用要求。

第七十六条 医疗机构配制的制剂，应当是本单位临床需要而市场上没有供应的品种，并应当经所在地省、自治区、直辖市人民政府药品监督管理部门批准；但是，法律对配制中药制剂另有规定的除外。

医疗机构配制的制剂应当按照规定进行质量检验；合格的，凭医师处方在本单位使用。经国务院药品监督管理部门或者省、自治区、直辖市人民政府药品监督管理部门批准，医疗机构配制的制剂可以在指定的医疗机构之间调剂使用。

医疗机构配制的制剂不得在市场上销售。

第七十六条是关于医疗机构配制制剂品种和调剂使用管理的规定。医疗机构可以配制的制剂应当是本单位临床需要而市场上没有供应的品种。对非本单位临床需要的，或者市场上已有供应的品种，医疗机构不得配制制剂，药品监督管理部门也不得批准配制该种制剂。同时，根据《中华人民共和国中医药法》的规定，国家鼓励医疗机构根据本医疗机构临床用药需要配制和使用中药制剂，支持应用传统工艺配制中药制剂，支持以中药制剂为基础研制中药新药。另外，医疗机构配制的制剂是根据临床需要而配制，有的制剂存在稳定性差、工艺不成熟及有效期短等特点，因而只能减少流通周期，而且只能作为处方药在本医疗机构内使用，不能扩大使用范围。考虑到《药品管理法》审议过程中有意见提出，希望能够适当允许一定范围内的医疗机构制剂调剂使用，积极鼓励优良医疗机构制剂形成规模效应，本法规定经国务院药品监督管理部门或者省、自治区、直辖市人民政府药品监督管理部门批准，医疗机构配制的制剂可以在指定的医疗机构之间调剂使用，取消了原来“特殊情况下”的限定条件。

考点：医疗机构制剂、处方调配、合理用药的有关规定

七、药品上市后管理

第七十七条 药品上市许可持有人应当制订药品上市后风险管理计划，主动开展药品上市后研究，对药品的安全性、有效性和质量可控性进行进一步确证，加强对已上市药品的持续管理。

第七十八条 对附条件批准的药品，药品上市许可持有人应当采取相应风险管理措施，并在规定期限内按照要求完成相关研究；逾期未按照要求完成研究或者不能证明其获益大于风险的，国务院药品监督管理部门应当依法处理，直至注销药品注册证书。

第七十九条 对药品生产过程中的变更，按照其对药品安全性、有效性和质量可控性的风险和产生影响的程度，实行分类管理。属于重大变更的，应当经国务院药品监督管理部门批准，其他变更应当按照国务院药品监督管理部门的规定备案或者报告。

药品上市许可持有人应当按照国务院药品监督管理部门的规定，全面评估、验证变更事项对药品安全性、有效性和质量可控性的影响。

第八十条 药品上市许可持有人应当开展药品上市后不良反应监测，主动收集、跟踪分析疑似药品不良反应信息，对已识别风险的药品及时采取风险控制措施。

第八十一条 药品上市许可持有人、药品生产企业、药品经营企业和医疗机构应当经常考察本单位所生产、经营、使用的药品质量、疗效和不良反应。发现疑似不良反应的，应当及时向药

品监督管理部门和卫生健康主管部门报告。具体办法由国务院药品监督管理部门会同国务院卫生健康主管部门制定。

对已确认发生严重不良反应的药品，由国务院药品监督管理部门或者省、自治区、直辖市人民政府药品监督管理部门根据实际情况采取停止生产、销售、使用等紧急控制措施，并应当在五日内组织鉴定，自鉴定结论作出之日起十五日内依法作出行政处理决定。

第八十二条　药品存在质量问题或者其他安全隐患的，药品上市许可持有人应当立即停止销售，告知相关药品经营企业和医疗机构停止销售和使用，召回已销售的药品，及时公开召回信息，必要时应当立即停止生产，并将药品召回和处理情况向省、自治区、直辖市人民政府药品监督管理部门和卫生健康主管部门报告。药品生产企业、药品经营企业和医疗机构应当配合。

药品上市许可持有人依法应当召回药品而未召回的，省、自治区、直辖市人民政府药品监督管理部门应当责令其召回。

第八十三条　药品上市许可持有人应当对已上市药品的安全性、有效性和质量可控性定期开展上市后评价。必要时，国务院药品监督管理部门可以责令药品上市许可持有人开展上市后评价或者直接组织开展上市后评价。

经评价，对疗效不确切、不良反应大或者因其他原因危害人体健康的药品，应当注销药品注册证书。

已被注销药品注册证书的药品，不得生产或者进口、销售和使用。

已被注销药品注册证书、超过有效期等的药品，应当由药品监督管理部门监督销毁或者依法采取其他无害化处理等措施。

第七十八条是关于附条件批准的药品上市后管理的规定。依据本法规定，对治疗严重危及生命且尚无有效的治疗手段的疾病，以及公共卫生方面急需的药品，前期的临床试验已有数据显示疗效并且能预测它的临床价值的，可以附条件批准。由于附条件批准的药品是为了解决临床急需药品的可及性，申请人并未完成所有的临床试验研究工作，所以对于其上市后的要求需要更加严格。在药品上市以后采取更严格的风险管控措施，在规定期限内完成尚未完成的药物临床试验等研究工作。如果药品上市许可持有人没有完成相关研究，或者获得上市许可后继续完成的研究工作不能够证明获益大于风险，国务院药品监督管理部门应当依法处理，甚至直接注销药品注册证书。这样既满足了临床需求，同时又能确保上市药品的安全。

第八十三条是关于药品上市后评价的规定。开展上市后评价是药品上市许可持有人落实药品全生命周期质量管理责任的体现。持有人应当对药品的不良反应报告和监测资料进行定期汇总分析，汇总国内外安全性信息，对上市产品开展风险因素分析和风险效益评价。国务院药品监督管理部门也可以根据药品安全性、有效性和质量可控性的实际情况，直接组织开展上市后评价，根据评价结果责令采取修改药品说明书，暂停生产、销售、使用和召回等风险控制措施。经评价获益不再大于风险的品种，应当由药品上市许可持有人向药品监督管理部门申请注销该药品的药品注册证书，或者从维护公众用药安全的角度出发，由药品监督管理部门对该类品种的药品注册证书予以撤销。为防止已被注销注册证书的产品以及过期药品等其他不应继续上市的药品的非法流通或者对环境造成损害，相关生产经营企业应当按照规定进行销毁或者无害化处理，药品监督管理部门予以必要的监督。

考点：药品不良反应报告、召回的有关规定

八、药品价格和广告

第八十四条　国家完善药品采购管理制度，对药品价格进行监测，开展成本价格调查，加强药品价格监督检查，依法查处价格垄断、哄抬价格等药品价格违法行为，维护药品价格秩序。

第八十五条 依法实行市场调节价的药品，药品上市许可持有人、药品生产企业、药品经营企业和医疗机构应当按照公平、合理和诚实信用、质价相符的原则制定价格，为用药者提供价格合理的药品。

药品上市许可持有人、药品生产企业、药品经营企业和医疗机构应当遵守国务院药品价格主管部门关于药品价格管理的规定，制定和标明药品零售价格，禁止暴利、价格垄断和价格欺诈等行为。

第八十六条 药品上市许可持有人、药品生产企业、药品经营企业和医疗机构应当依法向药品价格主管部门提供其药品的实际购销价格和购销数量等资料。

第八十七条 医疗机构应当向患者提供所用药品的价格清单，按照规定如实公布其常用药品的价格，加强合理用药管理。具体办法由国务院卫生健康主管部门制定。

第八十八条 禁止药品上市许可持有人、药品生产企业、药品经营企业和医疗机构在药品购销中给予、收受回扣或者其他不正当利益。

禁止药品上市许可持有人、药品生产企业、药品经营企业或者代理人以任何名义给予使用其药品的医疗机构的负责人、药品采购人员、医师、药师等有关人员财物或者其他不正当利益。禁止医疗机构的负责人、药品采购人员、医师、药师等有关人员以任何名义收受药品上市许可持有人、药品生产企业、药品经营企业或者代理人给予的财物或者其他不正当利益。

第八十九条 药品广告应当经广告主所在地省、自治区、直辖市人民政府确定的广告审查机关批准；未经批准的，不得发布。

第九十条 药品广告的内容应当真实、合法，以国务院药品监督管理部门核准的药品说明书为准，不得含有虚假的内容。

药品广告不得含有表示功效、安全性的断言或者保证；不得利用国家机关、科研单位、学术机构、行业协会或者专家、学者、医师、药师、患者等的名义或者形象作推荐、证明。

非药品广告不得有涉及药品的宣传。

第九十一条 药品价格和广告，本法未作规定的，适用《中华人民共和国价格法》《中华人民共和国反垄断法》《中华人民共和国反不正当竞争法》《中华人民共和国广告法》等的规定。

第八十九条是关于药品广告审批的规定。药品广告的内容必须经过广告审查机关的审查才能发布，这是从保证人民用药安全、有效的角度出发，为防止和杜绝某些药品广告夸大疗效、误导患者的宣传而设定的。实践中，有的省（区、市）将药品广告的审查职能设置在省级市场监督管理部门承担，但也有的将职能设置在省级药品监督管理部门承担。考虑到地方机构改革的实际情况，本法将承担药品广告审查的职能部门表述为“广告主所在地省、自治区、直辖市人民政府确定的广告审查机关”，具体审查机关应当根据各省（市、区）有关机构职能设置要求确定。本法对药品广告没有规定的，有关要求应当符合《中华人民共和国广告法》的规定，比如第十五条明确规定：“麻醉药品、精神药品、医疗用毒性药品、放射性药品等特殊药品，药品类易制毒化学品，以及戒毒治疗的药品、医疗器械和治疗方法，不得作广告。前款规定以外的处方药，只能在国务院卫生行政部门和国务院药品监督管理部门共同指定的医学、药学专业刊物上作广告。”

考点：药品广告的相关规定和要求

九、药品储备和供应

第九十二条 国家实行药品储备制度，建立中央和地方两级药品储备。

发生重大灾情、疫情或者其他突发事件时，依照《中华人民共和国突发事件应对法》的规定，可以紧急调用药品。

第九十三条 国家实行基本药物制度，遴选适当数量的基本药物品种，加强组织生产和储备，提高基本药物的供给能力，满足疾病防治基本用药需求。

第九十四条 国家建立药品供求监测体系，及时收集和汇总分析短缺药品供求信息，对短缺药品实行预警，采取应对措施。

第九十五条 国家实行短缺药品清单管理制度。具体办法由国务院卫生健康主管部门会同国务院药品监督管理部门等部门制定。

药品上市许可持有人停止生产短缺药品的，应当按照规定向国务院药品监督管理部门或者省、自治区、直辖市人民政府药品监督管理部门报告。

第九十六条 国家鼓励短缺药品的研制和生产，对临床急需的短缺药品、防治重大传染病和罕见病等疾病的新药予以优先审评审批。

第九十七条 对短缺药品，国务院可以限制或者禁止出口。必要时，国务院有关部门可以采取组织生产、价格干预和扩大进口等措施，保障药品供应。

药品上市许可持有人、药品生产企业、药品经营企业应当按照规定保障药品的生产和供应。

第九十七条是关于药品短缺干预措施及持有人、药品生产经营企业供应保障义务的规定。药品短缺是一个全球性难题。由于保障政策不够细化、相关环节衔接不够顺畅，部分药品临床供应紧张的情况时有发生。党中央、国务院始终高度重视药品短缺问题，明确要求抓好药品供应保障制度建设，采取有效措施解决好“低价药”“救命药”“孤儿药”以及儿童用药的供应问题。本条强调建立长效机制，注重会商联动，完善药品供应保障制度。国家层面重点围绕国家级短缺药品清单内品种，组织开展短缺药品及其原料药生产供应保障能力评估，研究完善短缺药品供应保障重大政策和制度，协调解决跨省短缺问题。药品上市许可持有人、药品生产企业、药品经营企业等责任主体，应当依法依规地保障药品的生产和供应，从药品的质量和数量上为群众健康服务。

十、监督管理

第九十八条 禁止生产（包括配制，下同）、销售、使用假药、劣药。

有下列情形之一的，为假药：

（一）药品所含成分与国家药品标准规定的成分不符；

（二）以非药品冒充药品或者以他种药品冒充此种药品；

（三）变质的药品；

（四）药品所标明的适应证或者功能主治超出规定范围。

有下列情形之一的，为劣药：

（一）药品成分的含量不符合国家药品标准；

（二）被污染的药品；

（三）未标明或者更改有效期的药品；

（四）未注明或者更改产品批号的药品；

（五）超过有效期的药品；

（六）擅自添加防腐剂、辅料的药品；

（七）其他不符合药品标准的药品。

禁止未取得药品批准证明文件生产、进口药品；禁止使用未按照规定审评、审批的原料药、包装材料和容器生产药品。

第九十九条 药品监督管理部门应当依照法律、法规的规定对药品研制、生产、经营和药品使用单位使用药品等活动进行监督检查，必要时可以对为药品研制、生产、经营、使用提供产品或者服务的单位和个人进行延伸检查，有关单位和个人应当予以配合，不得拒绝和隐瞒。

药品监督管理部门应当对高风险的药品实施重点监督检查。

对有证据证明可能存在安全隐患的，药品监督管理部门根据监督检查情况，应当采取告诫、约谈、限期整改以及暂停生产、销售、使用、进口等措施，并及时公布检查处理结果。

药品监督管理部门进行监督检查时，应当出示证明文件，对监督检查中知悉的商业秘密应当保密。

第一百条 药品监督管理部门根据监督管理的需要，可以对药品质量进行抽查检验。抽查检验应当按照规定抽样，并不得收取任何费用；抽样应当购买样品。所需费用按照国务院规定列支。

对有证据证明可能危害人体健康的药品及其有关材料，药品监督管理部门可以查封、扣押，并在七日内作出行政处理决定；药品需要检验的，应当自检验报告书发出之日起十五日内作出行政处理决定。

第一百零一条 国务院和省、自治区、直辖市人民政府的药品监督管理部门应当定期公告药品质量抽查检验结果；公告不当的，应当在原公告范围内予以更正。

第一百零二条 当事人对药品检验结果有异议的，可以自收到药品检验结果之日起七日内向原药品检验机构或者上一级药品监督管理部门设置或者指定的药品检验机构申请复验，也可以直接向国务院药品监督管理部门设置或者指定的药品检验机构申请复验。受理复验的药品检验机构应当在国务院药品监督管理部门规定的时间内作出复验结论。

第一百零三条 药品监督管理部门应当对药品上市许可持有人、药品生产企业、药品经营企业和药物非临床安全性评价研究机构、药物临床试验机构等遵守药品生产质量管理规范、药品经营质量管理规范、药物非临床研究质量管理规范、药物临床试验质量管理规范等情况进行检查，监督其持续符合法定要求。

第一百零四条 国家建立职业化、专业化药品检查员队伍。检查员应当熟悉药品法律法规，具备药品专业知识。

第一百零五条 药品监督管理部门建立药品上市许可持有人、药品生产企业、药品经营企业、药物非临床安全性评价研究机构、药物临床试验机构和医疗机构药品安全信用档案，记录许可颁发、日常监督检查结果、违法行为查处等情况，依法向社会公布并及时更新；对有不良信用记录的，增加监督检查频次，并可以按照国家规定实施联合惩戒。

第一百零六条 药品监督管理部门应当公布本部门的电子邮件地址、电话，接受咨询、投诉、举报，并依法及时答复、核实、处理。对查证属实的举报，按照有关规定给予举报人奖励。

药品监督管理部门应当对举报人的信息予以保密，保护举报人的合法权益。举报人举报所在单位的，该单位不得以解除、变更劳动合同或者其他方式对举报人进行打击报复。

第一百零七条 国家实行药品安全信息统一公布制度。国家药品安全总体情况、药品安全风险警示信息、重大药品安全事件及其调查处理信息和国务院确定需要统一公布的其他信息由国务院药品监督管理部门统一公布。药品安全风险警示信息和重大药品安全事件及其调查处理信息的影响限于特定区域的，也可以由有关省、自治区、直辖市人民政府药品监督管理部门公布。未经授权不得发布上述信息。

公布药品安全信息，应当及时、准确、全面，并进行必要的说明，避免误导。任何单位和个人不得编造、散布虚假药品安全信息。

第一百零八条　县级以上人民政府应当制定药品安全事件应急预案。药品上市许可持有人、药品生产企业、药品经营企业和医疗机构等应当制定本单位的药品安全事件处置方案，并组织开展培训和应急演练。

发生药品安全事件，县级以上人民政府应当按照应急预案立即组织开展应对工作；有关单位应当立即采取有效措施进行处置，防止危害扩大。

第一百零九条　药品监督管理部门未及时发现药品安全系统性风险，未及时消除监督管理区域内药品安全隐患的，本级人民政府或者上级人民政府药品监督管理部门应当对其主要负责人进行约谈。

地方人民政府未履行药品安全职责，未及时消除区域性重大药品安全隐患的，上级人民政府或者上级人民政府药品监督管理部门应当对其主要负责人进行约谈。

被约谈的部门和地方人民政府应当立即采取措施，对药品监督管理工作进行整改。约谈情况和整改情况应当纳入有关部门和地方人民政府药品监督管理工作评议、考核记录。

第一百一十条　地方人民政府及其药品监督管理部门不得以要求实施药品检验、审批等手段限制或者排斥非本地区药品上市许可持有人、药品生产企业生产的药品进入本地区。

第一百一十一条　药品监督管理部门及其设置或者指定的药品专业技术机构不得参与药品生产经营活动，不得以其名义推荐或者监制、监销药品。

药品监督管理部门及其设置或者指定的药品专业技术机构的工作人员不得参与药品生产经营活动。

第一百一十二条　国务院对麻醉药品、精神药品、医疗用毒性药品、放射性药品、药品类易制毒化学品等有其他特殊管理规定的，依照其规定。

第一百一十三条　药品监督管理部门发现药品违法行为涉嫌犯罪的，应当及时将案件移送公安机关。

对依法不需要追究刑事责任或者免予刑事处罚，但应当追究行政责任的，公安机关、人民检察院、人民法院应当及时将案件移送药品监督管理部门。

公安机关、人民检察院、人民法院商请药品监督管理部门、生态环境主管部门等部门提供检验结论、认定意见以及对涉案药品进行无害化处理等协助的，有关部门应当及时提供，予以协助。

第一百零四条是关于药品检查员队伍建设的规定。建立一支职业化、专业化的检查员队伍，解决药品监管队伍存在的专业素养不高、人员短缺等问题，是药品监管系统多年的呼吁和愿望。2019 年 7 月 9 日发布的《国务院办公厅关于建立职业化专业化药品检查员队伍的意见》（国办发〔2019〕36 号）对职业化、专业化药品检查员队伍建设工作作出了整体的部署安排，明确到 2020 年底，国务院和省两级药监部门基本完成职业化、专业化药品检查员队伍制度体系建设；在此基础上，再用三到五年的时间，构建起基本满足药品监管要求的职业化、专业化药品检查员队伍体系。药品检查员需要对药品研制、生产等的场所、活动进行合规确认和风险研判，要为药品监管行政执法提供技术支撑。这就要求药品检查员至少应熟悉药品监管方面的法律法规和药品专业两方面的知识。《国务院办公厅关于建立职业化专业化药品检查员队伍的意见》对药品检查员的目标要求是“政治过硬、素质优良、业务精湛、廉洁高效”，其中，“业务精湛”的基础就是熟悉药品法律法规和具备药品专业知识。

考点：假劣药的分类、监管要求

十一、法律责任

第一百一十四条　违反本法规定，构成犯罪的，依法追究刑事责任。

第一百一十五条 未取得药品生产许可证、药品经营许可证或者医疗机构制剂许可证生产、销售药品的，责令关闭，没收违法生产、销售的药品和违法所得，并处违法生产、销售的药品（包括已售出和未售出的药品，下同）货值金额十五倍以上三十倍以下的罚款；货值金额不足十万元的，按十万元计算。

第一百一十六条 生产、销售假药的，没收违法生产、销售的药品和违法所得，责令停产停业整顿，吊销药品批准证明文件，并处违法生产、销售的药品货值金额十五倍以上三十倍以下的罚款；货值金额不足十万元的，按十万元计算；情节严重的，吊销药品生产许可证、药品经营许可证或者医疗机构制剂许可证，十年内不受理其相应申请；药品上市许可持有人为境外企业的，十年内禁止其药品进口。

第一百一十七条 生产、销售劣药的，没收违法生产、销售的药品和违法所得，并处违法生产、销售的药品货值金额十倍以上二十倍以下的罚款；违法生产、批发的药品货值金额不足十万元的，按十万元计算，违法零售的药品货值金额不足一万元的，按一万元计算；情节严重的，责令停产停业整顿直至吊销药品批准证明文件、药品生产许可证、药品经营许可证或者医疗机构制剂许可证。

生产、销售的中药饮片不符合药品标准，尚不影响安全性、有效性的，责令限期改正，给予警告；可以处十万元以上五十万元以下的罚款。

第一百一十八条 生产、销售假药，或者生产、销售劣药且情节严重的，对法定代表人、主要负责人、直接负责的主管人员和其他责任人员，没收违法行为发生期间自本单位所获收入，并处所获收入百分之三十以上三倍以下的罚款，终身禁止从事药品生产经营活动，并可以由公安机关处五日以上十五日以下的拘留。

对生产者专门用于生产假药、劣药的原料、辅料、包装材料、生产设备予以没收。

第一百一十九条 药品使用单位使用假药、劣药的，按照销售假药、零售劣药的规定处罚；情节严重的，法定代表人、主要负责人、直接负责的主管人员和其他责任人员有医疗卫生人员执业证书的，还应当吊销执业证书。

第一百二十条 知道或者应当知道属于假药、劣药或者本法第一百二十四条第一款第一项至第五项规定的药品，而为其提供储存、运输等便利条件的，没收全部储存、运输收入，并处违法收入一倍以上五倍以下的罚款；情节严重的，并处违法收入五倍以上十五倍以下的罚款；违法收入不足五万元的，按五万元计算。

第一百二十一条 对假药、劣药的处罚决定，应当依法载明药品检验机构的质量检验结论。

第一百二十二条 伪造、变造、出租、出借、非法买卖许可证或者药品批准证明文件的，没收违法所得，并处违法所得一倍以上五倍以下的罚款；情节严重的，并处违法所得五倍以上十五倍以下的罚款，吊销药品生产许可证、药品经营许可证、医疗机构制剂许可证或者药品批准证明文件，对法定代表人、主要负责人、直接负责的主管人员和其他责任人员，处二万元以上二十万元以下的罚款，十年内禁止从事药品生产经营活动，并可以由公安机关处五日以上十五日以下的拘留；违法所得不足十万元的，按十万元计算。

第一百二十三条 提供虚假的证明、数据、资料、样品或者采取其他手段骗取临床试验许可、药品生产许可、药品经营许可、医疗机构制剂许可或者药品注册等许可的，撤销相关许可，十年内不受理其相应申请，并处五十万元以上五百万元以下的罚款；情节严重的，对法定代表人、主要负责人、直接负责的主管人员和其他责任人员，处二万元以上二十万元以下的罚款，十年内禁止从事药品生产经营活动，并可以由公安机关处五日以上十五日以下的拘留。

第一百二十四条 违反本法规定，有下列行为之一的，没收违法生产、进口、销售的药品和违法所得以及专门用于违法生产的原料、辅料、包装材料和生产设备，责令停产停业整顿，并处违法生产、进口、销售的药品货值金额十五倍以上三十倍以下的罚款；货值金额不足十万元的，按十万元计算；情节严重的，吊销药品批准证明文件直至吊销药品生产许可证、药品经营许可证或者医疗机构制剂许可证，对法定代表人、主要负责人、直接负责的主管人员和其他责任人员，没收违法行为发生期间自本单位所获收入，并处所获收入百分之三十以上三倍以下的罚款，十年直至终身禁止从事药品生产经营活动，并可以由公安机关处五日以上十五日以下的拘留。

（一）未取得药品批准证明文件生产、进口药品；

（二）使用采取欺骗手段取得的药品批准证明文件生产、进口药品；

（三）使用未经审评审批的原料药生产药品；

（四）应当检验而未经检验即销售药品；

（五）生产、销售国务院药品监督管理部门禁止使用的药品；

（六）编造生产、检验记录；

（七）未经批准在药品生产过程中进行重大变更。

销售前款第一项至第三项规定的药品，或者药品使用单位使用前款第一项至第五项规定的药品的，依照前款规定处罚；情节严重的，药品使用单位的法定代表人、主要负责人、直接负责的主管人员和其他责任人员有医疗卫生人员执业证书的，还应当吊销执业证书。

未经批准进口少量境外已合法上市的药品，情节较轻的，可以依法减轻或者免予处罚。

第一百二十五条　违反本法规定，有下列行为之一的，没收违法生产、销售的药品和违法所得以及包装材料、容器，责令停产停业整顿，并处五十万元以上五百万元以下的罚款；情节严重的，吊销药品批准证明文件、药品生产许可证、药品经营许可证，对法定代表人、主要负责人、直接负责的主管人员和其他责任人员处二万元以上二十万元以下的罚款，十年直至终身禁止从事药品生产经营活动。

（一）未经批准开展药物临床试验；

（二）使用未经审评的直接接触药品的包装材料或者容器生产药品，或者销售该类药品；

（三）使用未经核准的标签、说明书。

第一百二十六条　除本法另有规定的情形外，药品上市许可持有人、药品生产企业、药品经营企业、药物非临床安全性评价研究机构、药物临床试验机构等未遵守药品生产质量管理规范、药品经营质量管理规范、药物非临床研究质量管理规范、药物临床试验质量管理规范等的，责令限期改正，给予警告；逾期不改正的，处十万元以上五十万元以下的罚款；情节严重的，处五十万元以上二百万元以下的罚款，责令停产停业整顿直至吊销药品批准证明文件、药品生产许可证、药品经营许可证等，药物非临床安全性评价研究机构、药物临床试验机构等五年内不得开展药物非临床安全性评价研究、药物临床试验，对法定代表人、主要负责人、直接负责的主管人员和其他责任人员，没收违法行为发生期间自本单位所获收入，并处所获收入百分之十以上百分之五十以下的罚款，十年直至终身禁止从事药品生产经营等活动。

第一百二十七条　违反本法规定，有下列行为之一的，责令限期改正，给予警告；逾期不改正的，处十万元以上五十万元以下的罚款。

（一）开展生物等效性试验未备案；

（二）药物临床试验期间，发现存在安全性问题或者其他风险，临床试验申办者未及时调整临床试验方案、暂停或者终止临床试验，或者未向国务院药品监督管理部门报告；

（三）未按照规定建立并实施药品追溯制度；

（四）未按照规定提交年度报告；

（五）未按照规定对药品生产过程中的变更进行备案或者报告；

（六）未制订药品上市后风险管理计划；

（七）未按照规定开展药品上市后研究或者上市后评价。

第一百二十八条 除依法应当按照假药、劣药处罚的外，药品包装未按照规定印有、贴有标签或者附有说明书，标签、说明书未按照规定注明相关信息或者印有规定标志的，责令改正，给予警告；情节严重的，吊销药品注册证书。

第一百二十九条 违反本法规定，药品上市许可持有人、药品生产企业、药品经营企业或者医疗机构未从药品上市许可持有人或者具有药品生产、经营资格的企业购进药品的，责令改正，没收违法购进的药品和违法所得，并处违法购进药品货值金额二倍以上十倍以下的罚款；情节严重的，并处货值金额十倍以上三十倍以下的罚款，吊销药品批准证明文件、药品生产许可证、药品经营许可证或者医疗机构执业许可证；货值金额不足五万元的，按五万元计算。

第一百三十条 违反本法规定，药品经营企业购销药品未按照规定进行记录，零售药品未正确说明用法、用量等事项，或者未按照规定调配处方的，责令改正，给予警告；情节严重的，吊销药品经营许可证。

第一百三十一条 违反本法规定，药品网络交易第三方平台提供者未履行资质审核、报告、停止提供网络交易平台服务等义务的，责令改正，没收违法所得，并处二十万元以上二百万元以下的罚款；情节严重的，责令停业整顿，并处二百万元以上五百万元以下的罚款。

第一百三十二条 进口已获得药品注册证书的药品，未按照规定向允许药品进口的口岸所在地药品监督管理部门备案的，责令限期改正，给予警告；逾期不改正的，吊销药品注册证书。

第一百三十三条 违反本法规定，医疗机构将其配制的制剂在市场上销售的，责令改正，没收违法销售的制剂和违法所得，并处违法销售制剂货值金额二倍以上五倍以下的罚款；情节严重的，并处货值金额五倍以上十五倍以下的罚款；货值金额不足五万元的，按五万元计算。

第一百三十四条 药品上市许可持有人未按照规定开展药品不良反应监测或者报告疑似药品不良反应的，责令限期改正，给予警告；逾期不改正的，责令停产停业整顿，并处十万元以上一百万元以下的罚款。

药品经营企业未按照规定报告疑似药品不良反应的，责令限期改正，给予警告；逾期不改正的，责令停产停业整顿，并处五万元以上五十万元以下的罚款。

医疗机构未按照规定报告疑似药品不良反应的，责令限期改正，给予警告；逾期不改正的，处五万元以上五十万元以下的罚款。

第一百三十五条 药品上市许可持有人在省、自治区、直辖市人民政府药品监督管理部门责令其召回后，拒不召回的，处应召回药品货值金额五倍以上十倍以下的罚款；货值金额不足十万元的，按十万元计算；情节严重的，吊销药品批准证明文件、药品生产许可证、药品经营许可证，对法定代表人、主要负责人、直接负责的主管人员和其他责任人员，处二万元以上二十万元以下的罚款。药品生产企业、药品经营企业、医疗机构拒不配合召回的，处十万元以上五十万元以下的罚款。

第一百三十六条 药品上市许可持有人为境外企业的，其指定的在中国境内的企业法人未依照本法规定履行相关义务的，适用本法有关药品上市许可持有人法律责任的规定。

第一百三十七条 有下列行为之一的，在本法规定的处罚幅度内从重处罚。

（一）以麻醉药品、精神药品、医疗用毒性药品、放射性药品、药品类易制毒化学品冒充其他药品，或者以其他药品冒充上述药品；

（二）生产、销售以孕产妇、儿童为主要使用对象的假药、劣药；

（三）生产、销售的生物制品属于假药、劣药；

（四）生产、销售假药、劣药，造成人身伤害后果；

（五）生产、销售假药、劣药，经处理后再犯；

（六）拒绝、逃避监督检查，伪造、销毁、隐匿有关证据材料，或者擅自动用查封、扣押物品。

第一百三十八条 药品检验机构出具虚假检验报告的，责令改正，给予警告，对单位并处二十万元以上一百万元以下的罚款；对直接负责的主管人员和其他直接责任人员依法给予降级、撤职、开除处分，没收违法所得，并处五万元以下的罚款；情节严重的，撤销其检验资格。药品检验机构出具的检验结果不实，造成损失的，应当承担相应的赔偿责任。

第一百三十九条 本法第一百一十五条至第一百三十八条规定的行政处罚，由县级以上人民政府药品监督管理部门按照职责分工决定；撤销许可、吊销许可证件的，由原批准、发证的部门决定。

第一百四十条 药品上市许可持有人、药品生产企业、药品经营企业或者医疗机构违反本法规定聘用人员的，由药品监督管理部门或者卫生健康主管部门责令解聘，处五万元以上二十万元以下的罚款。

第一百四十一条 药品上市许可持有人、药品生产企业、药品经营企业或者医疗机构在药品购销中给予、收受回扣或者其他不正当利益的，药品上市许可持有人、药品生产企业、药品经营企业或者代理人给予使用其药品的医疗机构的负责人、药品采购人员、医师、药师等有关人员财物或者其他不正当利益的，由市场监督管理部门没收违法所得，并处三十万元以上三百万元以下的罚款；情节严重的，吊销药品上市许可持有人、药品生产企业、药品经营企业营业执照，并由药品监督管理部门吊销药品批准证明文件、药品生产许可证、药品经营许可证。

药品上市许可持有人、药品生产企业、药品经营企业在药品研制、生产、经营中向国家工作人员行贿的，对法定代表人、主要负责人、直接负责的主管人员和其他责任人员终身禁止从事药品生产经营活动。

第一百四十二条 药品上市许可持有人、药品生产企业、药品经营企业的负责人、采购人员等有关人员在药品购销中收受其他药品上市许可持有人、药品生产企业、药品经营企业或者代理人给予的财物或者其他不正当利益的，没收违法所得，依法给予处罚；情节严重的，五年内禁止从事药品生产经营活动。

医疗机构的负责人、药品采购人员、医师、药师等有关人员收受药品上市许可持有人、药品生产企业、药品经营企业或者代理人给予的财物或者其他不正当利益的，由卫生健康主管部门或者本单位给予处分，没收违法所得；情节严重的，还应当吊销其执业证书。

第一百四十三条 违反本法规定，编造、散布虚假药品安全信息，构成违反治安管理行为的，由公安机关依法给予治安管理处罚。

第一百四十四条 药品上市许可持有人、药品生产企业、药品经营企业或者医疗机构违反本法规定，给用药者造成损害的，依法承担赔偿责任。

因药品质量问题受到损害的，受害人可以向药品上市许可持有人、药品生产企业请求赔偿损失，也可以向药品经营企业、医疗机构请求赔偿损失。接到受害人赔偿请求的，应当实行首负责任制，先行赔付；先行赔付后，可以依法追偿。

生产假药、劣药或者明知是假药、劣药仍然销售、使用的，受害人或者其近亲属除请求赔偿损失外，还可以请求支付价款十倍或者损失三倍的赔偿金；增加赔偿的金额不足一千元的，为一千元。

第一百四十五条 药品监督管理部门或者其设置、指定的药品专业技术机构参与药品生产经营活动的，由其上级主管机关责令改正，没收违法收入；情节严重的，对直接负责的主管人员和其他直接责任人员依法给予处分。

药品监督管理部门或者其设置、指定的药品专业技术机构的工作人员参与药品生产经营活动的，依法给予处分。

第一百四十六条 药品监督管理部门或者其设置、指定的药品检验机构在药品监督检验中违法收取检验费用的，由政府有关部门责令退还，对直接负责的主管人员和其他直接责任人员依法给予处分；情节严重的，撤销其检验资格。

第一百四十七条 违反本法规定，药品监督管理部门有下列行为之一的，应当撤销相关许可，对直接负责的主管人员和其他直接责任人员依法给予处分。

（一）不符合条件而批准进行药物临床试验；

（二）对不符合条件的药品颁发药品注册证书；

（三）对不符合条件的单位颁发药品生产许可证、药品经营许可证或者医疗机构制剂许可证。

第一百四十八条 违反本法规定，县级以上地方人民政府有下列行为之一的，对直接负责的主管人员和其他直接责任人员给予记过或者记大过处分；情节严重的，给予降级、撤职或者开除处分。

（一）瞒报、谎报、缓报、漏报药品安全事件；

（二）未及时消除区域性重大药品安全隐患，造成本行政区域内发生特别重大药品安全事件，或者连续发生重大药品安全事件；

（三）履行职责不力，造成严重不良影响或者重大损失。

第一百四十九条 违反本法规定，药品监督管理等部门有下列行为之一的，对直接负责的主管人员和其他直接责任人员给予记过或者记大过处分；情节较重的，给予降级或者撤职处分；情节严重的，给予开除处分。

（一）瞒报、谎报、缓报、漏报药品安全事件；

（二）对发现的药品安全违法行为未及时查处；

（三）未及时发现药品安全系统性风险，或者未及时消除监督管理区域内药品安全隐患，造成严重影响；

（四）其他不履行药品监督管理职责，造成严重不良影响或者重大损失。

第一百五十条 药品监督管理人员滥用职权、徇私舞弊、玩忽职守的，依法给予处分。查处假药、劣药违法行为有失职、渎职行为的，对药品监督管理部门直接负责的主管人员和其他直接责任人员依法从重给予处分。

第一百五十一条 本章规定的货值金额以违法生产、销售药品的标价计算；没有标价的，按照同类药品的市场价格计算。

第一百一十五条是关于无证生产、销售药品行为法律责任的规定。根据“四个最严”的要求和各方面意见，修订后的《药品管理法》显著加大了对无证生产、销售药品行为的惩处力度。对无证生产、销售药品行为，除应当没收违法生产、销售的药品和违法所得外，还应当并处罚款。罚款的数额按货值金额的 15 倍以上 30 倍以下。计算货值金额时，应当将违法生产、销售的所有药品计算在内，包括已售出和未售出的药品。为避免货值金额比较低导致按照货值金额的一定倍数计算的罚款数额过低，本条规定，货值金额不足 10 万元的按 10 万元计算。货值金额以违法生产、销售药品的标价计算，没有标价的，按照同类药品的市场价格计算。

第一百一十八条是关于生产、销售假劣药行为处罚到人等的规定。对法定代表人、主要负责人、直接负责的主管人员和其他责任人员，没收违法行为发生期间自本单位所获收入，并处所获收入30%以上3倍以下的罚款。生产、销售假药，或者生产、销售劣药且情节严重的其法定代表人、主要负责人、直接负责的主管人员和其他责任人员，终身禁止从事药品生产经营活动。

明确对有上述违法行为的法定代表人、主要负责人、直接负责的主管人员和其他责任人员，可以由公安机关处5日以上15日以下的拘留。此外，对生产者专门用于生产假药、劣药的原料、辅料、包装材料、生产设备予以没收。需要注意的是，执法时要严格限定没收的范围，只能对生产者专门用于生产假药、劣药的原料、辅料、包装材料、生产设备予以没收，不能扩大到所有原料、辅料、包装材料、生产设备。

考点：涉及假劣药的法律责任，药品研制、生产、经营活动的法律责任

十二、附　　则

第一百五十二条　中药材种植、采集和饲养的管理，依照有关法律、法规的规定执行。

第一百五十三条　地区性民间习用药材的管理办法，由国务院药品监督管理部门会同国务院中医药主管部门制定。

第一百五十四条　中国人民解放军和中国人民武装警察部队执行本法的具体办法，由国务院、中央军事委员会依据本法制定。

第一百五十五条　本法自2019年12月1日起施行。

第一百五十五条是关于本法实施日期的规定。本法从颁布到施行间隔数月，主要是为了使有关方面利用这段时间做好本法实施的准备工作：一是及时清理与本法规定不一致的制度、措施，需要具体化的，有关部门和地方应当抓紧制定有关配套规定。二是有关部门应当做好本法的宣传工作，为本法的实施创造良好的条件。另外，新法对于其生效前的行为和事件是否适用的问题，《中华人民共和国立法法》规定，法律、行政法规、地方性法规、自治条例和单行条例、规章不溯及既往，但为了更好地保护公民、法人和其他组织的权利和利益而作的特别规定除外。

目 标 检 测

A 型题

1.《药品管理法》规定，直接接触药品的包装容器和材料，应当符合（　　）
A. 卫生要求　B. 药用要求
C. 化学纯要求　D. 无菌要求
E. 洁净要求

2. 按照《药品管理法》的规定，变质的药品属于（　　）
A. 假药　B. 劣药
C. 不合要求的药品　D. 不合格的药品
E. 次品

3. 发运中药材应当有包装。在每件包装上，应当注明（　　），并附有质量合格标志
A. 品名、产地、日期、供货单位
B. 品名、产地、调出单位、发往单位
C. 品名、产地、日期、质量等级
D. 品名、日期、调出单位、质量等级
E. 品名、产地、日期、发出单位

4. 药品广告的审查批准机关是（　　）
A. 国家药品监督管理局
B. 广告主所在地省、自治区、直辖市人民政府确定的广告审查机关
C. 广告主所在地省级工商行政管理局
D. 广告主所在地省卫生健康委员会
E. 广告主所在地省级药品监督管理局

5.《药品管理法》适用范围是在中国境内从事（　　）活动
A. 药品研制、生产、经营、使用、广告
B. 药品研制、经营、使用、检验、监督
C. 药品研制、生产、经营、使用、价格
D. 药品研制、生产、经营、使用、检验
E. 药品研制、生产、经营、使用、监督

6. 药品上市许可持有人依法对药品研制、生产、经营、使用全过程中药品的（　　）负责
A. 安全性、有效性和经济性
B. 安全性、有效性和质量可控性

C. 安全性、有效性和质量合格
D. 疗效、毒性和质量
E. 疗效、安全和质量

7.《药品管理法》规定，医疗机构配制的制剂应当是本单位（　　）
A. 临床需要而市场上没有供应的品种
B. 临床需要而市场供应不多的品种
C. 临床需要而市场没有供应或供应不足的品种
D. 临床、科研需要而市场没有供应或供应不足的品种
E. 临床需要而市场供应不足的品种

8. 现行版《药品管理法》规定，主管全国药品监督管理工作的是（　　）
A. 国务院药品监督部门
B. 国务院卫生行政部门
C. 国务院产品质量监督部门
D. 国务院药品监督管理部门
E. 国务院市场监督管理部门

9. 在中国境内上市的药品，应当经国务院药品监督管理部门批准，取得（　　）
A. 新药证书　　B. 药品批准文号
C. 进口药品注册证　　D. 医药产品注册证
E. 药品注册证书

10. 从事药品经营活动，应当具备的条件不包括（　　）
A. 依法经过资格认定的药学技术人员
B. 依法经过资格认定的药师
C. 保证药品质量的规章制度
D. 依法经过资格认定的主管药师
E. 与所经营药品相适应的营业场所

11.《药品管理法》规定不得在网络上销售的国家实行特殊管理的药品不包括（　　）
A. 疫苗　　B. 抗癌药
C. 麻醉药品　　D. 精神药品
E. 医疗用毒性药品

12. 对短缺药品，有权限制或禁止出口的机关是（　　）
A. 国家食品药品监督管理局
B. 卫生部
C. 国家海关总署
D. 国务院
E. 国务院药品监督管理部门

13. 生产药品，应当按照规定对原料、辅料等的（　　）进行审核，以保证其符合药用要求
A. 生产单位　　B. 质量
C. 供应商　　D. 检验单位
E. 采购合同

14. 药品管理应当以（　　）为中心，坚持风险管理、全程管控、社会共治的原则，建立科学、严格的监督管理制度
A. 人民健康　　B. 药品质量
C. 药品安全　　D. 药品疗效
E. 临床应用

15.（　　）颁布的《中国药典》和药品标准为国家药品标准
A. 国务院
B. 国务院药品监督管理部门
C. 国家药品监督管理部门
D. 国家食品药品监督管理部门
E. 国务院药品技术管理部门

X 型题

16.《药品管理法》规定：药品应当按照（　　）进行生产
A. 国家药品标准
B. 国家药典
C. 经药品监督管理部门核准的生产工艺
D. 厂家批准的生产工艺
E. 地方药品标准

17. 药品生产企业应当建立药品出厂放行规程，明确出厂放行的（　　）
A. 人员　　B. 质量
C. 时间　　D. 标准
E. 条件

18. 药品上市许可持有人、药品生产企业、药品经营企业和医疗机构应当从（　　）购进药品
A. 药品上市许可持有人
B. 具有药品生产资格的企业
C. 药品生产企业
D. 具有药品经营资格的企业
E. 药品经营企业

19. 药品经营企业零售药品应当准确无误，并正确说明（　　）
A. 药理作用　　B. 剂型特点
C. 用法　　D. 用量
E. 注意事项

20. 从事药品研制、生产、经营、使用活动，应当遵守法律、法规、规章、标准和规范，保证全过程信息（　　）
A. 真实　　B. 准确
C. 完整　　D. 可追溯
E. 科学

（林庆云）

第6章 药品研发和注册管理

学习目标

1. 素质目标 树立药品安全意识，培养创新精神，养成严谨细致的工作作风。

2. 知识目标 掌握药品注册的概念、药品注册申请的类型、药品上市许可审批流程；熟悉药品注册分类、新药研发的内容、药品注册管理机构，药品加快上市注册程序；了解 GLP 和 GCP 法规的内容、药品补充申请与再注册、知识产权保护。

3. 能力目标 能检索查询药品注册相关信息，具备收集整理药品注册申请资料的能力，能够协助完成药品注册申报相关工作。

第 1 节 药品注册概述

随着社会的进步和发展，世界上许多国家都建立了药品审批制度，即一种物质如果作为药品来使用，就必须通过相关部门的审批，这种审批主要关注该物质防病治病的有效性和安全性以及质量的可控性。只有通过审批，获得药品批准证明文件，该物质才具有药品的属性，才能批量生产，进而在市场上销售。在我国，这种审批制度就是药品注册制度。鉴于中药的特殊性，我国对中药材和中药饮片实施了适应其特殊性的药品注册管理制度。

在我国药品监管法律法规体系逐步形成的过程中，针对药品注册管理的有关法规经历了不断的补充和完善，并逐渐成为药品监管法律法规体系的一个重要分支，构成了独立的药品注册管理法规体系。2002 年国家药品监督管理部门发布了《药品注册管理办法（试行）》，标志着药品注册管理的正式开始。随着时间的推移，药品注册管理办法经历了多次修订，以适应法律法规的变化和药品监管的需求。最新的《药品注册管理办法》于 2020 年 1 月 15 日经国家市场监督管理总局 2020 年第 1 次局务会议审议通过，自 2020 年 7 月 1 日起施行。

一、药品注册概念

（一）药品注册

药品注册是指药品注册申请人依照法定程序和相关要求提出药物临床试验、药品上市许可、再注册等申请以及补充申请，药品监督管理部门基于法律法规和现有科学认知进行安全性、有效性和质量可控性等审查，决定是否同意其申请的活动。

（二）药品注册申请人

药品注册申请人（简称申请人）是指提出药品注册申请并承担相应法律责任的企业或者药品研制机构。境外申请人应当指定中国境内的企业法人办理相关药品注册事项。

（三）药品上市许可持有人

药品上市许可持有人（简称持有人）是指取得药品注册证书的企业或者药品研制机构等。药品上市许可持有人应当依照《药品管理法》的规定，对药品的非临床研究、临床试验、生产经营、上市后研究、不良反应监测及报告与处理等承担责任。

考点：药品注册、药品上市许可持有人的概念

二、药品注册管理的意义

在药物发展的历史上曾发生过多起由于药品审批管理不严而造成的“药害”事件，如 1937 年发生在美国的磺胺酏剂事件，107 人死亡，其中多数是儿童；20 世纪 60 年代席卷全欧洲的“反应停”事件，导致 46 个使用“反应停”的国家中有一万多畸形儿出生，上述悲剧都是由对上市药品的安全性和有效性缺乏科学、系统评价所致。药品注册管理是药品监督管理的一项重要制度，它是控制药品这一特殊商品市场准入的前置性管理制度。实行药品注册管理，有利于切实保障上市药品的安全性、有效性和质量可控性，保障公众用药安全。

我国《药品注册管理办法》明确规定，国家对临床急需的短缺药品、防治重大传染病、罕见病的创新药、儿童用药品新品种、疾病预防控制急需的疫苗等具有重大临床价值的药品实行特殊审评审批制度，这使得一些符合特殊审批条件药品研发企业可以通过优先审评审批程序或特别审批程序获得药品上市许可，不仅缩短了药品研发企业排队等待时间，还降低了研发成本，促进了研发成果转化。因此，实行药品注册管理，有利于激发新药研发者的积极性和创造性，推动我国未来医药创新发展。

三、药品注册申请

药品注册申请包括药物临床试验申请、药品上市许可申请、补充申请以及再注册申请等。

（一）药物临床试验申请

根据《药品管理法》的规定，开展药物临床试验，应当按照国务院药品监督管理部门的规定如实报送研制方法、质量指标、药理及毒理试验结果等有关数据、资料和样品，经国务院药品监督管理部门批准后方可实施药物临床试验。因此，药品注册申请人完成支持药物临床试验的药学、药理毒理学等研究后，应当向国家药品监督管理局提出药物临床试验申请。

（二）药品上市许可申请

根据《药品管理法》的规定，在中国境内上市的药品，应当经国务院药品监督管理部门批准，取得药品注册证书。药品注册申请人在完成支持药品上市注册的药学、药理毒理学和药物临床试验等研究，确定质量标准，完成商业规模生产工艺验证，并做好接受药品注册核查检验的准备后，提出药品上市许可申请。

（三）补充申请

补充申请是指药物临床试验申办者或药品上市许可持有人，欲变更某些原批准的事项或者内容的，向国家药品监督管理部门提出的注册申请。如药物临床试验被责令暂停后，申办者拟继续开展药物临床试验的，应当在完成整改后提出恢复药物临床试验的补充申请，经审查同意后方可继续开展药物临床试验。又如药品上市许可持有人欲进行药品生产过程中的重大变更，应当以补充申请方式申报，经批准后才能实施。

（四）再注册申请

再注册申请是指药品批准证明文件有效期满后，药品注册申请人拟继续生产或者进口该药品的注册申请。药品注册证书有效期为五年。持有人应当在药品注册证书有效期届满前六个月申请再注册。境内生产药品再注册申请由持有人向其所在地省、自治区、直辖市药品监督管理部门提出，境外生产药品再注册申请由持有人向药品审评中心提出。

四、药品注册分类

根据《药品注册管理办法》，药品注册按照中药、化学药和生物制品等进行分类注册管理。

（一）化学药注册分类

化学药注册按照化学药创新药、化学药改良型新药、仿制药等进行分类。根据2016年3月9日国家药品监督管理部门发布的《化学药品注册分类改革工作方案》，化学药品新注册分类共分为5个类别，其中1类为创新药、2类为改良型新药、3类和4类为仿制药，5类为进口药，详见表6-1。

表6-1　化学药注册分类

注册类别	释义
1类	境内外均未上市的创新药
2类	境内外均未上市的改良型新药
2.1类	含有用拆分或者合成等方法制得的已知活性成分的光学异构体，或者对已知活性成分成酯，或者对已知活性成分成盐（包括含有氢键或配位键的盐），或者改变已知盐类活性成分的酸根、碱基或金属元素，或者形成其他非共价键衍生物（如络合物、螯合物或包合物），且具有明显临床优势的原料药及其制剂
2.2类	含有已知活性成分的新剂型（包括新的给药系统）、新处方工艺、新给药途径，且具有明显临床优势的制剂
2.3类	含有已知活性成分的新复方制剂，且具有明显临床优势
2.4类	含有已知活性成分的适应证的制剂
3类	仿制境外上市但境内未上市原研药品的药品
4类	仿制已在境内上市原研药品的药品
5类	境外上市的药品申请在境内上市
5.1类	境外上市的原研药品（包括原料药及其制剂）申请在境内上市
5.2类	境外上市的非原研药品（包括原料药及其制剂）申请在境内上市

注：1.“已知活性成分”指“已上市药品的活性成分”。
2. 注册分类2.3中不包括“含有未知活性成分的新复方制剂”。

考点：化学药注册分类

（二）中药、天然药物注册分类

中药是指在我国传统医药理论指导下使用的药用物质及其制剂。天然药物是指在现代医药理论指导下使用的天然药用物质及其制剂。中药注册按照中药创新药、中药改良型新药、古代经典名方中药复方制剂、同名同方药等进行分类。

（三）生物制品注册分类

生物制品包括治疗用生物制品和预防用生物制品两大类。生物制品注册按照生物制品创新药、生物制品改良型新药、已上市生物制品（含生物类似药）等进行分类。

第2节　药物的研究与注册管理

一、新药的定义

根据《国务院关于改革药品医疗器械审评审批制度的意见》（国发〔2015〕44号）的规定，新药系指未曾在中国境内外上市销售的药品。按照物质基础的原创性和新颖性，将新药分为创新药和改良型新药。

新药研发是一项动态系统的巨大工程，需要经历以下几个阶段：①药物发现；②药物临床前研究；③药物临床研究；④药物上市后研究。

二、药物临床前研究与GLP

（一）药物临床前研究

药物的临床前研究是指为申请药品注册而进行的药物非人体的研究，亦称为非临床研究，用于评价药物的安全性，确定一个新的化合物是否具备进入临床试验的条件。药物临床前研究包括：药物的合成工艺、提取方法、理化性质及纯度、剂型选择、处方筛选、制备工艺、检验方法、质量指标、稳定性、药理、毒理、动物药代动力学研究等。临床前研究的内容可以概括为以下三个方面。

1. 文献研究 包括药品名称及其命名依据，证明性文件，立题目的与依据，对主要研究结果的总结及评价等。

2. 药学研究 包括药物的合成工艺、提取方法、理化性质及纯度、剂型选择、处方筛选、制备工艺、检验方法、质量指标、稳定性研究等。中药制剂还包括原药材的来源、加工及炮制等的研究；生物制品还包括菌毒种、细胞株、生物组织等起始原材料的来源、质量标准、保存条件、生物学特征、遗传稳定性及免疫学的研究等。

3. 药理毒理研究 亦称安全性评价研究。非临床安全性评价研究是为评价药物安全性，在实验室条件下用实验系统进行的试验，包括安全药理学试验、单次给药毒性试验、重复给药毒性试验、生殖毒性试验、遗传毒性试验、致癌性试验、局部毒性试验、免疫原性试验、依赖性试验、毒代动力学试验以及与评价药物安全性有关的其他试验。

考点：药物临床前研究的内容

（二）《药物非临床研究质量管理规范》

《药物非临床研究质量管理规范》（Good Laboratory Practice，GLP）是药物进行临床前研究必须遵循的基本准则。其内容包括药物非临床研究中对药物安全性评价的实验设计、操作、记录、报告、监督等一系列行为和实验室的规范要求，是从源头上提高新药研究质量、确保人民群众用药安全的根本性措施。现行《药物非临床研究质量管理规范》于2017年6月20日经国家药品监督管理局审议通过，自2017年9月1日起施行。

GLP适用于为申请药品注册而进行的药物非临床安全性评价研究，药物非临床安全性评价研究的相关活动应当遵守本规范，以注册为目的的药物代谢、生物样本分析等其他药物临床前相关研究活动，参照本规范执行。

现行《药物非临床研究质量管理规范》共12章50条。包括总则、术语及其定义、组织机构和人员、设施、仪器设备和实验材料、实验系统、标准操作规程、研究工作的实施、质量保证、资料档案、委托方和附则。

GLP与硬件有关的主要规定有：研究机构应当建立完善的组织管理体系，配备机构负责人、质量保证部门和相应的工作人员。研究机构应当根据所从事的非临床安全性评价研究的需要建立相应的设施，并确保设施的环境条件满足工作的需要。各种设施应当布局合理、运转正常，并具有必要的功能划分和区隔，有效地避免可能对研究造成的干扰。研究机构应当根据研究工作的需要配备相应的仪器设备，其性能应当满足使用目的，放置地点合理，并定期进行清洁、保养、测试、校准、确认或者验证等，以确保其性能符合要求。受试物和对照品的使用和管理应当加以管理，实验室的试剂和溶液等均应当贴有标签，标明品名、浓度、贮存条件、配制日期及有效期等。研究中不得使用变质或者过期的试剂和溶液。

GLP 与软件有关的主要规定有：研究机构应当制定与其业务相适应的标准操作规程，以确保数据的可靠性。专题负责人应当确保研究所有的资料，包括试验方案的原件、原始数据、标本、相关检测报告、留样受试物和对照品、总结报告的原件以及研究有关的各种文件，在研究实施过程中或者研究完成后及时归档，最长不超过两周，按标准操作规程的要求整理后，作为研究档案予以保存。

三、药物临床研究与 GCP

（一）药物临床研究

开展药物临床试验，应当按照国务院药品监督管理部门的规定如实报送研制方法、质量指标、药理及毒理试验结果等有关数据、资料和样品，经国务院药品监督管理部门批准。其中，开展生物等效性试验的，报国务院药品监督管理部门备案。

药物临床试验是指以药品上市注册为目的，为确定药物安全性与有效性在人体开展的药物研究。药物临床试验分为Ⅰ期临床试验、Ⅱ期临床试验、Ⅲ期临床试验、Ⅳ期临床试验以及生物等效性试验。根据药物特点和研究目的，研究内容包括临床药理学研究、探索性临床试验、确证性临床试验和上市后研究。

1. Ⅰ期临床试验 初步的临床药理学及人体安全性评价试验。观察人体对于新药的耐受程度和药代动力学，为制定给药方案提供依据。

2. Ⅱ期临床试验 治疗作用初步评价阶段。其目的是初步评价药物对目标适应证患者的治疗作用和安全性，也包括为Ⅲ期临床试验研究设计和给药剂量方案的确定提供依据。

3. Ⅲ期临床试验 治疗作用确证阶段。其目的是进一步验证药物对目标适应证患者的治疗作用和安全性，评价利益与风险关系，最终为药物注册申请的审查提供充分的依据。

4. Ⅳ期临床试验 新药上市后应用研究阶段。其目的是考察在广泛使用条件下的药物的疗效和不良反应，评价在普通或者特殊人群中使用的利益与风险关系以及改进给药剂量等。

5. 生物等效性试验 是指用生物利用度研究的方法，以药代动力学参数为指标，比较同一种药物的相同或者不同剂型的制剂，在相同的试验条件下，其活性成分吸收程度和速度有无统计学差异的人体试验。

罕见病、特殊病种等情况，要求减少临床试验病例数或者免做临床试验的，应当在申请临床试验时提出，并经国家药品监督管理局审查批准。

考点：临床试验分期

（二）《药物临床试验质量管理规范》

《药物临床试验质量管理规范》（Good Clinical Practice，GCP），是临床试验全过程的标准规定，包括方案设计、组织实施、监查、稽查、记录、分析总结和报告。其目的在于保证药物临床试验过程规范，数据和结果的科学、真实、可靠，保护受试者的权益和安全。现行《药物临床试验质量管理规范》于 2020 年 4 月 23 日发布，自 2020 年 7 月 1 日起施行。此次修订是为了深化药品审评审批制度改革，鼓励创新，进一步推动我国药物临床试验规范研究和提升质量，由国家药品监督管理局会同国家卫生健康委员会组织修订。本规范适用于为申请药品注册而进行的药物临床试验。药物临床试验的相关活动应当遵守本规范。

现行《药物临床试验质量管理规范》共 9 章 83 条，包括总则、术语及其定义、伦理委员会、研究者、申办者、试验方案、研究者手册、必备文件管理和附则。

药物临床试验应当符合世界医学会《赫尔辛基宣言》原则及相关伦理要求，受试者的权益和安全是考虑的首要因素，优先于对科学和社会的获益。伦理审查与知情同意是保障受试者权益的重要措施。

药物临床试验应当有充分的科学依据。临床试验应当权衡受试者和社会的预期风险和获益，只有当预期的获益大于风险时，方可实施或者继续临床试验。

试验方案应当清晰、详细、可操作。试验方案在获得伦理委员会同意后方可执行。

研究者在临床试验过程中应当遵守试验方案，凡涉及医学判断或临床决策应当由临床医生做出。参加临床试验实施的研究人员，应当具有能够承担临床试验工作相应的教育、培训和经验。

所有临床试验的纸质或电子资料应当被妥善地记录、处理和保存，能够准确地报告、解释和确认。应当保护受试者的隐私和其相关信息的保密性。

试验药物的制备应当符合临床试验用药品生产质量管理相关要求。试验药物的使用应当符合试验方案。

临床试验的质量管理体系应当覆盖临床试验的全过程，重点是受试者保护、试验结果可靠，以及遵守相关法律法规。

临床试验的实施应当遵守利益冲突回避原则。

2019 年 11 月 29 日，国家药品监督管理局、国家卫生健康委员会联合发布了《关于药物临床试验机构管理规定的公告》（2019 年第 101 号），根据新修订《药品管理法》的规定，药物临床试验机构由资质认定改为备案管理。《药物临床试验机构管理规定》自 2019 年 12 月 1 日起施行。

四、药品注册管理的机构

（一）行政机构

1. 国家药品监督管理局 主管全国药品注册管理工作，负责建立药品注册管理工作体系和制度，制定药品注册管理规范，依法组织药品注册审评审批以及相关的监督管理工作。

2. 省、自治区、直辖市药品监督管理部门 负责本行政区域内以下药品注册相关管理工作：

（1）境内生产药品再注册申请的受理、审查和审批。

（2）药品上市后变更的备案、报告事项管理。

（3）组织对药物非临床安全性评价研究机构、药物临床试验机构的日常监管及违法行为的查处。

（4）参与国家药品监督管理局组织的药品注册核查、检验等工作。

（5）国家药品监督管理局委托实施的药品注册相关事项。

（二）技术机构

1. 国家药品监督管理局药品审评中心（简称药品审评中心） 负责药物临床试验申请、药品上市许可申请、补充申请和境外生产药品再注册申请等的审评。

2. 中国食品药品检定研究院（简称中检院） 负责制定药品注册检验的具体工作程序和要求以及药品注册检验技术要求和规范，承担规定药品的注册检验等。

3. 国家药典委员会（简称药典委） 承担药品注册通用名称核准等。

4. 国家药品监督管理局食品药品审核查验中心（简称药品核查中心） 承担药品注册核查工作，负责制定药品注册核查实施的原则、程序、时限和要求等。

5. 国家药品监督管理局药品评价中心（简称药品评价中心） 负责制定处方药和非处方药上市后转换相关技术要求和程序，并向社会公布。非处方药注册时由药品评价中心进行非处方药适宜性审查。

6. 省、自治区、直辖市药品监督管理部门设置或者指定的药品专业技术机构 承担依法实施药品监督管理所需的审评、检验、核查、监测与评价等工作。

考点：药品注册管理的行政机构和技术机构的职责划分

五、药品上市注册

（一）注册申报资料

按照药物的类别、申报的阶段、注册分类的类别不同，注册申报资料的要求也不同。以下以化学药品为例说明，根据国家药品监督管理局发布的《总局关于发布化学药品新注册分类申报资料要求（试行）的通告》（2016年第80号），化学药品申报资料项目主要包含五部分：①概要，包括药品名称、证明性文件、立题目的与依据、自评估报告、上市许可人信息、原研药品信息、包装标签设计样稿和药品说明书、起草说明及相关参考文献等资料；②主要研究信息汇总表，包括药学研究、非临床研究和临床研究的信息汇总表；③药学研究资料；④非临床研究资料；⑤临床试验资料。

（二）药品上市审批

1. 临床试验审批 药物临床试验审批实施默示许可制度，生物等效性试验由原来的许可制度改为备案制度。

（1）临床试验审批流程 申请人完成支持药物临床试验的药学、药理毒理学等研究后，提出药物临床试验申请的，应当按照申报资料要求提交相关研究资料。经形式审查，申报资料符合要求的，予以受理。药品审评中心应当组织药学、医学和其他技术人员对已受理的药物临床试验申请进行审评。对药物临床试验申请应当自受理之日起六十日内决定是否同意开展，并通过药品审评中心网站通知申请人审批结果；逾期未通知的，视为同意，申请人可以按照提交的方案开展药物临床试验。

（2）药物临床试验的豁免 不同注册分类的药品对临床试验的要求各不相同。仿制药、按照药品管理的体外诊断试剂以及其他符合条件的情形，经申请人评估，认为无需或者不能开展药物临床试验，符合豁免药物临床试验条件的，申请人可以直接提出药品上市许可申请。

符合以下情形之一的，可以直接提出非处方药上市许可申请：①境内已有相同活性成分、适应证（或者功能主治）、剂型、规格的非处方药上市的药品；②经国家药品监督管理局确定的非处方药改变剂型或者规格，但不改变适应证（或者功能主治）、给药剂量以及给药途径的药品；③使用国家药品监督管理局确定的非处方药的活性成分组成的新的复方制剂；④其他直接申报非处方药上市许可的情形。

2. 药品上市许可审批 药品上市许可审批流程如下。

（1）受理与初步审查 申请人在完成支持药品上市注册的药学、药理毒理学和药物临床试验等研究，确定质量标准，完成商业规模生产工艺验证，并做好接受药品注册核查检验的准备后，提出药品上市许可申请，按照申报资料要求提交相关研究资料。经对申报资料进行形式审查，符合要求的，予以受理。

（2）技术审评 药品审评中心组织药学、医学和其他技术人员，按要求对已受理的药品上市许可申请进行审评。审评过程中基于风险启动药品注册核查、检验，相关技术机构应当在规定时限内完成核查、检验工作。药品审评中心根据药品注册申报资料、核查结果、检验结果等，对药品的安全性、有效性和质量可控性等进行综合审评，非处方药还应当转药品评价中心进行非处方药适宜性审查。

（3）审批与发证 综合审评结论通过的，批准药品上市，发给药品注册证书。综合审评结论不通过的，作出不予批准决定。

自新修订《药品管理法》实施之日起，批准上市的药品发给药品注册证书及附件，不再发给新药证书。

药品注册证书载明药品批准文号、持有人、生产企业等信息。非处方药的药品注册证书还应当注明非处方药类别。药品注册证书的附件包括经核准的药品生产工艺、质量标准、说明书和标签等，必要时还应当附药品上市后研究要求。

链接 药品批准文号格式

药品注册证书应载明药品批准文号，根据《药品注册管理办法》的规定，药品批准文号格式有以下三种。

1. 境内生产药品批准文号格式：国药准字H（Z、S）＋四位年号＋四位顺序号。

2. 中国香港、澳门和台湾地区生产药品批准文号格式：国药准字H（Z、S）C＋四位年号＋四位顺序号。

3. 境外生产药品批准文号格式：国药准字H（Z、S）J＋四位年号＋四位顺序号。

其中，H代表化学药品，Z代表中药，S代表生物制品。药品批准文号，不因上市后的注册事项的变更而改变。中药另有规定的从其规定。

考点：药品上市许可审批流程

（三）药品上市审批的其他相关规定

1. 关联审评审批 药品审评中心在审评药品制剂注册申请时，对药品制剂选用的化学原料药、辅料及直接接触药品的包装材料和容器进行关联审评。化学原料药、辅料及直接接触药品的包装材料和容器生产企业应当按照关联审评审批制度要求，在化学原料药、辅料及直接接触药品的包装材料和容器登记平台登记产品信息和研究资料。药品审评中心向社会公示登记号、产品名称、企业名称、生产地址等基本信息，供药品制剂注册申请人选择。

未通过关联审评审批的，化学原料药、辅料及直接接触药品的包装材料和容器产品的登记状态维持不变，相关药品制剂申请不予批准。

2. 药品注册核查 是指为核实申报资料的真实性、一致性以及药品上市商业化生产条件，检查药品研制的合规性、数据可靠性等，对研制现场和生产现场开展的核查活动，以及必要时对药品注册申请所涉及的化学原料药、辅料及直接接触药品的包装材料和容器生产企业、供应商或者其他受托机构开展的延伸检查活动。

药品审评中心根据药物创新程度、药物研究机构既往接受核查情况等，基于风险决定是否开展药品注册研制现场核查。

药品审评中心决定启动药品注册研制现场核查的，通知药品核查中心在审评期间组织实施核查，同时告知申请人。药品核查中心应当在规定时限内完成现场核查，并将核查情况、核查结论等相关材料反馈给药品审评中心进行综合审评。

3. 药品注册检验 包括标准复核和样品检验。标准复核，是指对申请人申报药品标准中设定项目的科学性、检验方法的可行性、质控指标的合理性等进行的实验室评估。样品检验，是指按照申请人申报或者药品审评中心核定的药品质量标准对样品进行的实验室检验。

中检院或者经国家药品监督管理局指定的药品检验机构承担以下药品注册检验：

（1）创新药。

（2）改良型新药（中药除外）。

（3）生物制品、放射性药品和按照药品管理的体外诊断试剂。

（4）国家药品监督管理局规定的其他药品。

境外生产药品的药品注册检验由中检院组织口岸药品检验机构实施。其他药品的注册检验，由申请人或者生产企业所在地省级药品检验机构承担。

申请人完成支持药品上市的药学相关研究，确定质量标准，并完成商业规模生产工艺验证后，可以在药品注册申请受理前向中检院或者省、自治区、直辖市药品监督管理部门提出药品注册检验；申请人未在药品注册申请受理前提出药品注册检验的，在药品注册申请受理后四十日内由药品审评中心启动药品注册检验。原则上申请人在药品注册申请受理前只能提出一次药品注册检验，不得同时向多个药品检验机构提出药品注册检验。

考点：关联审评审批、药品注册核查、药品注册检验的内容

第 3 节　药品知识产权保护

知识产权制度是高度市场化和全球经济一体化的结果。它是对人们创造性智力活动成果所享有权利的一种保护。医药行业不仅是国家重要的工业产业支柱，也是无形资产集中的主要领域。由于新药的研究与开发具有技术密集、投入高、周期长、风险大等特点，世界各国对医药领域的知识产权保护问题都十分重视。加强药品知识产权保护，对于鼓励医药科技创新，推动医药科技产业化的发展，提高医药企业竞争意识和能力等方面都有着极其重要的意义。

药品知识产权是指一切与药品行业有关的发明创造和智力劳动成果的财产权。药品知识产权同其他领域基本相同，大体上分为专利权、商标权、版权（著作权）、商业秘密四种。下面介绍医药专利权和商标权。

一、医药专利权

（一）专利类型

专利权，是指专利申请人就一项发明、实用新型或外观设计向国家及省级知识产权局提出专利申请，经依法审查合格后，被授予在规定时间内对该项发明创造享有的专有权。根据《中华人民共和国专利法》（中华人民共和国主席令第 8 号）规定，发明创造是指发明、实用新型和外观设计。

发明是指对产品、方法或者其改进所提出的新的技术方案。

实用新型是指对产品的形状、构造或者其结合所提出的适于实用的新的技术方案。

外观设计是指对产品的整体或者局部的形状、图案或者其结合以及色彩与形状、图案的结合所作出的富有美感并适于工业应用的新设计。

1. 药品的发明专利　包括产品发明专利和方法发明专利。

（1）产品发明专利

1）新物质指具有一定化学结构式或物理、化学性能的单一物质，包括：有一定医疗用途的新化合物；新基因工程产品；新生物制品；用于制药的新原料、新辅料、新中间体、新代谢物和新药物前体；新异构体；新的有效晶型；新分离或提取得到的天然物质等。

2）药物组合物指两种或两种以上元素或化合物按一定比例组成具有一定性质和用途的混合物，包括：中药新复方制剂；中药的有效部位；药物的新剂型等。

3）生物制品、微生物及其代谢产物，可授予专利权的微生物及其代谢产物必须是经过分离成为纯培养物，并且具有特定的工业用途。

（2）方法发明专利

1）制备和生产方法，如化合物的制备方法、组合物的制备方法、提取分离方法、纯化方法等。

2）用途发明，如化学物质的新的医药用途、药物的新的适应证等。

2. 药品的实用新型专利

（1）某些与功能相关的药物剂型、形状、结构的改变，如通过改变药品的外层结构达到延长药品疗效的技术方案。

（2）诊断用药的试剂盒与功能有关的形状、结构的创新。

（3）生产药品的专用设备的改进。

（4）某些与药品功能有关的包装容器的形状、结构和开关技巧等。

3. 药品的外观设计专利

（1）药品的外观，如便于给儿童服用的制成小动物形状的药片。

（2）药品包装的外观，如药品的包装盒。

（3）富有美感和特色的说明书等。

考点：专利类型

（二）授予专利的条件

1. 授予发明和实用新型专利的条件 应当具备新颖性、创造性和实用性。

（1）新颖性 是指该发明或者实用新型不属于现有技术；也没有任何单位或者个人就同样的发明或者实用新型在申请日以前向国务院专利行政部门提出过申请，并记载在申请日以后公布的专利申请文件或者公告的专利文件中。

（2）创造性 是指与现有技术相比，该发明具有突出的实质性特点和显著的进步，该实用新型具有实质性特点和进步。

（3）实用性 是指该发明或者实用新型能够制造或者使用，并且能够产生积极效果。

2. 授予外观设计专利的条件 应当不属于现有设计；也没有任何单位或者个人就同样的外观设计在申请日以前向国务院专利行政部门提出过申请，并记载在申请日以后公告的专利文件中。授予专利权的外观设计与现有设计或者现有设计特征的组合相比，应当具有明显区别。授予专利权的外观设计不得与他人在申请日以前已经取得的合法权利相冲突。

3. 不授予专利权的情形

（1）科学发现。

（2）智力活动的规则和方法。

（3）疾病的诊断和治疗方法。

（4）动物和植物品种。

（5）原子核变换方法以及用原子核变换方法获得的物质。

（6）对平面印刷品的图案、色彩或者二者的结合作出的主要起标识作用的设计。

考点：授予专利的条件

（三）专利的申请

1. 专利申请的原则 根据《中华人民共和国专利法》规定，专利的申请遵循以下基本原则。

（1）书面申请，即办理专利申请手续时，必须采用书面申请形式。

（2）申请单一性原则，即一件发明或者实用新型专利申请应当限于一项发明或者实用新型。属于一个总的发明构思的两项以上的发明或者实用新型，可以作为一件申请提出。

（3）先申请原则，即两个或两个以上申请人就同样的发明申请专利时，专利权授予最先申请的人。

（4）优先权原则，申请人自发明或者实用新型在外国第一次提出专利申请之日起十二个月内，或者自外观设计在外国第一次提出专利申请之日起六个月内，又在中国就相同主题提出专利申请的，依照该国同中国签订的协议或者共同参加的国际条约，或者依照相互承认优先权的原则，可以享有优先权。申请人自发明或者实用新型在中国第一次提出专利申请之日起十二个月内，或者自外观设计在中国第一次提出专利申请之日起六个月内，又向国务院专利行政部门就相同主题提出专利申请的，可以享有优先权。

2. 药品专利的申请 申请发明或者实用新型专利的，应当提交请求书、说明书及其摘要和权利要求书等文件。请求书应当写明发明或者实用新型的名称，发明人的姓名，申请人姓名或者名称、地址，以及其他事项。说明书应当对发明或者实用新型作出清楚、完整的说明，以所属技术领域的技术人员能够实现为准；必要的时候，应当有附图。摘要应当简要说明发明或者实用新型的技术要点。权利要求书应当以说明书为依据，清楚、简要地限定要求专利保护的范围。

（四）专利申请的审查和批准

国务院专利行政部门收到发明专利申请后，经初步审查认为符合本法要求的，自申请日起满十八个月，即行公布。发明专利申请自申请日起三年内，国务院专利行政部门可以根据申请人随时提出的请求，对其申请进行实质审查。发明专利申请经实质审查没有发现驳回理由的，由国务院专利行政部门作出授予发明专利权的决定，发给发明专利证书，同时予以登记和公告。发明专利权自公告之日起生效。

（五）专利权的保护范围、期限、终止与无效

1. 专利权的保护范围 发明或者实用新型专利权的保护范围以其权利要求的内容为准，说明书及附图可以用于解释权利要求的内容。外观设计专利权的保护范围以表示在图片或者照片中的该外观设计专利权为准，简要说明可以用于解释图片或者照片所表示的该产品的外观设计。

2. 专利权的期限 发明专利权的期限为二十年，实用新型专利权的期限为十年，外观设计专利权的期限为十五年，均自申请日起计算。

3. 专利权的终止 有下列情形之一，专利权在期限届满前终止。

（1）没有按照规定缴纳年费的。

（2）专利权人以书面声明放弃其专利权的。

专利权在期限届满前终止的，由国务院专利行政部门登记和公告。

4. 专利权的无效 自国务院专利行政部门公告授予专利权之日起，任何单位或个人认为该专利权的授予不符合有关规定，可以请求国务院专利行政部门宣告该专利权无效。国务院专利行政部门应当及时审查和作出决定，并通知请求人和专利权人。宣告专利权无效的决定，由国务院专利行政部门登记和公告。

案例 6-1

格列卫，又称甲磺酸伊马替尼片，用于治疗慢性髓细胞性白血病和恶性胃肠道间质肿瘤。伊马替尼是由瑞士制药商诺华发明的，1992 年 4 月在瑞士申请专利，随后在世界各国申请专利。1993 年 4 月 2 日，诺华向中国国家知识产权局申请发明专利并获得授权。由于专利保护期间，不允许仿制，我国进口格列卫一盒售价近 24 000 元，令白血病患者不堪重负，进而衍生出著名的非法海外代购抗癌药事件——“陆勇事件”。

2013 年 4 月 1 日，格列卫化合物专利在中国的专利权到期，江苏豪森和正大天晴制药股份有限公司随即获得国家药品监督管理局批准仿制，分别生产甲磺酸伊马替尼片剂和胶囊仿制药。国产仿制药的售价降至 4000 元左右。

问题： 1. 格列卫属于哪一种类型的专利？格列卫的保护期限是多久？

2. 药品专利保护制度有何意义？

考点：专利保护的范围和期限

二、医药商标权

（一）商标权的概念

商标是用来区别一个经营者的品牌或服务和其他经营者的商品或服务的标记。商标权是知识产权

的重要组成部分，由商标带来的“品牌”效应，使商标作为企业的财富，其价值远远高于其有形价值。为了加强商标管理，保护商标专用权，促使生产、经营者保证商品和服务质量，维护商标信誉，以保障消费者和生产、经营者的利益，促进社会主义市场经济的发展，我国制定了《中华人民共和国商标法》（最新版于2019年修订，以下简称《商标法》）。药品商标权是指医药商标所有人向国家工商行政管理部门商标局依法注册的商标所享有的权利。

（二）商标权的取得

经商标局核准注册的商标为注册商标，包括商品商标、服务商标和集体商标、证明商标；商标注册人享有商标专用权，受法律保护。自然人、法人或者其他组织在生产经营活动中，对其商品或者服务需要取得商标专用权的，应当向商标局申请商标注册。任何能够将自然人、法人或者其他组织的商品与他人的商品区别开的标志，包括文字、图形、字母、数字、三维标志、颜色组合和声音等，以及上述要素的组合，均可以作为商标申请注册。商标注册申请人应当按规定的商品分类表填报使用商标的商品类别和商品名称，提出注册申请。对申请注册的商标，商标局应当自收到商标注册申请文件之日起九个月内审查完毕，符合本法有关规定的，予以初步审定公告。公告期满无异议的，予以核准注册，发给商标注册证，并予公告。药品商标是药品生产单位对该药品主要事项的技术性、标准性介绍，是宣传合理用药、普及用药知识的重要依据。

（三）注册商标的保护期限

《商标法》规定，注册商标的有效期为十年，自核准注册之日起计算。注册商标有效期满，需要继续使用的，商标注册人应当在期满前十二个月内按照规定办理续展手续；在此期间未能办理的，可以给予六个月的宽展期。每次续展注册的有效期为十年，自该商标上一届有效期满次日起计算。期满未办理续展手续的，注销其注册商标。

考点：注册商标的保护期限

（四）注册商标专用权的保护

将他人注册商标、未注册的驰名商标作为企业名称中的字号使用，误导公众，构成不正当竞争行为的，依照《中华人民共和国反不正当竞争法》处理。对侵犯注册商标专用权的行为，工商行政管理部门有权依法查处；涉嫌犯罪的，应当及时移送司法机关依法处理。

案例6-1分析

案例中的格列卫（甲磺酸伊马替尼片）的专利属于发明专利，保护期限是20年。药品专利保护制度可以给专利持有人带来巨大经济利益，有利于激发医药科技创新的积极性，开发更多更好的药物。有利于提高医药企业竞争意识和能力，推动医药科技产业化发展。

目标检测

A型题

1. 我国药品注册的法定管理机构是（　　）
   A. 国家技术监督管理局
   B. 中华人民共和国卫生部
   C. 国家药品监督管理局
   D. 国家卫生和计划生育委员会
   E. 商务部
2. 治疗作用的确证阶段属于（　　）
   A. Ⅰ期临床试验　B. Ⅱ期临床试验
   C. Ⅲ期临床试验　D. Ⅳ期临床试验
   E. 生物等效性试验
3. 根据最新发布的《药品注册管理办法》，下列不属于药品批准证明文件及其附件的是（　　）
   A. 新药证书　B. 药品生产工艺
   C. 说明书和标签　D. 质量标准
   E. 药品注册证书
4. 以下变更不需要提出补充申请的是（　　）
   A. 药品生产过程中的重大变更

B. 药品说明书中涉及有效性内容的变更
C. 持有人转让药品上市许可
D. 药品包装标签内容的变更
E. 药品说明书中增加安全性风险的其他内容的变更

5. 药品发明专利的保护期限是（ ），至（ ）起算
A. 10年，公告日 B. 10年，申请日
C. 20年，授权日 D. 20年，授权日
E. 20年，申请日

6. 下列哪项属于可授予专利权的情形（ ）
A. 科学发现
B. 智力活动的规则和方法
C. 疾病的诊断和治疗方法
D. 动物和植物品种
E. 化合物的制备方法

7. 国家药品监督管理局核发的药品注册证书的有效期为（ ）年
A. 3 B. 4
C. 5 D. 6
E. 10

8. 药物临床前研究应当执行有关管理规定，其中安全性评价研究必须执行（ ）
A. 药物非临床研究质量管理规范
B. 药物临床研究质量管理规范
C. 药品生产质量管理规范
D. 药品研究技术指导原则
E. 药品经营质量管理规范

B型题

（第9～10题备选答案）
A. 国药准字J+4位年号+4位顺序号
B. 国药准字S+4位年号+4位顺序号
C. H+4位年号+4位顺序号
D. 国药准字H+4位年号+4位顺序号
E. 国药准字HJ+4位年号+4位顺序号

9. 国产生物制品批准文号的格式是（ ）
10. 进口化学药品批准文号的格式是（ ）

（第11～12题备选答案）
A. 2类 B. 3类
C. 5类 D. 4类
E. 1类

11. 根据《化学药品注册分类改革工作方案》，境内申请人仿制境外上市但境内未上市原研药品的药品，按新的注册分类属于（ ）
12. 根据《化学药品注册分类改革工作方案》，境外上市的药品申请在境内上市，按新的注册分类属于（ ）

（第13～15题备选答案）
A. 药物临床试验申请 B. 再注册申请
C. 药品上市许可申请 D. 补充申请
E. 新药申请
根据《药品注册管理办法》：

13. 药品批准证明文件有效期期满后继续生产该药品的注册申请属于（ ）
14. 欲开展药物临床试验，向国家药品监督管理局提出的申请属于（ ）
15. 增加或者取消原批准事项的注册申请属于（ ）

（第16～17题备选答案）
A. 仿制药 B. 进口药品
C. 创新药 D. 改良型新药
E. 处方药
根据国家药品监督管理局制定的化学药品新注册分类：

16. 境内申请人仿制的，与中国境外上市但境内未上市原研药品的质量和疗效一致的药品属于（ ）
17. 对已知活性成分的剂型、给药途径进行优化，且具有明显临床优势的，中国境内外均未上市的药品属于（ ）

（第18～19题备选答案）
A. 药品再评价 B. Ⅳ期临床试验
C. Ⅰ期临床试验 D. 药理毒理研究
E. Ⅱ期临床试验

18. 属于临床前研究工作，应遵循GLP的是（ ）
19. 属于上市后研究工作，应遵循GCP的是（ ）

（第20～23题备选答案）
A. 国家药品监督管理局药品审评中心
B. 中国食品药品检定研究院
C. 国家药典委员会
D. 国家药品监督管理局食品药品审核查验中心
E. 国家药品监督管理局药品评价中心
药品注册相关的技术机构中：

20. 承担药品注册通用名称核准的是（ ）
21. 承担规定药品的注册检验的是（ ）
22. 非处方药注册时进行非处方药适宜性审查的是（ ）
23. 承担药品注册核查工作的是（ ）

X型题

24. 可授予发明的条件包括（ ）
A. 新颖性 B. 创造性
C. 美观性 D. 一致性
E. 实用性

25. 为申请药品注册而进行的药物临床前研究，包括（ ）
A. 药物的合成工艺、提取方法
B. 理化性质及纯度、剂型选择
C. 处方筛选、制备工艺
D. 检验方法、质量指标、稳定性、药理、毒理、动物

药代动力学研究

E. 文献研究

26. 根据《药品注册管理办法》，药品注册是指药品注册申请人依照法定程序和相关要求提出药物临床试验、药品上市许可、再注册等申请以及补充申请，药品监督管理部门基于法律法规和现有科学认知进行（　　）、（　　）和（　　）等审查，决定是否同意其申请的活动。

A. 安全性　　B. 有效性

C. 均一性　　D. 质量可控性

E. 经济性

27. 药品注册申请包括（　　）

A. 药物临床试验申请　　B. 药品上市许可申请

C. 补充申请　　D. 再注册申请

E. 备案申请

（王　琴）

第7章 药品生产管理

学习目标

1. 素质目标 认识到生产过程对药品质量的影响。

2. 知识目标 掌握GMP的主要内容、开办药品生产企业的审批规定及药品生产许可证管理；熟悉《药品生产监督管理办法》的主要内容；了解我国药品生产的特点。

3. 能力目标 对药品生产管理有较为全面的认知，培养合法合规生产药品的意识。

第1节 药品生产概述

一、药品生产的概念

药品生产是指原料药的生产或将原料药加工制备成可供医疗使用的药品的过程。药品品种的分类方法比较多，但根据我国药典收载的品种，主要分为三大类：①中药材及其制剂；②化学药品（包括抗生素、放射性药品、生化药品等）；③生物制品（包括疫苗、血清及血液制品）。按照药品生产的过程，可以分为原料药生产阶段和将原料药制成一定剂型（供临床使用的制剂）的制剂生产阶段。此外，对某些药品来说，还包括药物中间体的生产。

二、药品生产的特点

由于药品生产的类别多、品种多，药品生产的准入受到法律的严格控制，药品生产必须实行生产全过程的控制，因此药品生产具有其独有的特点。

（一）原料、辅料品种多

无论是化学原料药及其制剂，还是抗生素、生化药品、生物制品，或是中成药，从总体上看，投入的原料、辅料的种类大大超过其他工业产品的生产。其范围从无机物到有机物，从植物到动物、矿物，几乎是无所不及，无所不用。所以它生产的品种多、范围广，而且物料消耗大。

（二）机械化、自动化程度高

随着《药品生产质量管理规范》（GMP）的实施，生产的机械化、自动化程度越来越高，各种仪表、仪器、电子技术、生物技术和自动控制技术的一体化，这些设备在药品生产中的运用越来越多，如高速压片机、全自动胶囊填充机、高效包衣机等，这些先进的制药设备促进了制药生产技术的发展。

（三）产品质量基线高

药品不允许有“次等品”“处理品”等，必须是符合质量标准的合格品，而且其标准必须依据国家药品标准执行。而对于一般的工业产品的质量控制，可以依据企业内控标准、行业标准或地方标准。因此，客观要求药品出产零差率。

（四）生产卫生要求严格

整个制药生产厂区尤其是生产车间的卫生洁净情况对生产过程中药品质量影响非常大。因此，药品生产对生产环境的卫生要求十分严格，厂区内的路面、运输、设备设施、制药用水、原辅料、人员等，均有可能成为药品生产的污染源。

（五）法制化管理

由于药品质量的重要性及药品生产和生产管理的一系列特殊性，世界各国政府都制定了本国药品生产管理的法律规范。我国对药品生产企业实行许可证制度，进行准入控制，并对药品生产企业全面实行《药品生产监督管理办法》及《药品生产质量管理规范》，对药品生产的质量保证和质量控制作出了法制化规定。

第2节　药品生产的法制管理

案例 7-1

张某是某医药高等专科学校制药专业的毕业生，在一家药厂任职多年，行业经验丰富。在国家大众创业政策影响下，想在重庆与人合办一家小药厂。

问题： 1. 开办药品生产企业必须具备哪些条件？要办理哪些手续？

2. 如何申办药品生产许可证？

为加强药品生产监督管理，规范药品生产活动，2004 年 8 月 5 日国家食品药品监督管理局令第 14 号公布了《药品生产监督管理办法》。2020 年 1 月 15 日经国家市场监督管理总局 2020 年第一次局务会议审议通过了新修订的《药品生产监督管理办法》，对我国境内上市药品的生产及监督管理活动进行了规范。

一、药品生产监督管理的部门及职责

（一）国家药品监督管理局

国家药品监督管理局主管全国药品生产监督管理工作，对省、自治区、直辖市药品监督管理部门的药品生产监督管理工作进行监督和指导。

（二）省、自治区、直辖市药品监督管理部门

省、自治区、直辖市药品监督管理部门负责本行政区域内的药品生产监督管理，承担药品生产环节的许可、检查和处罚工作。

（三）国家药品监督管理局食品药品审核查验中心（简称核查中心）

国家药品监督管理局食品药品审核查验中心负责组织制定药品检查技术规范和文件，承担境外检查以及组织疫苗巡查等，分析评估检查发现风险、作出检查结论并提出处置建议，负责各省、自治区、直辖市药品检查机构质量管理体系的指导和评估。

（四）国家药品监督管理局信息中心（中国食品药品监管数据中心）

国家药品监督管理局信息中心负责药品追溯协同服务平台、药品安全信用档案建设和管理，对药品生产场地进行统一编码。

（五）药品监督管理部门依法设置或指定的药品审评、检验、核查、监测与评价等专业技术机构

药品监督管理部门依法设置或指定的药品审评、检验、核查、监测与评价等专业技术机构，依职

责承担相关技术工作并出具技术结论，为药品生产监督管理提供技术支撑。

二、药品生产许可

（一）开办药品生产企业应当符合的条件

1. 从事药品生产应当符合的条件

（1）有依法经过资格认定的药学技术人员、工程技术人员及相应的技术工人，法定代表人、企业负责人、生产管理负责人（以下称生产负责人）、质量管理负责人（以下称质量负责人）、质量受权人及其他相关人员符合《药品管理法》、《中华人民共和国疫苗管理法》（以下简称《疫苗管理法》）规定的条件。

（2）有与药品生产相适应的厂房、设施、设备和卫生环境。

（3）有能对所生产药品进行质量管理和质量检验的机构、人员。

（4）有能对所生产药品进行质量管理和质量检验的必要的仪器设备。

（5）有保证药品质量的规章制度，并符合药品生产质量管理规范要求。

2. 从事疫苗生产活动应当具备的条件

（1）具备适度规模和足够的产能储备。

（2）具有保证生物安全的制度和设施、设备。

（3）符合疾病预防、控制需要。

（二）药品生产许可证的申请与审批

1. 申请　从事制剂、原料药、中药饮片生产活动，申请人应当按照《药品生产监督管理办法》和国家药品监督管理局规定的申报资料要求，向所在地省、自治区、直辖市药品监督管理部门提出申请。

2. 受理　省、自治区、直辖市药品监督管理部门收到申请后，应当根据下列情况分别作出处理。

（1）申请事项依法不属于本部门职权范围的，应当即时作出不予受理的决定，并告知申请人向有关行政机关申请。

（2）申请事项依法不需要取得行政许可的，应当即时告知申请人不受理。

（3）申请材料存在可以当场更正的错误的，应当允许申请人当场更正。

（4）申请材料不齐全或者不符合形式审查要求的，应当当场或者在五日内发给申请人补正材料通知书，一次性告知申请人需要补正的全部内容，逾期不告知的，自收到申请材料之日起即为受理。

（5）申请材料齐全、符合形式审查要求，或者申请人按照要求提交全部补正材料的，予以受理。

省、自治区、直辖市药品监督管理部门受理或者不予受理药品生产许可证申请的，应当出具加盖本部门专用印章和注明日期的受理通知书或者不予受理通知书。

3. 审查发证　省、自治区、直辖市药品监督管理部门应当自受理之日起三十日内，作出决定。

经审查符合规定的，予以批准，并自书面批准决定作出之日起十日内颁发药品生产许可证；不符合规定的，作出不予批准的书面决定，并说明理由。

省、自治区、直辖市药品监督管理部门按照药品生产质量管理规范等有关规定组织开展申报资料技术审查和评定、现场检查。

4. 公示

（1）省、自治区、直辖市药品监督管理部门应当在行政机关的网站和办公场所公示申请药品生产许可证所需要的条件、程序、期限、需要提交的全部材料的目录和申请书示范文本等。

省、自治区、直辖市药品监督管理部门颁发药品生产许可证的有关信息，应当予以公开，公众有权查阅。

（2）省、自治区、直辖市药品监督管理部门对申请办理药品生产许可证进行审查时，应当公开审批结果，并提供条件便利申请人查询审批进程。

（三）证书内容的变更

药品生产许可证载明事项分为许可事项和登记事项。

许可事项是指生产地址和生产范围等。

登记事项是指企业名称、住所（经营场所）、法定代表人、企业负责人、生产负责人、质量负责人、质量受权人等。

1. 许可事项的变更 变更药品生产许可证许可事项的，向原发证机关提出药品生产许可证变更申请。未经批准，不得擅自变更许可事项。

原发证机关应当自收到企业变更申请之日起十五日内作出是否准予变更的决定。不予变更的，应当书面说明理由，并告知申请人享有依法申请行政复议或者提起行政诉讼的权利。

变更生产地址或者生产范围，药品生产企业应当按照《药品生产监督管理办法》第六条的规定及相关变更技术要求，提交涉及变更内容的有关材料，并报经所在地省、自治区、直辖市药品监督管理部门审查决定。

原址或者异地新建、改建、扩建车间或者生产线的，应当符合相关规定和技术要求，提交涉及变更内容的有关材料，并报经所在地省、自治区、直辖市药品监督管理部门进行药品生产质量管理规范符合性检查，检查结果应当通知企业。检查结果符合规定，产品符合放行要求的可以上市销售。有关变更情况，应当在药品生产许可证副本中载明。

上述变更事项涉及药品注册证书及其附件载明内容的，由省、自治区、直辖市药品监督管理部门批准后，报国家药品监督管理局药品审评中心更新药品注册证书及其附件相关内容。

2. 登记事项的变更 变更药品生产许可证登记事项的，应当在市场监督管理部门核准变更或者企业完成变更后三十日内，向原发证机关申请药品生产许可证变更登记。原发证机关应当自收到企业变更申请之日起十日内办理变更手续。

（四）证书的有效期

药品生产许可证有效期为五年，分为正本和副本。药品生产许可证样式由国家药品监督管理局统一制定。药品生产许可证电子证书与纸质证书具有同等法律效力。

考点：药品生产许可证的有效期

（五）证书的换发

药品生产许可证有效期届满，需要继续生产药品的，应当在有效期届满前六个月，向原发证机关申请重新发放药品生产许可证。

原发证机关结合企业遵守药品管理法律法规、药品生产质量管理规范和质量体系运行情况，根据风险管理原则进行审查，在药品生产许可证有效期届满前作出是否准予其重新发证的决定。符合规定准予重新发证的，收回原证，重新发证；不符合规定的，作出不予重新发证的书面决定，并说明理由，同时告知申请人享有依法申请行政复议或者提起行政诉讼的权利；逾期未作出决定的，视为同意重新发证，并予补办相应手续。

（六）药品生产许可证的遗失补发

药品生产许可证遗失的，药品上市许可持有人、药品生产企业应当向原发证机关申请补发，原发证机关按照原核准事项在十日内补发药品生产许可证。许可证编号、有效期等与原许可证一致。

三、药品生产质量管理

（一）规范生产

1. 遵守药品生产质量管理规范 从事药品生产活动，应当遵守药品生产质量管理规范，按照国家药品标准、经药品监督管理部门核准的药品注册标准和生产工艺进行生产，按照规定提交并持续更新场地管理文件，对质量体系运行过程进行风险评估和持续改进，保证药品生产全过程持续符合法定要求。生产、检验等记录应当完整准确，不得编造和篡改。

2. 疫苗生产的特殊要求 疫苗上市许可持有人应当具备疫苗生产、检验必需的厂房设施设备，配备具有资质的管理人员，建立完善质量管理体系，具备生产出符合注册要求疫苗的能力，超出疫苗生产能力确需委托生产的，应当经国家药品监督管理局批准。

（二）药品生产企业的法定代表人、主要负责人应当履职尽责

1. 药品上市许可持有人的法定代表人、主要负责人应当对药品质量全面负责，履行以下职责。

（1）配备专门质量负责人独立负责药品质量管理。

（2）配备专门质量受权人独立履行药品上市放行责任。

（3）监督质量管理体系正常运行。

（4）对药品生产企业、供应商等相关方与药品生产相关的活动定期开展质量体系审核，保证持续合规。

（5）按照变更技术要求，履行变更管理责任。

（6）对委托经营企业进行质量评估，与使用单位等进行信息沟通。

（7）配合药品监督管理部门对药品上市许可持有人及相关方的延伸检查。

（8）发生与药品质量有关的重大安全事件，应当及时报告并按持有人制订的风险管理计划开展风险处置，确保风险得到及时控制。

（9）其他法律法规规定的责任。

2. 药品上市许可持有人的法定代表人、主要负责人应当对本企业的药品生产活动全面负责，履行以下职责。

（1）配备专门质量负责人独立负责药品质量管理，监督质量管理规范执行，确保适当的生产过程控制和质量控制，保证药品符合国家药品标准和药品注册标准。

（2）配备专门质量受权人履行药品出厂放行责任。

（3）监督质量管理体系正常运行，保证药品生产过程控制、质量控制以及记录和数据真实性。

（4）发生与药品质量有关的重大安全事件，应当及时报告并按企业制订的风险管理计划开展风险处置，确保风险得到及时控制。

（5）其他法律法规规定的责任。

（三）风险管控

1. 健康检查 药品上市许可持有人、药品生产企业应当每年对直接接触药品的工作人员进行健康检查并建立健康档案，避免患有传染病或者其他可能污染药品疾病的人员从事直接接触药品的生产活动。

2. 开展风险评估 药品上市许可持有人、药品生产企业在药品生产中，应当开展风险评估、控制、验证、沟通、审核等质量管理活动，对已识别的风险及时采取有效的风险控制措施，以保证产品质量。

3. 对原料药、辅料、直接接触药品的包装材料和容器的质量管控

（1）从事药品生产活动，应当对使用的原料药、辅料、直接接触药品的包装材料和容器等相关物

料供应商或者生产企业进行审核，保证购进、使用符合法规要求。生产药品所需的原料、辅料，应当符合药用要求以及相应的生产质量管理规范的有关要求。直接接触药品的包装材料和容器，应当符合药用要求，符合保障人体健康、安全的标准。

（2）经批准或者通过关联审评审批的原料药、辅料、直接接触药品的包装材料和容器的生产企业，应当遵守国家药品监督管理局制定的质量管理规范以及关联审评审批有关要求，确保质量保证体系持续合规，接受药品上市许可持有人的质量审核，接受药品监督管理部门的监督检查或者延伸检查。

4. 确认与验证 药品生产企业应当确定需进行的确认与验证，按照确认与验证计划实施。定期对设施、设备、生产工艺及清洁方法进行评估，确认其持续保持验证状态。

5. 采取防止污染、交叉污染、混淆和差错的控制措施 药品生产企业应当采取防止污染、交叉污染、混淆和差错的控制措施，定期检查评估控制措施的适用性和有效性，以确保药品达到规定的国家药品标准和药品注册标准，并符合药品生产质量管理规范要求。

药品上市许可持有人和药品生产企业不得在药品生产厂房生产对药品质量有不利影响的其他产品。

6. 药品包装操作应当采取降低混淆和差错风险的措施 药品包装操作应当采取降低混淆和差错风险的措施，药品包装应当确保有效期内的药品储存运输过程中不受污染。

药品说明书和标签中的表述应当科学、规范、准确，文字应当清晰易辨，不得以粘贴、剪切、涂改等方式进行修改或者补充。

7. 建立药品出厂放行规程 药品生产企业应当建立药品出厂放行规程，明确出厂放行的标准、条件，并对药品质量检验结果、关键生产记录和偏差控制情况进行审核，对药品进行质量检验。符合标准、条件的，经质量受权人签字后方可出厂放行。

药品上市许可持有人应当建立药品上市放行规程，对药品生产企业出厂放行的药品检验结果和放行文件进行审核，经质量受权人签字后方可上市放行。

中药饮片符合国家药品标准或者省、自治区、直辖市药品监督管理部门制定的炮制规范的，方可出厂、销售。

8. 自检 药品上市许可持有人、药品生产企业应当每年进行自检，监控药品生产质量管理规范的实施情况，评估企业是否符合相关法规要求，并提出必要的纠正和预防措施。

9. 建立年度报告制度 药品上市许可持有人应当建立年度报告制度，按照国家药品监督管理局规定每年向省、自治区、直辖市药品监督管理部门报告药品生产销售、上市后研究、风险管理等情况。

疫苗上市许可持有人应当按照规定向国家药品监督管理局进行年度报告。

10. 开展药品风险获益评估和控制 药品上市许可持有人应当持续开展药品风险获益评估和控制，制订上市后药品风险管理计划，主动开展上市后研究，对药品的安全性、有效性和质量可控性进行进一步确证，加强对已上市药品的持续管理。

11. 建立药物警戒体系 药品上市许可持有人应当建立药物警戒体系，按照国家药品监督管理局制定的药物警戒质量管理规范开展药物警戒工作。

药品上市许可持有人、药品生产企业应当经常考察本单位的药品质量、疗效和不良反应。发现疑似不良反应的，应当及时按照要求报告。

12. 对药品生产工艺变更进行管理和控制 药品上市许可持有人应当按照药品生产质量管理规范的要求对生产工艺变更进行管理和控制，并根据核准的生产工艺制定工艺规程。生产工艺变更应当开展研究，并依法取得批准、备案或者进行报告，接受药品监督管理部门的监督检查。

13. 产品质量回顾 药品上市许可持有人、药品生产企业应当每年对所生产的药品按照品种进行产品质量回顾分析、记录，以确认工艺稳定可靠，以及原料、辅料、成品现行质量标准的适用性。

14. 质量管理体系相关内容的变更 药品上市许可持有人、药品生产企业的质量管理体系相关的组织机构、企业负责人、生产负责人、质量负责人、质量受权人发生变更的，应当自发生变更之日起三十日内，完成登记手续。

15. 建立并实施药品追溯制度　药品上市许可持有人、药品生产企业应当建立并实施药品追溯制度，按照规定赋予药品各级销售包装单元追溯标识，通过信息化手段实施药品追溯，及时准确记录、保存药品追溯数据，并向药品追溯协同服务平台提供追溯信息。

（四）药品委托生产

药品上市许可持有人委托生产药品的，应当符合药品管理的有关规定。

药品上市许可持有人委托符合条件的药品生产企业生产药品的，应当对受托方的质量保证能力和风险管理能力进行评估，根据国家药品监督管理局制定的药品委托生产质量协议指南要求，与其签订质量协议以及委托协议，监督受托方履行有关协议约定的义务。

受托方不得将接受委托生产的药品再次委托第三方生产。

经批准或者通过关联审评审批的原料药应当自行生产，不得再行委托他人生产。

考点：药品委托生产相关规定

（五）短缺药品的停产

列入国家实施停产报告的短缺药品清单的药品，药品上市许可持有人停止生产的，应当在计划停产实施六个月前向所在地省、自治区、直辖市药品监督管理部门报告；发生非预期停产的，在三日内报告所在地省、自治区、直辖市药品监督管理部门。必要时，向国家药品监督管理局报告。

药品监督管理部门接到报告后,应当及时通报同级短缺药品供应保障工作会商联动机制牵头单位。

四、药品生产监督检查

（一）监督检查的部门

省、自治区、直辖市药品监督管理部门负责对本行政区域内药品上市许可持有人，制剂、化学原料药、中药饮片生产企业的监督管理。

省、自治区、直辖市药品监督管理部门应当对原料、辅料、直接接触药品的包装材料和容器等供应商、生产企业开展日常监督检查，必要时开展延伸检查。

（二）药品生产监督检查的主要内容

1. 药品上市许可持有人、药品生产企业执行有关法律、法规及实施药品生产质量管理规范、药物警戒质量管理规范以及有关技术规范等情况。
2. 药品生产活动是否与药品品种档案载明的相关内容一致。
3. 疫苗储存、运输管理规范执行情况。
4. 药品委托生产质量协议及委托协议。
5. 风险管理计划实施情况。
6. 变更管理情况。

监督检查包括许可检查、常规检查、有因检查和其他检查。

（三）检查频次

省、自治区、直辖市药品监督管理部门应当根据药品品种、剂型、管制类别等特点，结合国家药品安全总体情况、药品安全风险警示信息、重大药品安全事件及其调查处理信息等，以及既往检查、检验、不良反应监测、投诉举报等情况确定检查频次。

1. 对麻醉药品、第一类精神药品、药品类易制毒化学品生产企业每季度检查不少于一次。
2. 对疫苗、血液制品、放射性药品、医疗用毒性药品、无菌药品等高风险药品生产企业，每年不少于一次药品生产质量管理规范符合性检查。

3. 对上述产品之外的药品生产企业，每年抽取一定比例开展监督检查，但应当在三年内对本行政区域内企业全部进行检查。

4. 对原料、辅料、直接接触药品的包装材料和容器等供应商、生产企业每年抽取一定比例开展监督检查，五年内对本行政区域内企业全部进行检查。

省、自治区、直辖市药品监督管理部门可以结合本行政区域内药品生产监管工作实际情况，调整检查频次。

（四）监督检查的规范性要求

1. 建立健全职业化、专业化检查员制度，配备充足的检查员队伍 药品监督管理部门应当建立健全职业化、专业化检查员制度，明确检查员的资格标准、检查职责、分级管理、能力培训、行为规范、绩效评价和退出程序等规定，提升检查员的专业素质和工作水平。检查员应当熟悉药品法律法规，具备药品专业知识。

药品监督管理部门应当根据监管事权、药品产业规模及检查任务等，配备充足的检查员队伍，保障检查工作需要。有疫苗等高风险药品生产企业的地区，还应当配备相应数量的具有疫苗等高风险药品检查技能和经验的药品检查员。

2. 坚持风险管理、全程管控原则 省、自治区、直辖市药品监督管理部门应当坚持风险管理、全程管控原则，根据风险研判情况，制订年度检查计划并开展监督检查。年度检查计划至少包括检查范围、内容、方式、重点、要求、时限、承担检查的机构等。

3. 制定检查方案，明确检查标准 国家药品监督管理局和省、自治区、直辖市药品监督管理部门组织监督检查时，应当制定检查方案，明确检查标准，如实记录现场检查情况，需要抽样检验或者研究的，按照有关规定执行。检查结论应当清晰明确，检查发现的问题应当以书面形式告知被检查单位。需要整改的，应当提出整改内容及整改期限，必要时对整改后情况实施检查。

在进行监督检查时，药品监督管理部门应当指派两名以上检查人员实施监督检查，检查人员应当向被检查单位出示执法证件。药品监督管理部门工作人员对知悉的商业秘密应当保密。

4. 分析汇总现场检查情况 现场检查结束后，应当对现场检查情况进行分析汇总，并客观、公平、公正地对检查中发现的缺陷进行风险评定并作出现场检查结论。

派出单位负责对现场检查结论进行综合研判。

5. 监督信息归档 省、自治区、直辖市药品监督管理部门应当依法将本行政区域内药品上市许可持有人和药品生产企业的监管信息归入到药品安全信用档案管理，并保持相关数据的动态更新。监管信息包括药品生产许可、日常监督检查结果、违法行为查处、药品质量抽查检验、不良行为记录和投诉举报等内容。

6. 不得妨碍正常生产活动 国家药品监督管理局和省、自治区、直辖市药品监督管理部门在生产监督管理工作中，不得妨碍药品上市许可持有人、药品生产企业的正常生产活动，不得索取或者收受财物，不得谋取其他利益。

7. 对有不良信息记录企业应当加强监管 省、自治区、直辖市药品监督管理部门对有不良信用记录的药品上市许可持有人、药品生产企业，应当增加监督检查频次，并可以按照国家规定实施联合惩戒。

（五）药品上市许可持有人和药品生产企业在监督检查时应该履行的义务

监督检查时，药品上市许可持有人和药品生产企业应当根据检查需要说明情况、提供有关材料。

1. 药品生产场地管理文件以及变更材料。

2. 药品生产企业接受监督检查及整改落实情况。
3. 药品质量不合格的处理情况。
4. 药物警戒机构、人员、制度制定情况以及疑似药品不良反应监测、识别、评估、控制情况。
5. 实施附条件批准的品种，开展上市后研究的材料。
6. 需要审查的其他必要材料。

第 3 节　药品生产质量管理规范

一、药品 GMP 概述

《药品生产质量管理规范》（GMP）是在药品生产过程中，用科学、合理、规范化的条件和方法来保证生产符合预期计划标准的一整套系统、科学的管理规范。在当今世界，按照 GMP 的要求生产药品并进行质量管理已经成为一种必然趋势。目前我国施行的《药品生产质量管理规范》是 2011 年 1 月 17 日由卫生部颁布的部门规章。

二、我国药品 GMP 的主要内容

（一）总则

企业应当建立药品质量管理体系。该体系应当涵盖影响药品质量的所有因素，包括确保药品质量符合预定用途的有组织、有计划的全部活动。GMP 作为质量管理体系的一部分，是药品生产管理和质量控制的基本要求，旨在最大限度地降低药品生产过程中污染、交叉污染以及混淆、差错等风险，确保持续稳定地生产出符合预定用途和注册要求的药品。企业应当严格执行 GMP，坚持诚实守信，禁止任何虚假、欺骗行为。

（二）质量管理

1. 原则　企业应当建立符合药品质量管理要求的质量目标；企业高层管理人员应当确保实现既定的质量目标；企业应当为实现质量目标提供必要的条件。

2. 质量保证　企业必须建立质量保证系统，同时建立完整的文件体系，以保证系统有效运行。

3. 质量控制　质量控制包括相应的组织机构、文件系统以及取样、检验等，确保物料或产品在放行前完成必要的检验，确认其质量符合要求。

4. 质量风险管理　是在整个产品生命周期中采用前瞻或回顾的方式，对质量风险进行评估、控制、沟通、审核的系统过程。企业应当根据科学知识及经验对质量风险进行评估，以保证产品质量。质量风险管理过程所采用的方法、措施、形式及形成的文件应当与存在风险的级别相适应。

（三）机构与人员

1. 原则

（1）企业应当建立与药品生产相适应的管理机构，并有组织机构图。企业应当设立独立的质量管理部门，履行质量保证和质量控制的职责。质量管理部门可以分别设立质量保证部门和质量控制部门。

（2）企业应当配备足够数量并具有适当资质（含学历、培训和实践经验）的管理和操作人员，应当明确规定每个部门和每个岗位的职责。

2. 关键人员　企业的关键人员应当为企业的全职人员，至少应当包括企业负责人、生产管理负责人、质量管理负责人和质量受权人。

质量管理负责人和生产管理负责人不得互相兼任。质量管理负责人和质量受权人可以兼任。

（1）企业负责人 是药品质量的主要责任人，全面负责企业日常管理。

（2）生产管理负责人 应当至少具有药学或相关专业本科学历（或中级专业技术职称或执业药师资格），具有至少三年从事药品生产和质量管理的实践经验，其中至少有一年的药品生产管理经验，接受过与所生产产品相关的专业知识培训。

（3）质量管理负责人 应当至少具有药学或相关专业本科学历（或中级专业技术职称或执业药师资格），具有至少五年从事药品生产和质量管理的实践经验，其中至少一年的药品质量管理经验，接受过与所生产产品相关的专业知识培训。

（4）质量受权人 应当至少具有药学或相关专业本科学历（或中级专业技术职称或执业药师资格），具有至少五年从事药品生产和质量管理的实践经验，从事过药品生产过程控制和质量检验工作。

考点：GMP 对药品生产企业关键人员的认知

3. 培训

（1）企业应当指定部门或专人负责培训管理工作，应当有经生产管理负责人或质量管理负责人审核或批准的培训方案或计划，培训记录应当予以保存。

（2）与药品生产、质量有关的所有人员都应当经过培训，培训的内容应当与岗位的要求相适应。

（3）高风险操作区（如：高活性、高毒性、传染性、高致敏性物料的生产区）的工作人员应当接受专门的培训。

4. 人员卫生

（1）所有人员都应当接受卫生要求的培训，企业应当建立人员卫生操作规程，最大限度地降低人员对药品生产造成污染的风险。

（2）人员卫生操作规程应当包括与健康、卫生习惯及人员着装相关的内容。生产区和质量控制区的人员应当正确理解相关的人员卫生操作规程。企业应当采取措施确保人员卫生操作规程的执行。

（3）企业应当对人员健康进行管理，并建立健康档案。直接接触药品的生产人员上岗前应当接受健康检查，以后每年至少进行一次健康检查。

（4）企业应当采取适当措施，避免体表有伤口、患有传染病或其他可能污染药品疾病的人员从事直接接触药品的生产。

（5）参观人员和未经培训的人员不得进入生产区和质量控制区，特殊情况确需进入的，应当事先对个人卫生、更衣等事项进行指导。

（6）任何进入生产区的人员均应当按照规定更衣。工作服的选材、式样及穿戴方式应当与所从事的工作和空气洁净度级别要求相适应。

（7）进入洁净生产区的人员不得化妆和佩戴饰物。

（8）生产区、仓储区应当禁止吸烟和饮食，禁止存放食品、饮料、香烟和个人用药品等非生产用物品。

（9）操作人员应当避免裸手直接接触药品、与药品直接接触的包装材料和设备表面。

考点：GMP 对药品生产企业人员卫生的要求

（四）厂房与设施

1. 原则

（1）厂房的选址、设计、布局、建造、改造和维护必须符合药品生产要求，应当能够最大限度地避免污染、交叉污染、混淆和差错，便于清洁、操作和维护。

（2）企业应当根据厂房及生产防护措施综合考虑选址，厂房所处的环境应当能够最大限度地降低物料或产品遭受污染的风险。

（3）企业应当有整洁的生产环境；厂区的地面、路面及运输等不应当对药品的生产造成污染；

生产、行政、生活和辅助区的总体布局应当合理，不得互相妨碍；厂区和厂房内的人、物流走向应当合理。

（4）企业应当对厂房进行适当维护，并确保维修活动不影响药品的质量。应当按照详细的书面操作规程对厂房进行清洁或必要的消毒。

（5）厂房应当有适当的照明、温度、湿度和通风，确保生产和贮存的产品质量以及相关设备性能不会直接或间接地受到影响。

（6）厂房、设施的设计和安装应当能够有效防止昆虫或其他动物进入。应当采取必要的措施，避免所使用的灭鼠药、杀虫剂、烟熏剂等对设备、物料、产品造成污染。

（7）应当采取适当措施，防止未经批准人员的进入。生产、贮存和质量控制区不应当作为非本区工作人员的直接通道。

（8）应当保存厂房、公用设施、固定管道建造或改造后的竣工图纸。

2. 生产区

（1）为降低污染和交叉污染的风险，厂房、生产设施和设备应当根据所生产药品的特性、工艺流程及相应洁净度级别要求合理设计、布局和使用。

（2）生产区和贮存区应当有足够的空间，确保有序地存放设备、物料、中间产品、待包装产品和成品，避免不同产品或物料的混淆、交叉污染，避免生产或质量控制操作发生遗漏或差错。

（3）应当根据药品品种、生产操作要求及外部环境状况等配置空调净化系统，使生产区有效通风，并有温度、湿度控制和空气净化过滤，保证药品的生产环境符合要求。

洁净区与非洁净区之间、不同级别洁净区之间的压差应当不低于10Pa。必要时，相同洁净度级别的不同功能区域（操作间）之间也应当保持适当的压差梯度。

口服液体和固体制剂、腔道用药（含直肠用药）、表皮外用药品等非无菌制剂生产的暴露工序区域及其直接接触药品的包装材料最终处理的暴露工序区域，应当参照“无菌药品”附录中D级洁净区的要求设置，企业可根据产品的标准和特性对该区域采取适当的微生物监控措施。

（4）洁净区的内表面（墙壁、地面、天棚）应当平整光滑、无裂缝、接口严密、无颗粒物脱落，避免积尘，便于有效清洁，必要时应当进行消毒。

（5）各种管道、照明设施、风口和其他公用设施的设计和安装应当避免出现不易清洁的部位，应当尽可能在生产区外部对其进行维护。

（6）排水设施应当大小适宜，并安装防止倒灌的装置。应当尽可能避免明沟排水；不可避免时，明沟宜浅，以方便清洁和消毒。

（7）制剂的原辅料称量通常应当在专门设计的称量室内进行。

（8）产尘操作间（如干燥物料或产品的取样、称量、混合、包装等操作间）应当保持相对负压或采取专门的措施，防止粉尘扩散、避免交叉污染并便于清洁。

（9）用于药品包装的厂房或区域应当合理设计和布局，以避免混淆或交叉污染。如同一区域内有数条包装线，应当有隔离措施。

（10）生产区应当有适度的照明，目视操作区域的照明应当满足操作要求。

（11）生产区内可设中间控制区域，但中间控制操作不得给药品带来质量风险。

3. 仓储区

（1）仓储区应当有足够的空间，确保有序存放待验、合格、不合格、退货或召回的原辅料、包装材料、中间产品、待包装产品和成品等各类物料和产品。

（2）仓储区的设计和建造应当确保良好的仓储条件，并有通风和照明设施。仓储区应当能够满足物料或产品的贮存条件（如温湿度、避光）和安全贮存的要求，并进行检查和监控。

（3）高活性的物料或产品以及印刷包装材料应当贮存于安全的区域。

（4）接收、发放和发运区域应当能够保护物料、产品免受外界天气（如雨、雪）的影响。接收区的布局和设施应当能够确保到货物料在进入仓储区前可对外包装进行必要的清洁。

（5）如采用单独的隔离区域贮存待验物料，待验区应当有醒目的标识，且只限于经批准的人员出入。

不合格、退货或召回的物料或产品应当隔离存放。

如果采用其他方法替代物理隔离，则该方法应当具有同等的安全性。

（6）通常应当有单独的物料取样区。取样区的空气洁净度级别应当与生产要求一致。如在其他区域或采用其他方式取样，应当能够防止污染或交叉污染。

4. 质量控制区

（1）质量控制实验室通常应当与生产区分开。生物检定、微生物和放射性同位素的实验室还应当彼此分开。

（2）实验室的设计应当确保其适用于预定的用途，并能够避免混淆和交叉污染，应当有足够的区域用于样品处置、留样和稳定性考察样品的存放以及记录的保存。

（3）必要时，应当设置专门的仪器室，使灵敏度高的仪器免受静电、震动、潮湿或其他外界因素的干扰。

（4）处理生物样品或放射性样品等特殊物品的实验室应当符合国家的有关要求。

（5）实验动物房应当与其他区域严格分开，其设计、建造应当符合国家有关规定，并设有独立的空气处理设施以及动物的专用通道。

5. 辅助区

（1）休息室的设置不应当对生产区、仓储区和质量控制区造成不良影响。

（2）更衣室和盥洗室应当方便人员进出，并与使用人数相适应。盥洗室不得与生产区和仓储区直接相通。

（3）维修间应当尽可能远离生产区。存放在洁净区内的维修用备件和工具，应当放置在专门的房间或工具柜中。

考点：GMP 对药品生产企业厂房与设施的要求

（五）设备

1. 原则

（1）设备的设计、选型、安装、改造和维护必须符合预定用途，应当尽可能降低产生污染、交叉污染、混淆和差错的风险，便于操作、清洁、维护，以及必要时进行的消毒或灭菌。

（2）应当建立设备使用、清洁、维护和维修的操作规程，并保存相应的操作记录。

（3）应当建立并保存设备采购、安装、确认的文件和记录。

2. 设计和安装

（1）生产设备不得对药品质量产生任何不利影响。

（2）应当配备有适当量程和精度的衡器、量具、仪器和仪表。

（3）应当选择适当的清洗、清洁设备，并防止这类设备成为污染源。

（4）设备所用的润滑剂、冷却剂等不得对药品或容器造成污染，应当尽可能使用食用级或级别相当的润滑剂。

（5）生产用模具的采购、验收、保管、维护、发放及报废应当制定相应操作规程，设专人专柜保管，并有相应记录。

3. 维护和维修

（1）设备的维护和维修不得影响产品质量。

（2）应当制订设备的预防性维护计划和操作规程，设备的维护和维修应当有相应的记录。

（3）经改造或重大维修的设备应当进行再确认，符合要求后方可用于生产。

4. 使用和清洁

（1）主要生产和检验设备都应当有明确的操作规程。

（2）生产设备应当在确认的参数范围内使用。

（3）应当按照详细规定的操作规程清洁生产设备。

（4）已清洁的生产设备应当在清洁、干燥的条件下存放。

（5）用于药品生产或检验的设备和仪器，应当有使用日志，记录内容包括使用、清洁、维护和维修情况以及日期、时间、所生产及检验的药品名称、规格和批号等。

（6）生产设备应当有明显的状态标识，标明设备编号和内容物（如名称、规格、批号）；没有内容物的应当标明清洁状态。

（7）不合格的设备如有可能应当搬出生产和质量控制区，未搬出前，应当有醒目的状态标识。

（8）主要固定管道应当标明内容物名称和流向。

5. 校准

（1）应当按照操作规程和校准计划定期对生产和检验用衡器、量具、仪表、记录和控制设备以及仪器进行校准和检查，并保存相关记录。校准的量程范围应当涵盖实际生产和检验的使用范围。

（2）应当确保生产和检验使用的关键衡器、量具、仪表、记录和控制设备以及仪器经过校准，所得出的数据准确、可靠。

（3）应当使用计量标准器具进行校准，且所用计量标准器具应当符合国家有关规定。校准记录应当标明所用计量标准器具的名称、编号、校准有效期和计量合格证明编号，确保记录的可追溯性。

（4）衡器、量具、仪表、用于记录和控制的设备以及仪器应当有明显的标识，标明其校准有效期。

（5）不得使用未经校准、超过校准有效期、失准的衡器、量具、仪表以及用于记录和控制的设备、仪器。

（6）在生产、包装、仓储过程中使用自动或电子设备的，应当按照操作规程定期进行校准和检查，确保其操作功能正常。校准和检查应当有相应的记录。

6. 制药用水

（1）制药用水应当适合其用途，并符合《中华人民共和国药典》（2025 年版）的质量标准及相关要求。制药用水至少应当采用饮用水。

（2）水处理设备及其输送系统的设计、安装、运行和维护应当确保制药用水达到设定的质量标准。水处理设备的运行不得超出其设计能力。

（3）纯化水、注射用水储罐和输送管道所用材料应当无毒、耐腐蚀；储罐的通气口应当安装不脱落纤维的疏水性除菌滤器；管道的设计和安装应当避免死角、盲管。

（4）纯化水、注射用水的制备、贮存和分配应当能够防止微生物的滋生。纯化水可采用循环，注射用水可采用 70℃以上保温循环。

（5）应当对制药用水及原水的水质进行定期监测，并有相应的记录。

（6）应当按照操作规程对纯化水、注射用水管道进行清洗消毒，并有相关记录。发现制药用水微生物污染达到警戒限度、纠偏限度时应当按照操作规程处理。

考点：GMP 对药品生产企业设备的要求

（六）物料与产品

1. 原则

（1）药品生产所用的原辅料、与药品直接接触的包装材料应当符合相应的质量标准。药品上直接印字所用油墨应当符合食用标准要求。

进口原辅料应当符合国家相关的进口管理规定。

（2）应当建立物料和产品的操作规程，确保物料和产品的正确接收、贮存、发放、使用和发运，防止污染、交叉污染、混淆和差错。

物料和产品的处理应当按照操作规程或工艺规程执行，并有记录。

（3）物料供应商的确定及变更应当进行质量评估，并经质量管理部门批准后方可采购。

（4）物料和产品的运输应当能够满足其保证质量的要求，对运输有特殊要求的，其运输条件应当予以确认。

（5）原辅料、与药品直接接触的包装材料和印刷包装材料的接收应当有操作规程，所有到货物料均应当检查，以确保与订单一致，并确认供应商已经质量管理部门批准。

物料的外包装应当有标签，并注明规定的信息。必要时，还应当进行清洁，发现外包装损坏或其他可能影响物料质量的问题，应当向质量管理部门报告并进行调查和记录。

（6）物料接收和成品生产后应当及时按照待验管理，直至放行。

（7）物料和产品应当根据其性质有序分批贮存和周转，发放及发运应当符合先进先出和近效期先出的原则。

（8）使用计算机化仓储管理的，应当有相应的操作规程，防止因系统故障、停机等特殊情况而造成物料和产品的混淆和差错。

使用完全计算机化仓储管理系统进行识别的，物料、产品等相关信息可不必以书面可读的方式标出。

2. 原辅料

（1）应当制定相应的操作规程，采取核对或检验等适当措施，确认每一包装内的原辅料正确无误。

（2）一次接收数个批次的物料，应当按批取样、检验、放行。

（3）仓储区内的原辅料应当有适当的标识。

（4）只有经质量管理部门批准放行并在有效期或复验期内的原辅料方可使用。

（5）原辅料应当按照有效期或复验期贮存。贮存期内，如发现对质量有不良影响的特殊情况，应当进行复验。

（6）应当由指定人员按照操作规程进行配料，核对物料后，精确称量或计量，并作好标识。

（7）配制的每一物料及其重量或体积应当由他人独立进行复核，并有复核记录。

（8）用于同一批药品生产的所有配料应当集中存放，并作好标识。

3. 中间产品和待包装产品

（1）中间产品和待包装产品应当在适当的条件下贮存。

（2）中间产品和待包装产品应当有明确的标识。

4. 包装材料

（1）与药品直接接触的包装材料和印刷包装材料的管理和控制要求与原辅料相同。

（2）包装材料应当由专人按照操作规程发放，并采取措施避免混淆和差错，确保用于药品生产的包装材料正确无误。

（3）应当建立印刷包装材料设计、审核、批准的操作规程，确保印刷包装材料印制的内容与药品监督管理部门核准的一致，并建立专门的文档，保存经签名批准的印刷包装材料原版实样。

（4）印刷包装材料的版本变更时，应当采取措施，确保产品所用印刷包装材料的版本正确无误。宜收回作废的旧版印刷模板予以销毁。

（5）印刷包装材料应当设置专门区域妥善存放，未经批准人员不得进入。切割式标签或其他散装印刷包装材料应当分别置于密闭容器内储运，以防混淆。

（6）印刷包装材料应当由专人保管，并按照操作规程和需求量发放。

（7）每批或每次发放的与药品直接接触的包装材料或印刷包装材料，均应当有识别标志，标明所用产品的名称和批号。

（8）过期或废弃的印刷包装材料应当予以销毁并记录。

5. 成品

（1）成品放行前应当待验贮存。

（2）成品的贮存条件应当符合药品注册批准的要求。

6. 特殊管理的物料和产品 麻醉药品、精神药品、医疗用毒性药品（包括药材）、放射性药品、药品类易制毒化学品及易燃、易爆和其他危险品的验收、贮存、管理应当执行国家有关的规定。

考点：GMP 对药品生产企业物料与产品的要求

（七）确认与验证

企业应当确定需要进行的确认或验证工作，以证明有关操作的关键要素能够得到有效控制。确认或验证的范围和程度应当经过风险评估来确定。

1. 确认与验证范围

（1）企业的厂房、设施、设备和检验仪器应当经过确认，应当采用经过验证的生产工艺、操作规程和检验方法进行生产、操作和检验，并保持持续的验证状态。

（2）采用新的生产处方或生产工艺前，应当验证其常规生产的适用性。生产工艺在使用规定的原辅料和设备条件下，应当能够始终生产出符合预定用途和注册要求的产品。

（3）当影响产品质量的主要因素，如原辅料、与药品直接接触的包装材料、生产设备、生产环境（或厂房）、生产工艺、检验方法等发生变更时，应当进行确认或验证。必要时，还应当经药品监督管理部门批准。

（4）清洁方法应当经过验证，证实其清洁的效果，以有效防止污染和交叉污染。清洁验证应当综合考虑设备使用情况、所使用的清洁剂和消毒剂、取样方法和位置以及相应的取样回收率、残留物的性质和限度、残留物检验方法的灵敏度等因素。

2. 确认与验证的文件和记录 应当建立确认与验证的文件和记录，并能以文件和记录证明达到以下预定的目标：

（1）设计确认应当证明厂房、设施、设备的设计符合预定用途和 GMP 要求。

（2）安装确认应当证明厂房、设施、设备的建造和安装符合设计标准。

（3）运行确认应当证明厂房、设施、设备的运行符合设计标准。

（4）性能确认应当证明厂房、设施、设备在正常操作方法和工艺条件下能够持续符合标准。

（5）工艺验证应当证明一个生产工艺按照规定的工艺参数能够持续生产出符合预定用途和注册要求的产品。

3. 确认和验证不是一次性的行为 首次确认或验证后，应当根据产品质量回顾分析情况进行再确认或再验证。关键的生产工艺和操作规程应当定期进行再验证，确保其能够达到预期结果。

4. 验证总计划制订

（1）企业应当制订验证总计划，以文件形式说明确认与验证工作的关键信息。

（2）验证总计划或其他相关文件中应当作出规定，确保厂房、设施、设备、检验仪器、生产工艺、操作规程和检验方法等能够保持持续稳定。

5. 方案制定 应当根据确认或验证的对象制定确认或验证方案，并经审核、批准。确认或验证方案应当明确职责。

6. 实施与记录 确认或验证应当按照预先确定和批准的方案实施，并有记录。确认或验证工作完成后，应当写出报告，并经审核、批准。确认或验证的结果和结论（包括评价和建议）应当有记录并存档。

（八）文件管理

1. 原则

（1）文件是质量保证系统的基本要素。企业必须有内容正确的书面质量标准、生产处方和工艺规程、操作规程以及记录等文件。

（2）企业应当建立文件管理的操作规程，系统地设计、制定、审核、批准和发放文件。与 GMP 有关的文件应当经质量管理部门的审核。

（3）文件的内容应当与药品生产许可、药品注册等相关要求一致，并有助于追溯每批产品的历史情况。

（4）文件的起草、修订、审核、批准、替换或撤销、复制、保管和销毁等应当按照操作规程管理，并有相应的文件分发、撤销、复制、销毁记录。

（5）文件的起草、修订、审核、批准均应当由适当的人员签名并注明日期。

（6）文件应当标明题目、种类、目的以及文件编号和版本号。文字应当确切、清晰、易懂，不能模棱两可。

（7）文件应当分类存放、条理分明，便于查阅。

（8）原版文件复制时，不得产生任何差错；复制的文件应当清晰可辨。

（9）文件应当定期审核、修订；文件修订后，应当按照规定管理，防止旧版文件的误用。

（10）与 GMP 有关的每项活动均应当有记录，以保证产品生产、质量控制和质量保证等活动可以追溯。记录应当留有填写数据的足够空格。记录应当及时填写，内容真实，字迹清晰、易读，不易擦除。

（11）应当尽可能采用生产和检验设备自动打印的记录、图谱和曲线图等，并标明产品或样品的名称、批号和记录设备的信息，操作人应当签注姓名和日期。

（12）记录应当保持清洁，不得撕毁和任意涂改。记录填写的任何更改都应当签注姓名和日期，并使原有信息仍清晰可辨，必要时，应当说明更改的理由。记录如需重新誊写，则原有记录不得销毁，应当作为重新誊写记录的附件保存。

（13）每批药品应当有批记录，包括批生产记录、批包装记录、批检验记录和药品放行审核记录等与本批产品有关的记录。批记录应当由质量管理部门负责管理，至少保存至药品有效期后一年。

质量标准、工艺规程、操作规程、稳定性考察、确认、验证、变更等其他重要文件应当长期保存。

（14）如使用电子数据处理系统、照相技术或其他可靠方式记录数据资料，应当有所用系统的操作规程；记录的准确性应当经过核对。

使用电子数据处理系统的，只有经授权的人员方可输入或更改数据，更改和删除情况应当有记录；应当使用密码或其他方式来控制系统的登录；关键数据输入后，应当由他人独立进行复核。

用电子方法保存的批记录，应当采用磁带、缩微胶卷、纸质副本或其他方法进行备份，以确保记录的安全，且数据资料在保存期内便于查阅。

2. 质量标准　物料和成品应当有经批准的现行质量标准；必要时，中间产品或待包装产品也应当有质量标准。

3. 工艺规程

（1）每种药品的每个生产批量均应当有经企业批准的工艺规程，不同药品规格的每种包装形式均应当有各自的包装操作要求。工艺规程的制定应当以注册批准的工艺为依据。

（2）工艺规程不得任意更改。如需更改，应当按照相关的操作规程修订、审核、批准。

（3）制剂的工艺规程的内容至少应当包括：生产处方；生产操作要求；包装操作要求。

4. 批生产记录

（1）每批产品均应当有相应的批生产记录，可追溯该批产品的生产历史以及与质量有关的情况。

（2）批生产记录应当依据现行批准的工艺规程的相关内容制定。记录的设计应当避免填写差错。批生产记录的每一页应当标注产品的名称、规格和批号。

（3）原版空白的批生产记录应当经生产管理负责人和质量管理负责人审核和批准。批生产记录的复制和发放均应当按照操作规程进行控制并有记录，每批产品的生产只能发放一份原版空白批生产记录的复制件。

（4）在生产过程中，进行每项操作时应当及时记录，操作结束后，应当由生产操作人员确认并签注姓名和日期。

5. 批包装记录

（1）每批产品或每批中部分产品的包装，都应当有批包装记录，以便追溯该批产品包装操作以及与质量有关的情况。

（2）批包装记录应当依据工艺规程中与包装相关的内容制定。记录的设计应当注意避免填写差错。批包装记录的每一页均应当标注所包装产品的名称、规格、包装形式和批号。

（3）批包装记录应当有待包装产品的批号、数量以及成品的批号和计划数量。原版空白的批包装记录的审核、批准、复制和发放的要求与原版空白的批生产记录相同。

（4）在包装过程中，进行每项操作时应当及时记录，操作结束后，应当由包装操作人员确认并签注姓名和日期。

6. 操作规程和记录

（1）操作规程的内容应当包括：题目、编号、版本号、颁发部门、生效日期、分发部门以及制定人、审核人、批准人的签名并注明日期，标题、正文及变更历史。

（2）厂房、设备、物料、文件和记录应当有编号（或代码），并制定编制编号（或代码）的操作规程，确保编号（或代码）的唯一性。

（3）下述活动也应当有相应的操作规程，其过程和结果应当有记录：确认和验证；设备的装配和校准；厂房和设备的维护、清洁和消毒；培训、更衣及卫生等与人员相关的事宜；环境监测；虫害控制；变更控制；偏差处理；投诉；药品召回；退货。

考点：GMP 对药品生产企业文件管理的要求

（九）生产管理

1. 原则

（1）所有药品的生产和包装均应当按照批准的工艺规程和操作规程进行操作并有相关记录，以确保药品达到规定的质量标准，并符合药品生产许可和注册批准的要求。

（2）应当建立划分产品生产批次的操作规程，生产批次的划分应当能够确保同一批次产品质量和特性的均一性。

（3）应当建立编制药品批号和确定生产日期的操作规程。每批药品均应当编制唯一的批号。除另有法定要求外，生产日期不得迟于产品成型或灌装（封）前经最后混合的操作开始日期，不得以产品包装日期作为生产日期。

（4）每批产品应当检查产量和物料平衡，确保物料平衡符合设定的限度。如有差异，必须查明原因，确认无潜在质量风险后，方可按照正常产品处理。

（5）不得在同一生产操作间同时进行不同品种和规格药品的生产操作，除非没有发生混淆或交叉污染的可能。

（6）在生产的每一阶段，应当保护产品和物料免受微生物和其他污染。

（7）在干燥物料或产品，尤其是高活性、高毒性或高致敏性物料或产品的生产过程中，应当采取特殊措施，防止粉尘的产生和扩散。

（8）生产期间使用的所有物料、中间产品或待包装产品的容器及主要设备、必要的操作室应当贴签标识或以其他方式标明生产中的产品或物料名称、规格和批号，如有必要，还应当标明生产工序。

（9）容器、设备或设施所用标识应当清晰明了，标识的格式应当经企业相关部门批准。除在标识上使用文字说明外，还可采用不同的颜色区分被标识物的状态（如待验、合格、不合格或已清洁等）。

（10）应当检查产品从一个区域输送至另一个区域的管道和其他设备连接，确保连接正确无误。

（11）每次生产结束后应当进行清场，确保设备和工作场所没有遗留与本次生产有关的物料、产品和文件。下次生产开始前，应当对前次清场情况进行确认。

（12）应当尽可能避免出现任何偏离工艺规程或操作规程的偏差。一旦出现偏差，应当按照偏差处理操作规程执行。

（13）生产厂房应当仅限于经批准的人员出入。

2. 防止生产过程中的污染和交叉污染

（1）生产过程中应当尽可能采取措施，防止污染和交叉污染。

（2）应当定期检查防止污染和交叉污染的措施并评估其适用性和有效性。

3. 生产操作

（1）生产开始前应当进行检查，确保设备和工作场所没有上批遗留的产品、文件或与本批产品生产无关的物料，设备处于已清洁及待用状态。检查结果应当有记录。

生产操作前，还应当核对物料或中间产品的名称、代码、批号和标识，确保生产所用物料或中间产品正确且符合要求。

（2）应当进行中间控制和必要的环境监测，并予以记录。

（3）每批药品的每一生产阶段完成后必须由生产操作人员清场，并填写清场记录。

考点：GMP 对药品生产企业生产管理的要求

（十）质量控制与质量保证

1. 质量控制实验室管理

（1）质量控制实验室的人员、设施、设备应当与产品性质和生产规模相适应。

（2）质量控制负责人应当具有足够的管理实验室的资质和经验，可以管理同一企业的一个或多个实验室。

（3）质量控制实验室的检验人员应当具有相关专业中专或高中以上学历，并经过与所从事的检验操作相关的实践培训且通过考核。

（4）质量控制实验室应当配备药典、标准图谱等必要的工具书，以及标准品或对照品等相关的标准物质。

（5）质量控制实验室的文件应当符合（八）文件管理的原则，并符合规定要求。

（6）取样应当至少符合规定要求。

（7）物料和不同生产阶段产品的检验应当至少符合规定要求。

（8）质量控制实验室应当建立检验结果超标调查的操作规程。任何检验结果超标都必须按照操作规程进行完整的调查，并有相应的记录。

（9）企业按规定保存的、用于药品质量追溯或调查的物料、产品样品为留样。用于产品稳定性考察的样品不属于留样。

（10）试剂、试液、培养基和检定菌的管理应当至少符合规定要求。

（11）标准品或对照品的管理应当至少符合规定要求。

2. 物料和产品放行

（1）应当分别建立物料和产品批准放行的操作规程，明确批准放行的标准、职责，并有相应的记录。

（2）物料的放行应当至少符合规定要求。

3. 持续稳定性考察

（1）持续稳定性考察的目的是在有效期内监控已上市药品的质量，以发现药品与生产相关的稳定性问题（如杂质含量或溶出度特性的变化），并确定药品能够在标示的贮存条件下，符合质量标准的各项要求。

（2）持续稳定性考察主要针对市售包装药品，但也需兼顾待包装产品。例如，当待包装产品在完成包装前，或从生产厂运输到包装厂，还需要长期贮存时，应当在相应的环境条件下，评估其对包装后产品稳定性的影响。此外，还应当考虑对贮存时间较长的中间产品进行考察。

（3）持续稳定性考察应当有考察方案，结果应当有报告。用于持续稳定性考察的设备（尤其是稳定性试验设备或设施）应当按照（七）确认与验证和（五）设备的要求进行确认和维护。

（4）持续稳定性考察的时间应当涵盖药品有效期。

（5）考察批次数和检验频次应当能够获得足够的数据，以供趋势分析。通常情况下，每种规格、每种内包装形式的药品，至少每年应当考察一个批次，除非当年没有生产。

（6）某些情况下，持续稳定性考察中应当额外增加批次数，如重大变更或生产和包装有重大偏差的药品应当列入稳定性考察。此外，重新加工、返工或回收的批次，也应当考虑列入考察，除非已经过验证和稳定性考察。

（7）关键人员，尤其是质量受权人，应当了解持续稳定性考察的结果。

（8）应当对不符合质量标准的结果或重要的异常趋势进行调查。

（9）应当根据所获得的全部数据资料，包括考察的阶段性结论，撰写总结报告并保存。应当定期审核总结报告。

考点：GMP 对药品生产企业质量控制与质量保证的要求

（十一）委托生产与委托检验

1. 原则

（1）为确保委托生产产品的质量和委托检验的准确性和可靠性，委托方和受托方必须签订书面合同，明确规定各方责任、委托生产或委托检验的内容及相关的技术事项。

（2）委托生产或委托检验的所有活动，包括在技术或其他方面拟采取的任何变更，均应当符合药品生产许可和注册的有关要求。

2. 委托方

（1）委托方应当对受托方进行评估，对受托方的条件、技术水平、质量管理情况进行现场考核，确认其具有完成受托工作的能力，并能保证符合 GMP 的要求。

（2）委托方应当向受托方提供所有必要的资料，以使受托方能够按照药品注册和其他法定要求正确实施所委托的操作。

委托方应当使受托方充分了解与产品或操作相关的各种问题，包括产品或操作对受托方的环境、厂房、设备、人员及其他物料或产品可能造成的危害。

（3）委托方应当对受托生产或检验的全过程进行监督。

（4）委托方应当确保物料和产品符合相应的质量标准。

3. 受托方

（1）受托方必须具备足够的厂房、设备、知识和经验以及人员，满足委托方所委托的生产或检验工作的要求。

（2）受托方应当确保所收到委托方提供的物料、中间产品和待包装产品适用于预定用途。

（3）受托方不得从事对委托生产或检验的产品质量有不利影响的活动。

4. 合同

（1）委托方与受托方之间签订的合同应当详细规定各自的产品生产和控制职责，其中的技术性条款应当由具有制药技术、检验专业知识和熟悉 GMP 的主管人员拟订。委托生产及检验的各项工作必须符合药品生产许可和药品注册的有关要求并经双方同意。

（2）合同应当详细规定质量受权人批准放行每批药品的程序，确保每批产品都已按照药品注册的要求完成生产和检验。

（3）合同应当规定何方负责物料的采购、检验、放行、生产和质量控制（包括中间控制），还应当规定何方负责取样和检验。

在委托检验的情况下，合同应当规定受托方是否在委托方的厂房内取样。

（4）合同应当规定由受托方保存的生产、检验和发运记录及样品，委托方应当能够随时调阅或检查；出现投诉、怀疑产品有质量缺陷或召回时，委托方应当能够方便地查阅所有与评价产品质量相关的记录。

（5）合同应当明确规定委托方可以对受托方进行检查或现场质量审计。

（6）委托检验合同应当明确受托方有义务接受药品监督管理部门检查。

考点：GMP 对药品生产企业委托生产的要求

（十二）产品发运与召回

1. 原则

（1）企业应当建立产品召回系统，必要时可迅速、有效地从市场召回任何一批存在安全隐患的产品。

（2）因质量原因退货和召回的产品，均应当按照规定监督销毁，有证据证明退货产品质量未受影响的除外。

2. 发运

（1）每批产品均应当有发运记录。

（2）药品发运的零头包装只限两个批号为一个合箱，合箱外应当标明全部批号，并建立合箱记录。

（3）发运记录应当至少保存至药品有效期后一年。

3. 召回

（1）应当制定召回操作规程，确保召回工作的有效性。

（2）应当指定专人负责组织协调召回工作，并配备足够数量的人员。产品召回负责人应当独立于销售和市场部门；如产品召回负责人不是质量受权人，则应当向质量受权人通报召回处理情况。

（3）召回应当能够随时启动，并迅速实施。

（4）因产品存在安全隐患决定从市场召回的，应当立即向当地药品监督管理部门报告。

（5）产品召回负责人应当能够迅速查阅到药品发运记录。

（6）已召回的产品应当有标识，并单独、妥善贮存，等待最终处理决定。

（7）召回的进展过程应当有记录，并有最终报告。产品发运数量、已召回数量以及数量平衡情况应当在报告中予以说明。

（8）应当定期对产品召回系统的有效性进行评估。

考点：GMP对药品生产企业产品召回的要求

（十三）自检

1. 原则 质量管理部门应当定期组织对企业进行自检，监控GMP的实施情况，评估企业是否符合GMP要求，并提出必要的纠正和预防措施。

2. 自检注意事项

（1）自检应当有计划并对项目定期进行检查。

（2）应当由企业指定人员进行独立、系统、全面的自检，也可由外部人员或专家进行独立的质量审计。

（3）自检应当有记录。自检完成后应当有自检报告。自检情况应当报告企业高层管理人员。

链接 大国工匠——张冬梅

有一颗小药丸，它被奉为救命"神药"，它只有3g，却贵比黄金，这颗有着二百多年历史的药丸，时至今日，依然沿袭手工制丸技艺，它就是位列中药"温病三宝"之首的安宫牛黄丸。如果你以为它仅是药材好，那就错了，它包含了数道工序：研配、合坨、制丸、内包、蘸蜡、打戳……要求搓出来的药丸圆、光、亮，滋润细腻，色泽一致，重量更是要分毫不差，必须3g。制作这颗神奇药丸的就是"大国工匠"张冬梅。几十年来，凭着延续中华药师传承千年的匠心，张冬梅只做了制药丸一件事。

（十四）附则

1. 我国GMP术语（按汉语拼音排序）的含义

（1）包装 待包装产品变成成品所需的所有操作步骤，包括分装、贴签等。但无菌生产工艺中产品的无菌灌装，以及最终灭菌产品的灌装等不视为包装。

（2）包装材料 药品包装所用的材料，包括与药品直接接触的包装材料和容器、印刷包装材料，但不包括发运用的外包装材料。

（3）操作规程 经批准用来指导设备操作、维护与清洁、验证、环境控制、取样和检验等药品生产活动的通用性文件，也称标准操作规程。

（4）产品 包括药品的中间产品、待包装产品和成品。

（5）产品生命周期 产品从最初的研发、上市直至退市的所有阶段。

（6）成品 已完成所有生产操作步骤和最终包装的产品。

（7）待包装产品 尚未进行包装但已完成所有其他加工工序的产品。

（8）发放 指生产过程中物料、中间产品、待包装产品、文件、生产用模具等在企业内部流转的一系列操作。

（9）复验期 原辅料、包装材料贮存一定时间后，为确保其仍适用于预定用途，由企业确定的需重新检验的日期。

（10）发运 指企业将产品发送到经销商或用户的一系列操作，包括配货、运输等。

（11）放行 对一批物料或产品进行质量评价，作出批准使用或投放市场或其他决定的操作。

（12）高层管理人员 在企业内部最高层指挥和控制企业、具有调动资源的权力和职责的人员。

（13）供应商 指物料、设备、仪器、试剂、服务等的提供方，如生产商、经销商等。

（14）回收 在某一特定的生产阶段，将以前生产的一批或数批符合相应质量要求的产品的一部分或全部，加入到另一批次中的操作。

（15）计算机化系统 用于报告或自动控制的集成系统，包括数据输入、电子处理和信息输出。

（16）交叉污染　不同原料、辅料及产品之间发生的相互污染。

（17）校准　在规定条件下，确定测量、记录、控制仪器或系统的示值（尤指称量）或实物量具所代表的量值，与对应的参照标准量值之间关系的一系列活动。

（18）洁净区　需要对环境中尘粒及微生物数量进行控制的房间（区域），其建筑结构、装备及其使用应当能够减少该区域内污染物的引入、产生和滞留。

（19）警戒限度　系统的关键参数超出正常范围，但未达到纠偏限度，需要引起警觉，可能需要采取纠正措施的限度标准。

（20）纠偏限度　系统的关键参数超出可接受标准，需要进行调查并采取纠正措施的限度标准。

（21）检验结果超标　检验结果超出法定标准及企业制定标准的所有情形。

（22）批　经一个或若干加工过程生产的、具有预期均一质量和特性的一定数量的原辅料、包装材料或成品。为完成某些生产操作步骤，可能有必要将一批产品分成若干亚批，最终合并成为一个均一的批。在连续生产情况下，批必须与生产中具有预期均一特性的确定数量的产品相对应，批量可以是固定数量或固定时间段内生产的产品量。

（23）批号　用于识别一个特定批的具有唯一性的数字和（或）字母的组合。

（24）批记录　用于记述每批药品生产、质量检验和放行审核的所有文件和记录，可追溯所有与成品质量有关的历史信息。

（25）气锁间　设置于两个或数个房间之间（如不同洁净度级别的房间之间）的具有两扇或多扇门的隔离空间。设置气锁间的目的是在人员或物料出入时，对气流进行控制。气锁间有人员气锁间和物料气锁间。

（26）企业　在我国 GMP 中如无特别说明，企业特指药品生产企业。

（27）确认　证明厂房、设施、设备能正确运行并可达到预期结果的一系列活动。

（28）退货　将药品退还给企业的活动。

（29）文件　我国 GMP 所指的文件包括质量标准、工艺规程、操作规程、记录、报告等。

（30）物料　指原料、辅料和包装材料等。

（31）物料平衡　产品或物料实际产量或实际用量及收集到的损耗之和与理论产量或理论用量之间的比较，并考虑可允许的偏差范围。

（32）污染　在生产、取样、包装或重新包装、贮存或运输等操作过程中，原辅料、中间产品、待包装产品、成品受到具有化学或微生物特性的杂质或异物的不利影响。

（33）验证　证明任何操作规程（或方法）、生产工艺或系统能够达到预期结果的一系列活动。

（34）印刷包装材料　指具有特定式样和印刷内容的包装材料，如印字铝箔、标签、说明书、纸盒等。

（35）原辅料　除包装材料之外，药品生产中使用的任何物料。

（36）中间产品　指完成部分加工步骤的产品，尚需进一步加工方可成为待包装产品。

2. 实施日期　我国新版 GMP 自 2011 年 3 月 1 日起施行。

考点：我国 GMP 中的重要术语

目 标 检 测

A 型题

1. 药品生产企业药品质量的主要责任人是（　　）
   A. 生产管理负责人　B. 企业负责人
   C. 质量管理负责人　D. 质量受权人
   E. 质量检验员

2.《药品生产质量管理规范》是药品生产和质量管理的（　　）
   A. 原则要求　B. 实施指南
   C. 指导原则　D. 基本要求
   E. 行为准则

3. 药品上直接印字所用油墨应当符合（　　）标准要求
A. 药用　B. 卫生
C. 食用　D. GMP
E. 环保

4. 根据 GMP 的规定，洁净区与非洁净区之间、不同级别洁净区之间的压差（　　）
A. 大于 5Pa　B. 大于 10Pa
C. 小于 5Pa　D. 小于 10Pa
E. 大于 15Pa

5. 药品进入国际医药市场的首要条件是药品生产企业必须符合（　　）要求
A. ISO9000　B. GMP
C. GSP　D. WHO 的 GMP
E. GPP

6. 药品发运的零头包装只限（　　）个批号为一个合箱，合箱外应当标明全部批号，并建立合箱记录
A. 1　B. 2
C. 3　D. 4
E. 5

7. 药品生产许可证的有效期为（　　）
A. 1 年　B. 2 年
C. 4 年　D. 3 年
E. 5 年

8. 批记录应当由（　　）负责管理
A. 生产管理部门　B. 质量管理部门
C. 文件管理部门　D. 销售管理部门
E. 企业负责人

9. 我国现行 GMP 的颁布部门是（　　）
A. 卫生部
B. 国务院药品监督管理部门
C. 省级卫生行政部门
D. 省级药品监督管理部门
E. 国务院

10. 《药品生产监督管理办法》属于（　　）
A. 法律　B. 行政法规
C. 行政规章　D. 规范性文件
E. 行业标准

11. 药品“批号”是指（　　）
A. 在规定限度内具有同一性质和质量的药品
B. 用于识别一个特定批的具有唯一性的数字和（或）字母的组合
C. 同一生产周期中，生产出来的一定数量的药品
D. 同一生产设备生产出来的具有同一性质和数量的药品
E. 用于识别药品生产日期的符号

12. 制药用水至少应当采用（　　）
A. 纯化水　B. 注射用水
C. 自来水　D. 饮用水
E. 灭菌用水

13. 直接接触药品的生产人员上岗前应当接受健康检查，以后每年至少进行（　　）次健康检查
A. 1　B. 2
C. 3　D. 4
E. 5

14. 企业主管药品生产管理和质量管理的负责人应具有（　　）
A. 医药专业本科以上学历
B. 医药或相关专业大专以上学历
C. 任何专业本科以上学历
D. 研究生以上学历
E. 药学或相关专业本科以上学历

15. 质量管理部门人员（　　）
A. 可以将职责委托给其他部门的人员
B. 不得将职责委托给本部门的人员
C. 不得将职责委托给其他部门的人员
D. 可以将职责委托给他人
E. 不得将职责委托给任何人

16. 在药品生产中，洁净区是指（　　）
A. 无菌操作区
B. 普通操作区
C. 控制微生物污染的区域
D. 存储原材料的区域
E. 控制尘粒和微生物数量的区域

17. 药品生产中，需要接受 GMP 培训的人员有（　　）
A. 仅生产人员
B. 仅质量控制人员
C. 所有与药品生产相关的人员
D. 仅管理人员
E. 仅质量保证人员

18. 根据 GMP 的规定，生产设备应有明显的（　　）标志
A. 使用　B. 维修
C. 保养　D. 状态
E. 标识

19. 省级药品监督管理部门对疫苗等高风险药品生产企业，每（　　）不少于一次药品生产质量管理规范符合性检查
A. 月　B. 季度
C. 半年　D. 年
E. 2 年

20. 变更药品生产许可证许可事项的，向（　　）提出药品生产许可证变更申请。未经批准，不得擅自变更许可事项
A. 当地药品监督管理局

B. 国家药品监督管理局
C. 原发证机关
D. 当地卫生部门
E. 县市级药品监督管理局

B 型题

（第 21～25 题备选答案）

A. 1 年　　B. 2 年
C. 3 年　　D. 5 年
E. 长期

21. 发运记录应当至少保存至药品有效期后（　　）
22. 生产管理负责人应当具有至少（　　）从事药品生产和质量管理的实践经验
23. 质量管理负责人应当具有至少（　　）从事药品生产和质量管理的实践经验
24. 质量受权人应当具有至少（　　）从事药品生产和质量管理的实践经验
25. 药品的质量标准、工艺规程、操作规程等重要文件应当保存（　　）

X 型题

26. 药品生产企业的关键人员应当至少包括（　　）
A. 企业负责人　　B. 生产管理负责人
C. 生产技术人员　　D. 质量管理负责人
E. 质量受权人
27. 药品生产许可证的许可事项包括（　　）
A. 企业名称　　B. 生产地址
C. 生产范围　　D. 企业负责人
E. 质量负责人
28. 根据 GMP 的要求，药品生产企业设备的设计、选型、安装应（　　）
A. 尽可能降低产生污染、交叉污染等的风险
B. 完全避免污染
C. 便于操作
D. 便于清洁和维护
E. 必要时能进行消毒或灭菌
29. 批生产记录的每一页应当标注产品的（　　）
A. 名称　　B. 生产日期
C. 规格　　D. 批号
E. 操作人员

（王菲菲）

第8章

药品经营管理

学习目标

1. 素质目标 培养诚信经营、依法执业的理念，为今后从事药事管理流通领域相关工作岗位奠定素质基础。

2. 知识目标 掌握 GSP 的主要内容及特点，熟悉互联网药品交易服务管理的要求，了解我国药品流通管理体制的构成。

3. 能力目标 学会运用药品经营相关法律法规知识，分析和解决药品经营实际问题。

第1节 药品经营概述

一、药品经营

（一）药品经营的定义和范围

1. 药品经营定义 有关组织和人员依照药事管理的法律法规对药品进行采购、验收、储存、养护、出库、运输、配送以及药品的广告、定价、销售、售后服务的系列活动称为药品经营。

2. 药品经营范围 在药品监督管理部门核准的经营范围内，经营药品的品种。

（二）药品经营的特点

药品作为商品具有特殊性。药品经营活动的特点主要体现为专业性（专业性强）、政策性（政策性强）、综合性（涉及面广）。

1. 专业性强 药品经营企业涉及的药品品种多、规格多、数量大，同时药品购进、储存、销售的过程中，易产生差错和污染。由于药品的质量关系到人民的身体健康和生命安全，要求从事药品经营管理的相关人员应具有较强的药学相关知识与技能。另外，《药品管理法》等相关法律法规要求药品经营企业必须具备依法经过资格认定的药师或者其他药学技术人员，具有与所经营药品相适应的营业场所、设备、仓储设施和卫生环境；具有与所经营药品相适应的质量管理机构或者人员；有保证药品质量的规章制度，目的在于确保药品在流通过程中的质量。因此，药品经营活动具有较强的专业性。

2. 政策性强 为加强药品监督管理，保证药品质量，保障人体用药安全，维护人民身体健康和用药的合法权益。国家自 1985 年 7 月 1 日起实施《药品管理法》，于 2019 年 12 月 1 日开始施行新修订的《药品管理法》，对药品的生产、经营、使用、检验、监督管理等作出了法律规定。国家药品监督管理部门还制定了系列有关流通管理的规范性文件，规范药品流通全过程。药品经营企业必须依法经营，确保人民用药合理、安全、有效。

3. 涉及面广 药品经营管理涉及面广。药品经营企业开展经营活动，除了药品的购进售出和储存养护，还要与交通运输等行业，医院、社会药房等机构及医生、药师、患者等联系。既有专业技术性工作又有社会事务性工作。

二、药品经营企业

药品经营企业根据经营方式分为药品批发企业和药品零售企业。

药品批发企业是指将购进的药品销售给具有合法资质的药品生产、经营企业和使用单位（医疗机构），但不得将药品直接销售给消费者的药品经营企业。

药品零售企业是指将购进的药品直接销售给消费者的药品经营企业。

考点：药品的经营方式

链接 我国药品经营企业数量

国家药品监督管理局关于《药品监督管理统计年度数据》报道，截至2023年底，全国共有药品经营许可证持证企业688 477家，其中法人批发企业13 997家、非法人批发企业795家；零售连锁企业6725家，零售连锁企业门店385 594家；零售药店281 366家。

第2节 药品经营的质量管理

《药品管理法》规定，从事药品批发活动，应当经所在地省、自治区、直辖市人民政府药品监督管理部门批准，取得药品经营许可证。从事药品零售活动，应当经所在地县级以上地方人民政府药品监督管理部门批准，取得药品经营许可证。无药品经营许可证的，不得经营药品。

一、经营许可

（一）开办药品经营企业的法定条件

1. 从事药品批发活动的，应当具备以下条件

（1）有与其经营范围相适应的质量管理机构和人员；企业法定代表人、主要负责人、质量负责人、质量管理部门负责人等符合规定的条件。

（2）有依法经过资格认定的药师或者其他药学技术人员。

（3）有与其经营品种和规模相适应的自营仓库、营业场所和设施设备，仓库具备实现药品入库、传送、分拣、上架、出库等操作的现代物流设施设备。

（4）有保证药品质量的质量管理制度以及覆盖药品经营、质量控制和追溯全过程的信息管理系统，并符合药品经营质量管理规范要求。

2. 从事药品零售活动的，应当具备以下条件

（1）经营处方药、甲类非处方药的，应当按规定配备与经营范围和品种相适应的依法经过资格认定的药师或者其他药学技术人员。只经营乙类非处方药的，可以配备经设区的市级药品监督管理部门组织考核合格的药品销售业务人员。

（2）有与所经营药品相适应的营业场所、设备、陈列、仓储设施以及卫生环境；同时经营其他商品（非药品）的，陈列、仓储设施应当与药品分开设置；在超市等其他场所从事药品零售活动的，应当具有独立的经营区域。

（二）药品经营许可证的管理

1. 药品经营许可证的申请 开办药品经营企业，应当在取得营业执照后，向所在地县级以上药品监督管理部门申请药品经营许可证，提交下列材料。

（1）药品经营许可证申请表。

（2）质量管理机构情况以及主要负责人、质量负责人、质量管理部门负责人学历、工作经历相关材料。

（3）药师或者其他药学技术人员资格证书以及任职文件。

（4）经营药品的方式和范围相关材料。

（5）药品质量管理规章制度以及陈列、仓储等关键设施设备清单。

（6）营业场所、设备、仓储设施及周边卫生环境等情况，营业场所、仓库平面布置图及房屋产权或者使用权相关材料。

（7）法律、法规规定的其他材料。申请人应当对其申请材料全部内容的真实性负责。申请人应当按照国家有关规定对申请材料中的商业秘密、未披露信息或者保密商务信息进行标注，并注明依据。

2. 药品经营许可证的换发、变更、注销

（1）换发　药品经营许可证有效期为五年，分为正本和副本。药品经营许可证样式由国家药品监督管理局统一制定。药品经营许可证电子证书与纸质证书具有同等法律效力。药品经营许可证有效期届满需要继续经营药品的，药品经营企业应当在有效期届满前六个月至两个月期间，向发证机关提出重新审查发证申请。发证机关按照本办法关于申请办理药品经营许可证的程序和要求进行审查，必要时开展现场检查。药品经营许可证有效期届满前，应当作出是否许可的决定。经审查符合规定条件的，准予许可，药品经营许可证编号不变。不符合规定条件的，责令限期整改；整改后仍不符合规定条件的，不予许可，并书面说明理由。逾期未作出决定的，视为准予许可。在有效期届满前两个月内提出重新审查发证申请的，药品经营许可证有效期届满后不得继续经营；药品监督管理部门准予许可后，方可继续经营。

（2）变更　药品经营许可证载明事项分为许可事项和登记事项。许可事项是指经营地址、经营范围、经营方式、仓库地址。登记事项是指企业名称、统一社会信用代码、法定代表人、主要负责人、质量负责人等。变更药品经营许可证载明的许可事项的，应当向发证机关提出药品经营许可证变更申请。未经批准，不得擅自变更许可事项。发证机关应当自受理变更申请之日起十五日内作出准予变更或者不予变更的决定。药品零售企业被其他药品零售连锁总部收购的，按照变更药品经营许可证程序办理。药品经营许可证载明的登记事项发生变化的，应当在发生变化起三十日内，向发证机关申请办理药品经营许可证变更登记。发证机关应当在十日内完成变更登记。药品经营许可证载明事项发生变更的，由发证机关在副本上记录变更的内容和时间，并按照变更后的内容重新核发药品经营许可证正本。

（3）注销　有下列情形之一的，由发证机关依法办理药品经营许可证注销手续，并予以公告。

1）企业主动申请注销药品经营许可证的。

2）药品经营许可证有效期届满未申请重新审查发证的。

3）药品经营许可依法被撤销、撤回或者药品经营许可证依法被吊销的。

4）企业依法终止的。

5）法律、法规规定的应当注销行政许可的其他情形。

考点：开办药品经营企业的法定条件、药品经营许可证的管理

二、经 营 管 理

（一）经营类别、经营范围

药品批发企业经营范围：包括中药饮片、中成药、化学药、生物制品、体外诊断试剂（药品）、麻醉药品、第一类精神药品、第二类精神药品、药品类易制毒化学品、医疗用毒性药品、蛋白同化制剂、肽类激素等。其中麻醉药品、第一类精神药品、第二类精神药品、药品类易制毒化学品、医疗用毒性药品、蛋白同化制剂、肽类激素等经营范围的核定，按照国家有关规定执行。经营冷藏冷冻等有特殊管理要求的药品的，应当在经营范围中予以标注。

从事药品零售活动的，应当核定经营类别，并在经营范围中予以明确。经营类别分为处方药、甲类非处方药、乙类非处方药。药品零售企业经营范围包括中药饮片、中成药、化学药、第二类精神药品、血液制品、细胞治疗类生物制品及其他生物制品等。其中第二类精神药品、血液制品、细胞治疗类生物制品经营范围的核定，按照国家有关规定执行。经营冷藏冷冻药品的，应当在经营范围中予以标注。药品零售连锁门店的经营范围不得超过药品零售连锁总部的经营范围。药品经营企业不得经营疫苗、医疗机构制剂、中药配方颗粒等国家禁止药品经营企业经营的药品。药品零售企业不得销售麻醉药品、第一类精神药品、放射性药品、药品类易制毒化学品、蛋白同化制剂、肽类激素（胰岛素除外）、终止妊娠药品等国家禁止零售的药品。

（二）严格禁止无证经营

《药品管理法》规定，药品经营企业必须通过合法的审批程序，取得药品经营许可证，方可经营药品，同时要求与之交易的对方单位也必须持有合法证件，双方才能进行药品贸易。具体规定如下。

1. 未取得药品经营许可证的药品经营企业不得进行药品经营活动；不得向未取得药品生产许可证的生产企业采购药品；不得向医疗机构制剂室购进其配制的药品；不得向无药品经营许可证的药品经营企业，包括许可证超过有效期的企业购销药品；不得向无医疗机构执业许可证的单位或个人以及城镇中的个体行医人员、个体诊所进行药品购、销活动。

2. 药品经营企业不得伪造、变造、买卖、出租、出售药品经营许可证，也不允许外单位到药品经营企业“挂靠”经营，不得向任何单位和个人提供经营柜台、摊位、发票、纳税及证、照等。

3. 药品经营企业不得向无药品生产许可证、无药品经营许可证或无医疗机构执业许可证的单位以偿还债务、货款的方式为其营业提供药品。

（三）药品经营中的禁止性规定

1. 有证经营中的禁止性规定

（1）药品经营企业，不得超越药品经营许可证上批注的经营范围经营药品。

（2）销售假药的，没收违法销售的药品和违法所得，责令停业整顿，并处违法销售的药品货值金额十五倍以上三十倍以下的罚款；货值金额不足十万元的，按十万元计算；情节严重的，吊销药品经营许可证，十年内不受理其相应申请。

（3）销售劣药的，没收违法销售的药品和违法所得，并处违法销售的药品货值金额十倍以上二十倍以下的罚款；违法批发的药品货值金额不足十万元的，按十万元计算，违法零售的药品货值金额不足一万元的，按一万元计算；情节严重的，责令停业整顿直至吊销药品经营许可证。

（4）药品经营企业经营药品，不得编造虚假的购销记录，购销记录不得随意修改和销毁。销售药品应按方配剂，不得擅自更改或用其他药品代用。不得调配有配伍禁忌或超剂量的处方，无医师处方不得向消费者出售处方药。

（5）城乡集贸市场可以出售中药材，国务院另有规定的除外。

2. 其他禁止的药品经营行为

（1）药品经营企业应遵守国家有关药品定价管理规定，制定、标明药品零售价格，禁止暴利和损害用药者利益的价格欺诈行为。

（2）禁止药品上市许可持有人、药品生产企业、药品经营企业或者医疗机构在药品购销中给予、收受回扣或者其他不正当利益，禁止药品上市许可持有人、药品生产企业、药品经营企业或者代理人给予使用其药品的医疗机构的负责人、药品采购人员、医师、药师等有关人员财物或者其他不正当利益。

（3）药品上市许可持有人、药品生产企业、药品经营企业，或其委派的药品销售人员，不得在没有签订药品购销合同的情况下，带药品现货销售。企业派出的医药代表也不得现货销售药品。以上违法行为按无证经营处理。

（4）药品经营企业的药品宣传广告，未取得药品广告批准文号的，不得发布。详见药品广告管理的有关章节。

（5）法律、法规禁止的其他经营行为，见有关的法律、法规。

第 3 节　药品经营质量管理规范

案例 8-1

某年 6 月，80 岁高龄，患有高血压、气管炎以及皮炎等多种疾病的顾老先生，让家人到某大药房购买了一盒血毒清胶囊。顾老先生服用后，感到不适，就停止服药。7 月 10 日，顾老先生高烧不退，被送至医院，7 月 27 日，因抢救无效而死亡。死者家属一纸诉状将这家药房告到法院，要求该药房对顾老先生之死承担赔偿责任。经查，血毒清胶囊中含有乙双吗啉，服用乙双吗啉可引起再生障碍性贫血等不良反应。该大药房销售的血毒清胶囊，经市药品检验部门检验认定系盗用他人批准文号生产的假药。原审法院认为，被告某大药房违法销售假药，致使顾死亡。据此，原审法院判决该大药房赔偿原告医疗费、护理费、死亡赔偿金等共计 5 万余元。

问题：从药品采购的角度谈一谈，药店能不能避免此事件的发生，应该如何避免？

一、GSP 概述

《药品经营质量管理规范》，简称 GSP。药品经营过程的质量管理，是药品生产质量管理的延伸，也是药品使用质量管理的前提和保证。在我国，GSP 是药品经营企业建立和实施质量保证体系的依据和操作原则。《药品管理法》第五十三条规定，从事药品经营活动，应当遵守药品经营质量管理规范，建立健全药品经营质量管理体系，保证药品经营全过程持续符合法定要求。药品经营企业的法定代表人、主要负责人对本企业的药品经营活动全面负责。2016 年 7 月 13 日国家食品药品监督管理总局发布了总局令第 28 号《关于修改〈药品经营质量管理规范〉的决定修正》。《药品经营质量管理规范》共 4 章，分为总则（4 条）、药品批发的质量管理（115 条）、药品零售的质量管理（58 条）和附则（7 条），共计 184 条。GSP 的实质是控制药品流通环节所有可能发生质量事故的因素，是防止质量事故发生的一整套管理程序。

（一）GSP 的相关术语

1. 在职　与企业确定劳动关系的在册人员。

2. 在岗　相关岗位人员在工作时间内在规定的岗位履行职责。

3. 首营企业　采购药品时，与本企业首次发生供需关系的药品生产或者经营企业。

4. 首营品种　本企业首次采购的药品。

5. 原印章　企业在购销活动中，为证明企业身份在相关文件或者凭证上加盖的企业公章、发票专用章、质量管理专用章、药品出库专用章的原始印记，不能是印刷、影印、复印等复制后的印记。

6. 待验　对到货、销后退回的药品采用有效的方式进行隔离或者区分，在入库前等待质量验收的状态。

7. 零货 拆除了用于运输、储藏包装的药品。

8. 拼箱发货 将零货药品集中拼装至同一包装箱内发货的方式。

9. 拆零销售 将最小包装拆分销售的方式。

10. 国家有专门管理要求的药品 国家对蛋白同化制剂、肽类激素、含特殊药品复方制剂等品种实施特殊监管措施的药品。

考点：GSP 的相关术语

（二）GSP 的适用范围

GSP 是国家为规范我国药品经营企业制定的专业性质量管理规范，是药品经营管理和质量控制的基本准则。企业应当在药品采购、储存、销售、运输等环节采取有效的质量控制措施，确保药品质量。药品经营企业应严格执行本规范。药品生产企业销售药品、药品流通过程中其他涉及储存与运输药品的，也应当符合 GSP 的相关要求。

（三）实施 GSP 的意义

实施 GSP 对于提高药品经营企业质量管理水平，规范企业药品经营行为，净化药品市场，加强药品监管，保证药品质量，保障人体用药安全，促进医药事业的健康发展都有极其重要而深远的意义。

1984 年，国家医药管理局制定了《医药商品质量管理规范（试行）》，在我国医药行业试行。1992 年，《医药商品质量管理规范（试行）》经修订由国家医药管理局正式发布实施，使其正式成为实行医药行业管理的部门规章。2000 年 4 月 30 日，国家药品监督管理局以第 20 号局令发布了《药品经营质量管理规范》，自 2000 年 7 月 1 日起施行。2012 年 11 月 6 日，卫生部部务会议第一次修订通过《药品经营质量管理规范》。2015 年 5 月，国家食品药品监督管理总局局务会议第二次修订通过《药品经营质量管理规范》。2016 年 6 月，国家食品药品监督管理总局令第 28 号再次对 GSP 进行了局部内容修正。2019 年 12 月 1 日施行的《中华人民共和国药品管理法》规定不再进行药品经营质量管理规范认证，标志着药品经营全过程应持续符合法定要求。

（四）GSP 的特点

1. 质量管理体系 GSP 从人员、机构、设施设备、体系文件等质量管理要素的各个方面，对药品经营企业的采购、验收、储存、养护、销售、运输、售后管理等环节进行规定。GSP 明确要求企业应建立质量管理体系，设立质量管理部门或者配备质量管理人员，对质量管理制度、质量管理教育和培训、各岗位质量管理的流程和记录报告、文件管理等都提出了详细要求，还规定了文件管理的及时性。

2. 从业人员要求 企业负责人是药品质量的主要责任人，全面负责企业日常管理，负责提供必要的条件，保证质量管理部门和质量管理人员有效履行职责。企业质量负责人应当由高层管理人员担任，全面负责药品质量管理工作，独立履行职责，在企业内部对药品质量管理具有裁决权。GSP 要求企业质量负责人应当具备执业药师资格，同时提高了质量管理部门负责人以及质管、验收、养护等岗位人员的资质要求。企业还要为销售特殊管理的药品、国家有专门管理要求的药品、冷藏药品的人员接受相应培训提供条件；还应当按照国家有关规定配备执业药师，由执业药师负责处方审核，并指导合理用药，对药学服务提出了更高要求。

3. 硬件要求 在硬件方面，全面推行计算机信息化管理，对计算机系统操作权限的审核、控制及质量管理基础数据的维护作出了明确要求；明确规定零售药店的营业场所要有监测、调控温度的设备，经营冷藏药品的，必须有专用冷藏设备。并强调了要按规定设置计算机系统，对信息化管理提出了更高的要求，要保证数据的完整性和可追溯性。

4. 引入了供应链管理理念和冷链管理要求　GSP 引入了供应链管理理念，延伸了对药品经营环节上、下游监管的范围，提出药品流通全过程、全方位管理的要求。此外，药品生产企业销售药品过程中涉及药品储存、运输环节都要符合 GSP 的相关要求，填补了以往药品流通过程中的监管空白。另外，增加了冷链管理要求，对以往企业经营管理中的薄弱环节进行了更细致的规定，如配置具有特殊条件要求的冷库、专用的冷藏运输车辆以及冷藏箱或保温箱等设施设备。同时对冷链药品的采购、收货、验收、保管、养护、发货、运输的过程以及之间的交接程序都作了具体规定，特别是针对运输过程中的温度要求，通过在发货和收货两个环节的温度查验进行控制。

二、GSP 的主要内容

本规范是药品经营管理和质量控制的基本准则，药品经营企业应当坚持诚实守信，依法经营；禁止任何虚假欺骗行为；应当在药品采购、储存、销售、运输等环节采取有效的质量控制措施，确保药品质量。

（一）GSP 关于质量管理体系的规定

药品批发企业应当依据有关法律法规及 GSP 的要求建立质量管理体系，确定质量方针，制定质量管理体系文件，开展质量策划、质量保证、质量控制、质量改进和质量风险管理等活动。质量方针文件应当明确企业总的质量目标和要求，并贯彻到药品经营活动的全过程。质量管理体系应当与其经营范围和规模相适应，包括组织机构、人员、设施设备、质量管理体系文件及相应的计算机系统等。

药品批发企业应当定期以及在质量管理体系关键要素发生重大变化时，组织开展企业内部审计（简称“内审”），并对内审的情况进行分析，依据分析结论制定相应的质量管理体系改进措施，不断提高质量控制水平，保证质量管理体系持续有效运行；采用前瞻或者回顾的方式，对药品流通过程中的质量风险进行评估、控制、沟通和审核；对药品供货单位、购货单位的质量管理体系进行评价，确认其质量保证能力和质量信誉，必要时进行实地考察。GSP 规定企业应当全员参与质量管理。各部门、各岗位人员应当正确理解并履行职责，承担相应的质量责任。

药品零售企业应当按照有关法律法规及 GSP 要求制定质量管理文件，开展质量管理活动，确保药品的质量。企业应当具有与其经营范围和规模相适应的经营条件，包括组织机构、人员、设施设备、质量管理文件，并按照规定设置计算机系统。

考点：GSP 关于质量管理体系的规定

（二）GSP 关于组织机构与质量管理职责的规定

药品批发企业应设立与其经营活动和质量管理相适应的组织机构或者岗位，明确规定其职责、权限及相互关系。GSP 要求药品批发企业设置质量管理部门，药品零售企业设置质量管理部门或者配备质量管理人员，有效开展质量管理工作，质量管理部门的职责不得由其他部门及人员履行（表 8-1）。

表 8-1　药品经营企业质量管理部门职责

药品经营企业	设置的质量管理部门或者配备的质量管理人员职责
药品批发企业	1. 督促相关部门和岗位人员执行药品管理的法律法规及本规范 2. 组织制订质量管理体系文件，并指导、监督文件的执行 3. 负责对供货单位和购货单位的合法性、购进药品的合法性以及供货单位销售人员、购货单位采购人员的合法资格进行审核，并根据审核内容的变化进行动态管理 4. 负责质量信息的收集和管理，并建立药品质量档案 5. 负责药品的验收，指导并监督药品采购、储存、养护、销售、退货、运输等环节的质量管理工作

续表

药品经营企业	设置的质量管理部门或者配备的质量管理人员职责
药品批发企业	6. 负责不合格药品的确认，对不合格药品的处理过程实施监督
	7. 负责药品质量投诉和质量事故的调查、处理及报告
	8. 负责假劣药品的报告
	9. 负责药品质量查询
	10. 负责指导设定计算机系统质量控制功能
	11. 负责计算机系统操作权限的审核和质量管理基础数据的建立及更新
	12. 组织验证、校准相关设施设备
	13. 负责药品召回的管理
	14. 负责药品不良反应的报告
	15. 组织质量管理体系的内审和风险评估
	16. 组织对药品供货单位及购货单位质量管理体系和服务质量的考察和评价
	17. 组织对被委托运输的承运方运输条件和质量保障能力的审查
	18. 协助开展质量管理教育和培训
	19. 其他应当由质量管理部门履行的职责
药品零售企业	1. 督促相关部门和岗位人员执行药品管理的法律法规及本规范
	2. 组织制订质量管理文件，并指导、监督文件的执行
	3. 负责对供货单位及其销售人员资格证明的审核
	4. 负责对所采购药品合法性的审核
	5. 负责药品的验收，指导并监督药品采购、储存、陈列、销售等环节的质量管理工作
	6. 负责药品质量查询及质量信息管理
	7. 负责药品质量投诉和质量事故的调查、处理及报告
	8. 负责对不合格药品的确认及处理
	9. 负责假劣药品的报告
	10. 负责药品不良反应的报告
	11. 开展药品质量管理教育和培训
	12. 负责计算机系统操作权限的审核、控制及质量管理基础数据的维护
	13. 负责组织计量器具的校准及检定工作
	14. 指导并监督药学服务工作
	15. 其他应当由质量管理部门或者质量管理人员履行的职责

考点：药品经营企业质量管理部门职责

（三）GSP 关于质量管理文件的规定

企业制定质量管理体系文件应当符合企业实际。文件包括质量管理制度、部门及岗位职责、操作规程、档案、报告、记录和凭证等。具体内容见表 8-2。文件的起草、修订、审核、批准、分发、保管以及修改、撤销、替换、销毁等应当按照文件管理操作规程进行，并保存相关记录。此外，文件应当定期审核、修订，使用的文件应为现行版本，已废止或者已失效的文件除留档备查外，不得在工作现场出现。文件应当标明题目、种类、目的以及文件编号和版本号。文件应当分类存放，便于查阅。书面记录及凭证应当及时填写，并做到字迹清晰，不得随意涂改。更改记录的，应当注明更改理由并签注姓名、日期，保持原有信息清晰可辨。记录及凭证应当至少保存 5 年。疫苗、特殊管理的药品的记录及凭证按相关规定保存。

考点：GSP 关于质量管理文件的规定

表 8-2　药品经营企业质量管理文件具体内容

项目	药品批发企业	药品零售企业
质量管理制度	1. 质量管理体系内审的规定 2. 质量否决权的规定 3. 质量管理文件的管理 4. 质量信息的管理 5. 供货单位、购货单位，供货单位销售人员及购货单位采购人员等资格审核的规定 6. 药品采购、收货、验收、储存、养护、销售、出库、运输的管理 7. 特殊管理的药品的规定 8. 药品有效期的管理 9. 不合格药品、药品销毁的管理 10. 药品退货的管理 11. 药品召回的管理 12. 质量查询的管理 13. 质量事故、质量投诉的管理 14. 药品不良反应报告的规定 15. 环境卫生，人员健康的规定 16. 质量方面的教育，培训及考核的规定 17. 设施设备保管和维护的管理 18. 设施设备验证和校准的管理 19. 记录和凭证的管理 20. 计算机系统的管理 21. 药品追溯的规定 22. 其他应当规定的内容	1. 药品采购、验收、陈列、销售等环节的管理，设置库房的还应当包括储存、养护的管理 2. 供货单位和采购品种的审核 3. 处方药销售的管理 4. 药品拆零的管理 5. 特殊管理的药品和国家有专门管理要求的药品的管理 6. 记录和凭证的管理 7. 收集和查询质量信息的管理 8. 质量事故、质量投诉的管理 9. 中药饮片处方审核、调配、核对的管理 10. 药品有效期的管理 11. 不合格药品、药品销毁的管理 12. 环境卫生，人员健康的规定 13. 提供用药咨询，指导合理用药等药学服务的管理 14. 人员培训及考核的规定 15. 药品不良反应报告的规定 16. 计算机系统的管理 17. 执行药品电子监管的规定 18. 其他应当规定的内容
部门及岗位职责	1. 质量管理、采购、储存、销售、运输、财务和信息管理等部门职责 2. 企业负责人，质量负责人及质量管理、采购、储存、销售、运输、财务和信息管理等部门负责人的岗位职责 3. 质量管理、采购、收货、验收、储存、养护、销售、出库复核、运输、财务、信息管理等岗位职责 4. 与药品经营相关的其他岗位职责	1. 企业负责人、质量管理、采购、验收、营业员以及处方审核、调配等岗位的职责；设置库房的还应当包括储存、养护等岗位职责 2. 质量管理岗位、处方审核岗位的职责不得由其他岗位人员代为履行
操作规程	企业应当制定药品采购、收货、验收、储存、养护、销售、出库复核、运输等环节及计算机系统的操作规程	1. 药品采购、验收、销售 2. 处方审核、调配、核对 3. 中药饮片处方审核、调配、核对 4. 药品拆零销售 5. 特殊管理的药品和国家有专门管理要求的药品的销售 6. 营业场所药品陈列及检查 7. 营业场所冷藏药品的存放 8. 计算机系统的操作和管理 9. 设置库房的还应当包括储存和养护的操作规程

续表

项目	药品批发企业	药品零售企业
记录	企业应当建立药品采购、验收、养护、销售、出库复核、销后退回和购进退出、运输、储运温湿度监测、不合格药品处理等相关记录	企业应当建立药品采购、验收、销售、陈列检查、温湿度监测、不合格药品处理等相关记录
	书面记录及凭证应当及时填写，并做到字迹清晰，不得随意涂改，不得撕毁。更改记录的，应当注明理由、日期并签名，保持原有信息清晰可辨，记录做到真实、完整、准确、有效和可追溯。记录及凭证应当至少保存 5 年，疫苗、特殊管理的药品的记录及凭证按相关规定保存。通过计算机系统记录数据时，相关岗位人员应当按照操作规程，通过授权及密码登录计算机系统，进行数据的录入	

（四）GSP 关于人员与培训的规定

药品经营企业应在建立保证质量管理体系有效运行机构的基础上，配备符合相应岗位资质要求人员，并通过培训等方式不断提高员工职业能力和素质。

1. 人员要求 企业从事药品经营和质量管理工作的人员，应当符合有关法律法规及 GSP 规定的资格要求，不得有相关法律法规禁止从业的情形。

药品批发企业负责人是药品质量的主要责任人，全面负责企业日常管理；要求具有大学专科以上学历或者中级以上专业技术职称，经过基本的药学专业知识培训，熟悉有关药品管理的法律法规及 GSP。质量负责人应当由高层管理人员担任，全面负责药品质量管理工作，独立履行职责，在企业内部对药品质量管理具有裁决权。质量负责人应当具有大学本科以上学历、执业药师资格和 3 年以上药品经营质量管理工作经历，在质量管理工作中具备正确判断和保障实施的能力。药品批发企业从事与质量相关工作的其他人员应符合相应的资质要求（表 8-3）。

表 8-3 药品批发企业相关岗位人员要求

岗位	学历/专业	职称/资格	经历	要求
企业负责人	大专以上	中级以上	—	其一
质量负责人	本科以上	执业药师	3 年以上药品经营质量管理工作经历	全部
质量机构负责人	—	执业药师	3 年以上药品经营质量管理工作经历	全部
质量管理工作人员	药学中专或相关专业大专以上	药师初级以上专业技术职称	—	其一
采购人员	药学或相关专业中专以上	—	—	—
验收、养护人员	药学或相关专业中专以上	药师初级以上专业技术职称	—	其一
销售、储存人员	高中以上文化程度	—	—	—
中药材、中药饮片验收人员	中药学专业中专以上	中药学中级以上专业技术职称	—	其一
中药材、中药饮片养护人员	中药学专业中专以上	中药学初级以上专业技术职称	—	其一
疫苗质量管理和验收人员	预防医学、药学、微生物学或者医学等专业本科以上学历	中级以上专业技术职称	3 年以上从事疫苗管理或者技术工作经历	全部

药品零售企业法定代表人或者企业负责人应当具备执业药师资格。GSP 要求药品零售企业应当按照国家有关规定配备执业药师，负责处方审核，指导合理用药。质量管理、验收、采购人员应当具有药学或者医学、生物、化学等相关专业学历或者具有药学专业技术职称。从事中药饮片质量管理、验收、采购人员应当具有中药学中专以上学历或者具有中药学专业初级以上专业技术职称。营业员应当

具有高中以上文化程度或者符合省级药品监督管理部门规定的条件。中药饮片调剂人员应当具有中药学中专以上学历或者具备中药调剂员资格。

GSP 对人员健康进行了具体规定。批发企业、零售企业应当对直接接触药品岗位的人员进行岗前及年度健康检查，并建立健康档案。患有传染病或者其他可能污染药品的疾病的，不得从事直接接触药品的工作。身体条件不符合相应岗位特定要求的，不得从事相关工作。

2. 培训要求 药品批发和零售企业应当对各岗位人员进行与其职责和工作内容相关的岗前培训和继续培训，以符合 GSP 的要求。培训内容应当包括相关法律法规、药品专业知识及技能、质量管理制度、职责及岗位操作规程等。企业应当按照培训管理制度制订年度培训计划并开展培训，使相关人员能正确理解并履行职责。培训工作应当做好记录并建立档案。从事特殊管理的药品和冷藏冷冻药品的储存、运输等工作的人员，应当接受相关法律法规和专业知识培训并经考核合格后方可上岗。

考点：GSP 关于人员与培训的规定

（五）GSP 关于设施与设备的规定

1. 药品批发企业设施与设备 企业应当具有与其药品经营范围、经营规模相适应的经营场所和库房。库房的选址、设计、布局、建造、改造和维护应当符合药品储存的要求，防止药品的污染、交叉污染、混淆和差错。药品储存作业区、辅助作业区应当与办公区和生活区分开一定距离或者有隔离措施。库房的规模及条件应当满足药品的合理、安全储存，便于开展储存作业，并达到表 8-4 的要求。

表 8-4 药品批发企业库房要求

项目	功能	要求
库房	储存、保管、养护药品和有关物资	库房内外环境整洁，无污染源，库区地面硬化或者绿化，库房内墙、顶光洁，地面平整，门窗结构严密 库房有可靠的安全防护措施，能够对无关人员进入实行可控管理，防止药品被盗、替换或者混入假药 有防止室外装卸、搬运、接收、发运等作业受异常天气影响的措施

库房应配备相应的设备，经营冷藏、冷冻药品的，应当配备相应设施设备，见表 8-5。经营中药材、中药饮片的，应当有专用的库房和养护工作场所，直接收购地产中药材的应当设置中药样品室（柜）。

运输药品应当使用封闭式货物运输工具。运输冷藏、冷冻药品的冷藏车及车载冷藏箱、保温箱应当符合药品运输过程中对温度控制的要求。冷藏车具有自动调控温度、显示温度、存储和读取温度监测数据的功能；冷藏箱及保温箱具有外部显示和采集箱体内温度数据的功能。应定期检查储存、运输设施设备，由专人负责清洁和维护，并建立记录和档案。

表 8-5 药品批发企业应配备的库房设备

库房应当配备以下设施设备	储存、运输冷藏、冷冻药品的企业应当配备的设备
1. 药品与地面之间有效隔离的设备	1. 与其经营规模和品种相适应的冷库，储存疫苗的应当配备两个以上独立冷库
2. 避光、通风、防潮、防虫、防鼠等设备	2. 用于冷库温度自动监测、显示、记录、调控、报警的设备
3. 有效调控温湿度及室内外空气交换的设备	3. 冷库制冷设备的备用发电机组或者双回路供电系统
4. 自动监测、记录库房温湿度的设备	4. 冷藏车及车载冷藏箱或者保温箱等设备
5. 符合储存作业要求的照明设备	5. 对有特殊低温要求的药品，应当配备符合其储存要求的设施设备
6. 用于零货拣选、拼箱发货操作及复核的作业区域和设备	
7. 包装物料的存放场所	
8. 验收、发货、退货的专用场所	
9. 不合格药品专用存放场所	
10. 经营特殊管理药品有符合国家规定的储存设施	

2. 药品零售企业设施与设备 药品零售企业的营业场所应当与其药品经营范围、经营规模相适应，并与药品储存、办公、生活辅助及其他区域分开。营业场所应当具有相应设施或者采取其他有效措施，避免药品受室外环境的影响，并做到宽敞、明亮、整洁、卫生。企业应当建立能够符合经营和质量管理要求的计算机系统，并满足药品追溯的要求。营业场所和仓库要求具体见表 8-6。

3. 库房区域设置 药品的质量管理状态要求，应将仓库划分为待验库（区）、合格品库（区）、发货库（区）、不合格库（区）、退货库（区）及中药饮片零货称取库（区）。其中，常温库温度控制在 10～30℃，阴凉库温度应在 0～20℃，冷库温度控制在 2～10℃，各类型仓库的相对湿度应保持在 35%～75%。

4. 校准与验证 药品经营企业应当按照国家有关规定对计量器具、温湿度监测设备等定期进行校准或者检定。根据相关验证管理制度，对冷库、储运温湿度监测系统以及冷藏运输等设施设备进行使用前验证、定期验证及停用时间超过规定时限的验证，形成验证控制文件，包括验证方案、报告、评价、偏差处理和预防措施等。验证应当按照预先确定和批准的方案实施，验证报告应当经过审核和批准，验证文件应当存档。企业应当根据验证确定的参数和条件，正确、合理使用相关设施设备。

考点：GSP 关于设施与设备的规定

表 8-6 药品零售企业营业场所和仓库要求

	要求	应配备的设备
营业场所	应当与其药品经营范围、经营规模相适应，并与药品储存、办公、生活辅助及其他区域分开 应当具有相应设施或采取其他有效措施，避免药品受室外环境的影响	1. 货架和柜台 2. 监测、调控温度 3. 货架和柜台应有经营中药饮片、存放饮片和处方调配的设备 4. 经营冷藏药品的，有专用冷藏设备 5. 经营第二类精神药品、毒性中药品种和罂粟壳的，有符合安全规定的专用存放设备 6. 药品拆零销售所需调配工具、包装用品
仓库	内墙、顶光洁，地面平整，门窗结构严密；有可靠的安全防护、防盗等措施	1. 药品与地面之间有效隔离的设备 2. 遮光、通风、防潮、防虫、防鼠等设备 3. 符合储存作业要求的照明设备 4. 有效监测和调控温湿度的设备 5. 验收专用场所 6. 经营冷藏药品的，有与其经营品种及经营规模相适应的专用设备 7. 不合格药品专用存放场所
计算机系统	能够符合经营和质量的管理要求	—

（六）GSP 关于药品批发企业计算机系统的规定

1. 目的和要求

（1）目的　药品批发企业应当建立符合经营全过程管理及质量控制要求的计算机系统，实现药品质量可追溯，并能满足药品电子监管的要求。

（2）要求　企业计算机系统应当符合以下要求。

1）有支持系统正常运行的服务器和终端机。

2）有安全、稳定的网络环境，有固定接入互联网的方式和安全可靠的信息平台。

3）有实现部门之间、岗位之间信息传输和数据共享的局域网。

4）有药品经营业务票据生成、打印和管理功能。

5）有符合本规范要求及企业管理实际需要的应用软件和相关数据库。

2. 数据操作和记录保管　各类数据的录入、修改、保存等操作应当符合授权范围、操作规程和管理制度的要求，保证数据原始、真实、准确、安全和可追溯。计算机系统运行中涉及企业经营和管理的数据应当采用安全、可靠的方式储存并按日备份，备份数据应当存放在安全场所，记录及凭证数据应至少保存5年。

（七）GSP关于药品采购的规定

1. 药品批发企业的采购活动要求　应确定供货单位的合法资格，确定所购入药品的合法性，核实供货单位销售人员的合法资格，与供货单位签订质量保证协议。

（1）首营审核　采购中涉及的首营企业、首营品种，采购部门应当填写相关申请表格，经过质量管理部门和企业质量负责人的审核批准。必要时应当组织实地考察，对供货单位质量管理体系进行评价。具体审核项目见表8-7。

表8-7　首营企业和首营品种的审核项目

	审核项目
首营企业	1. 药品生产许可证或者药品经营许可证复印件 2. 营业执照、税务登记、组织机构代码的证件复印件，以及上一年度企业年度报告公示情况等 3. GMP认证证书或者GSP认证证书复印件 4. 相关印章、随货同行单（票）样式 5. 开户户名、开户银行及账号 注：以上资料均须加盖首营企业公章原印章。根据新修订的《药品管理法》，自2019年12月1日起，GSP认证、GMP认证被全面取消，不再受理GSP认证、GMP认证申请，也不再发放GSP证书
首营品种	1. 药品的合法性 2. 加盖供货单位公章原印章的药品生产或者进口批准证明文件复印件

（2）核实、留存供货单位销售人员资料　企业应当核实、留存供货单位销售人员以下资料。

加盖供货单位公章原印章的销售人员身份证复印件；加盖供货单位公章原印章和法定代表人印章或者签名的授权书，授权书应当载明被授权人姓名、身份证号码，以及授权销售的品种、地域、期限；供货单位及供货品种相关资料。

（3）质量保证协议　企业与供货单位签订的质量保证协议至少包括以下内容：

明确双方质量责任；供货单位应当提供符合规定的资料且对其真实性、有效性负责；供货单位应当按照国家规定开具发票；药品质量符合药品标准等有关要求；药品包装、标签、说明书符合有关规定；药品运输的质量保证及责任；质量保证协议的有效期限。

（4）票据管理　采购药品时，企业应当向供货单位索取发票。发票应当列明药品的通用名称、规格、单位、数量、单价、金额等；不能全部列明的，应当附销售货物或者提供应税劳务清单，并加盖供货单位发票专用章原印章、注明税票号码。发票上的购、销单位名称及金额、品名应当与付款流向及金额、品名一致，并与财务账目内容相对应。发票按有关规定保存。

（5）采购记录　采购药品应当建立采购记录。采购记录应当有药品的通用名称、剂型、规格、生产厂商、供货单位、数量、价格、购货日期等内容，采购中药材、中药饮片的还应当标明产地。发生灾情、疫情、突发事件或者临床紧急救治等特殊情况，以及其他符合国家有关规定的情形，企业可采用直调方式购销药品。

链接 药品直调和质量保证

药品采购应严格按照 GSP 规定的程序进行，原则上不允许进行药品直调。当发生灾情、疫情、突发事件或者临床紧急救治等特殊情况，以及其他符合国家有关规定的情形，药品经营企业可采用直调方式购销药品，将已采购的药品不入本企业仓库，直接从供货单位发送到购货单位，并建立专门的采购记录，保证有效的质量跟踪和追溯。进行药品直调的，可委托购货单位进行药品验收。购货单位应当严格按照 GSP 的要求验收药品，并建立专门的直调药品验收记录。验收当日应当将验收记录相关信息传递给直调企业。直调药品出库时，由供货单位开具两份随货同行单（票），分别发往直调企业和购货单位。随货同行单（票）的内容应当符合 GSP 第七十三条第二款的要求，还应当标明直调企业名称。

（6）综合质量评审和动态跟踪管理　企业应当定期对药品采购的整体情况进行综合质量评审，建立药品供应商质量档案，并进行动态跟踪管理。

2. 药品零售企业药品采购　药品零售企业采购药品，应当符合批发企业关于采购的相关规定。

考点：GSP 关于药品采购的规定

（八）GSP 关于收货与验收的规定

1. 批发企业收货与验收要求

（1）收货要求　企业应当按照规定的程序和要求对到货药品逐批进行收货、验收，防止不合格药品入库。药品到货时，收货人员应当核实运输方式是否符合要求，并对照随货同行单（票）和采购记录核对药品，做到票、账、货相符。随货同行单（票）应当包括供货单位、生产厂商，药品的通用名称、剂型、规格、批号、数量、收货单位、收货地址、发货日期等内容，并加盖供货单位药品出库专用章原印章。冷藏、冷冻药品到货时，应当对其运输方式及运输过程的温度记录、运输时间等质量控制状况进行重点检查并记录。不符合温度要求的应当拒收。收货人员对符合收货要求的药品应当按品种特性要求放于相应的待验区域，或者设置状态标志，通知验收。冷藏冷冻药品应当在冷库内待验。

（2）验收要求　企业验收药品应当按照药品批号查验同批号的检验报告书，供货单位为批发企业的，检验报告书应当加盖其质量管理专用章原印章。检验报告书的传输和保存可以采用电子数据形式，但应当保证其合法性和有效性。待验药品的抽样原则、验收内容及验收记录内容等详见表 8-8。药品收货验收流程见图 8-1。

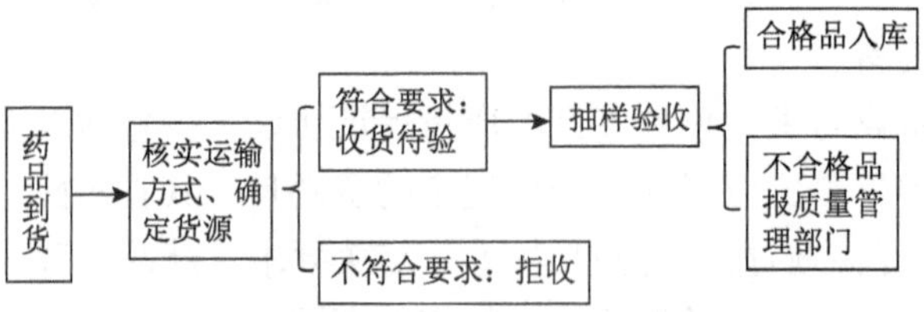

图 8-1　药品批发企业收货验收流程图

企业应当建立库存记录，验收合格的药品应当及时入库登记；验收不合格的，不得入库，并由质量管理部门处理。企业进行药品直调的，可委托购货单位进行药品验收，购货单位应当严格按照 GSP 的要求验收药品，并建立专门的直调药品验收记录。验收当日应当将验收记录的相关信息传递给直调企业。

表 8-8　药品批发企业药品验收相关事项具体要求

项目	要求
抽样原则	1. 同一批号的药品应当至少检查一个最小包装，但生产企业有特殊质量控制要求或者打开最小包装可能影响药品质量的，可不打开最小包装；同一批号药品整件数量在 2 件及以下的，应全部抽样；整件数量在 2 件以上至 50 件以下的，至少抽样检查 3 件；整件数量在 50 件以上的，每增加 50 件至少增加抽样 1 件，不足 50 件的按 50 件计。开箱检查应从每整件的上、中、下不同位置随机抽样至最小包装，每整件药品中至少抽取 3 个最小包装 2. 破损、污染、渗液、封条损坏等包装异常以及零货、拼箱的，应当开箱检查至最小包装 3. 外包装及封签完整的原料药、实施批签发管理的生物制品，可不开箱检查
验收内容	检查抽样药品的外观、包装、标签、说明书以及相关的证明文件
验收记录内容	药品的通用名称、剂型、规格、批准文号、批号、生产日期、有效期、生产厂商、供货单位、到货数量、到货日期、验收合格数量、验收结果等内容，验收人员应当在验收记录上签署姓名和验收日期
中药材验收记录内容	品名、产地、供货单位、到货数量、验收合格数量
中药饮片验收记录内容	品名、规格、批号、产地、生产日期、生产厂商、供货单位、到货数量、验收合格数量等内容，实施批准文号管理的中药饮片还应当记录批准文号

考点：GSP 关于药品收货和验货的规定

2. 零售企业收货与验收要求　药品到货时，收货人员应当按采购记录，对照供货单位的随货同行单（票）核实药品实物，做到票、账、货相符。企业应当按规定的程序和要求对到货药品逐批进行验收，并按照 GSP 第八十条规定做好验收记录。验收抽取的样品应当具有代表性。冷藏药品到货时，应当按照 GSP 第七十四条规定进行检查。验收药品应当按照 GSP 第七十六条规定查验药品检验报告书。特殊管理的药品应当按照相关规定进行验收。验收合格的药品应当及时入库或者上架，验收不合格的，不得入库或者上架，并报告质量管理人员处理。

（九）储存与养护

药品的储存与养护是保证在库药品质量的重要环节，药品经营质量管理规范对此作了详细要求。另外，企业应当采用计算机系统对库存药品的有效期进行自动跟踪和控制，采取近效期预警及超过有效期自动锁定等措施，防止过期药品销售。药品因破损而导致液体、气体、粉末泄漏时，应当迅速采取安全处理措施，防止对储存环境和其他药品造成污染。对质量可疑的药品应当立即采取停售措施，并在计算机系统中锁定，同时报告质量管理部门确认。

1. 批发企业药品储存　企业应当根据药品的质量特性对药品进行合理储存，并符合以下要求。

（1）按包装标示的温度要求储存药品，包装上没有标示具体温度的，按照《中华人民共和国药典》规定的贮藏要求进行储存。

（2）储存药品相对湿度为 35%～75%。

（3）在人工作业的库房储存药品，按质量状态实行色标管理：合格药品为绿色，不合格药品为红色，待确定药品为黄色。

（4）储存药品应当按照要求采取避光、遮光、通风、防潮、防虫、防鼠等措施。

（5）搬运和堆码药品应当严格按照外包装要求规范操作，堆码高度符合包装图示要求，避免损坏药品包装。

（6）药品按批号堆码，不同批号的药品不得混垛，垛间距不小于 5cm，与库房内墙、顶、温度调控设备及管道等设施间距不小于 30cm，与地面间距不小于 10cm。

（7）药品与非药品、外用药与其他药品分开存放，中药材和中药饮片分库存放。

（8）特殊管理的药品应当按照国家有关规定储存。

（9）拆除外包装的零货药品应当集中存放。

（10）储存药品的货架、托盘等设施设备应当保持清洁，无破损和杂物堆放。

（11）未经批准的人员不得进入储存作业区，储存作业区内的人员不得有影响药品质量和安全的行为。

（12）药品储存作业区内不得存放与储存管理无关的物品。

2. 批发企业药品养护 药品养护人员应当根据库房条件、外部环境、药品质量特性等对药品进行养护，主要内容是：

（1）指导和督促储存人员对药品进行合理储存与作业。

（2）检查并改善储存条件、防护措施、卫生环境。

（3）对库房温湿度进行有效监测、调控。

（4）按照养护计划对库存药品的外观、包装等质量状况进行检查，并建立养护记录；对储存条件有特殊要求的或者有效期较短的品种应当进行重点养护。

（5）发现有问题的药品应当及时在计算机系统中锁定和记录，并通知质量管理部门处理。

（6）对中药材和中药饮片应当按其特性采取有效方法进行养护并记录，所采取的养护方法不得对药品造成污染。

（7）定期汇总、分析养护信息。

3. 对质量可疑药品的处理 对质量可疑药品应当立即采取停售措施，并在计算机系统中锁定，同时报告质量管理部门确认。对存在质量问题的药品应当采取以下措施：

（1）存放于标志明显的专用场所，并有效隔离，不得销售。

（2）怀疑为假药的，及时报告药品监督管理部门。

（3）属于特殊管理的药品，按照国家有关规定处理。

（4）不合格药品的处理过程应当有完整的手续和记录。

（5）对不合格药品应当查明并分析原因，及时采取预防措施。

4. 零售企业的库房设置 零售企业设置库房的，库房的药品储存与养护管理应当符合批发企业库房储存与养护的相关规定。

考点：GSP 关于药品储存与养护的规定

（十）药品陈列

药品零售企业应当对营业场所温度进行监测和调控，以使营业场所的温度符合常温要求；企业应当定期进行卫生检查，保持环境整洁。存放、陈列药品的设备应当保持清洁卫生，不得放置与销售活动无关的物品，并采取防虫、防鼠等措施防止污染药品。药品应按剂型、用途以及储存要求分类陈列，并设醒目标志，类别标签字迹清晰、放置准确。药品放置于货架（柜），摆放整齐有序，避免阳光直射。处方药、非处方药分区陈列，并有处方药、非处方药专用标识。处方药不得采用开架自选的方式陈列和销售。外用药与其他药品分开摆放。拆零销售的药品集中存放于拆零专柜或者专区。药品的其他陈列要求应当符合表 8-9 的要求。

表 8-9 药品的其他陈列要求

项目	具体要求
特殊管理要求	第二类精神药品、毒性中药品种和罂粟壳不得陈列
冷藏药品	冷藏药品放在冷藏设备中，按规定对温度进行监测和记录，并保证存放温度符合要求
中药饮片	中药饮片柜斗谱的书写应当正名正字；装斗前应当复核，防止错斗、串斗；应当定期清斗，防止饮片生虫、发霉、变质；不同批号的饮片装斗前应当清斗并记录

为了保证药品质量，企业应当定期对陈列、存放的药品进行检查，重点检查拆零药品和易变质、近效期、摆放时间较长的药品以及中药饮片。发现有质量疑问的药品应当及时撤柜，停止销售，由质量管理人员确认和处理，并保留相关记录。企业应当对药品的有效期进行跟踪管理，防止近效期药品售出后可能发生的过期使用情况。药品零售企业设置库房的，库房的药品储存与养护管理应当符合GSP关于药品批发企业储存与养护的规定。

考点：GSP关于药品陈列的规定

（十一）药品销售管理

药品批发企业应当将药品销售给合法的供货单位，并对购货单位的证明文件、采购人员及提货人员的身份证明进行核实，保证药品销售流向真实、合法。企业应当严格审核购货单位的生产范围、经营范围或者诊疗范围，并按照相应的范围销售药品。

药品零售企业应当在营业场所的显著位置悬挂药品经营许可证、营业执照、执业药师注册证等。营业人员应当佩戴有照片、姓名、岗位等内容的工作牌，是执业药师和药学技术人员的，工作牌还应当标明执业资格或者药学专业技术职称。在岗执业的执业药师应当挂牌明示。销售药品应当符合表8-10的要求。药品批发企业和零售企业关于药品销售的其他要求见表8-11。

表8-10 药品零售企业关于药品销售的要求

项目	药品零售企业关于药品销售的要求
处方审核	处方经执业药师审核后方可调配；对处方所列药品不得擅自更改或者代用，对有配伍禁忌或者超剂量的处方，应当拒绝调配，但经处方医师更正或者重新签字确认的，可以调配；调配处方后经过核对方可销售 处方审核、调配、核对人员应当在处方上签字或者盖章，并按照有关规定保存处方或者其复印件
近效期药	销售近效期药品应当向顾客告知有效期
中药饮片	销售中药饮片做到计量准确，并告知煎服方法及注意事项；提供中药饮片代煎服务，应当符合国家有关规定
人员要求	非本企业在职人员不得在营业场所内从事药品销售相关活动

表8-11 药品批发企业和零售企业关于药品销售的其他要求

项目	药品批发企业	药品零售企业
销售对象	合法的购货单位	消费者
票据要求	开具发票	开具销售凭证
记录要求	销售记录	销售记录
特殊管理的药品	销售特殊要求的药品和国家有专门管理要求的药品	

（十二）药品出库、运输与配送

1. 药品出库

（1）出库复核

1）GSP规定了药品出库时应当对销售记录进行复核。发现以下情况不得出库，并报告质量管理部门处理：①药品包装出现破损、污染、封口不牢、衬垫不实、封条损坏等问题；②包装内有异响或者液体渗漏；③标签脱落、字迹模糊不清或者标识内容与实物不符；④药品已超过有效期；⑤其他异常情况的药品。冷藏、冷冻药品的装箱、装车等作业，应当由专人负责并符合以下要求：①车载冷藏箱或者保温箱在使用前应当达到相应的温度要求；②应当在冷藏环境下完成冷藏、冷冻药品的装箱、封箱工作；③装车前应当检查冷藏车辆的启动、运行状态，达到规定温度后方可装车；④启运时应当做好运输记录，内容包括运输工具和启运时间等。

2）目的是通过对出库药品的药品信息和药品质量状况的再确认，以确保出库药品信息准确、质量合格，杜绝货单不符的药品、不合格的药品出库。

（2）出库复核记录　药品出库复核应当建立记录，包括购货单位，药品的通用名称、剂型、规格、数量、批号、有效期、生产厂商、出库日期、质量状况和复核人员等内容。特殊管理的药品出库应当按照有关规定进行复核。药品拼箱发货的代用包装箱应当有醒目的拼箱标志。药品出库时，应当附加盖企业药品出库专用章原印章的随货同行单（票）。

2. 药品运输与配送　企业应当按照质量管理制度的要求，严格执行运输操作规程，并采取有效措施保证运输过程中的药品质量与安全。运输药品，应当根据药品的包装、质量特性并针对车况、道路、天气等因素，选用适宜的运输工具，采取相应措施防止出现破损、污染等问题。发运药品时，应当检查运输工具，发现运输条件不符合规定的，不得发运。运输药品过程中，运载工具应当保持密闭。企业应当严格按照外包装标示的要求搬运、装卸药品。

企业应当根据药品的温度控制要求，在运输过程中采取必要的保温或者冷藏、冷冻措施。运输过程中，药品不得直接接触冰袋、冰排等蓄冷剂，防止对药品质量造成影响。在冷藏、冷冻药品运输途中，应当实时监测并记录冷藏车、冷藏箱或者保温箱内的温度数据。企业应当制定冷藏、冷冻药品应急预案，对运输途中可能发生的设备故障、异常天气影响、交通拥堵等突发事件，能够采取相应的应对措施。

企业委托其他单位运输药品的，应当对承运方运输药品的质量保障能力进行审计，索取运输车辆的相关资料，符合 GSP 运输设施设备条件和要求的方可委托。企业委托运输药品应当与承运方签订运输协议，明确药品质量责任、遵守运输操作规程和在途时限等内容。企业委托运输药品应当有记录，实现运输过程的质量追溯。记录至少包括发货时间、发货地址、收货单位、收货地址、货单号、药品件数、运输方式、委托经办人、承运单位，采用车辆运输的还应当载明车牌号，并保留驾驶人员的驾驶证复印件。记录应当至少保存 5 年。

已装车的药品应当及时发运并尽快送达。委托运输的，企业应当要求并监督承运方严格履行委托运输协议，防止因在途时间过长影响药品质量。企业应当采取运输安全管理措施，防止在运输过程中发生药品盗抢、遗失、调换等事故。特殊管理的药品的运输应当符合国家有关规定。

考点：GSP 关于药品出库、运输和配送管理的规定

（十三）药品售后管理

药品批发企业应当加强对退货的管理，保证退货环节药品的质量和安全，防止混入假冒药品；应当设置专职或者兼职人员负责售后投诉管理，对投诉的质量问题查明原因，采取有效措施及时处理和反馈，并做好记录，必要时通知供货单位和药品生产企业。对于药品零售企业，除药品质量原因外，药品一经售出，不得退换。零售企业应当在营业场所公布药品监督管理部门的监督电话，设置顾客意见簿，及时处理顾客对药品质量的投诉。药品经营企业应当按照国家有关药品不良反应报告制度的规定，收集、报告药品不良反应信息。发现已售出药品有严重质量问题的，应当及时采取措施追回药品并做好记录，同时向药品监督管理部门报告。药品经营企业应当协助药品生产企业履行召回义务，控制和收回存在安全隐患的药品，并建立药品召回记录。

考点：GSP 关于药品售后管理的规定

第 4 节　互联网药品销售管理

药品安全责任重大，事关人民群众生命健康，党中央、国务院高度重视。为贯彻党中央、国务院关于药品监管“四个最严”要求（最严谨的标准、最严格的监管、最严厉的处罚、最严肃的问责）及一系列决策部署，细化、具化《药品管理法》关于药品网络销售的规定，统筹群众购药便利性和药品安全监管，切实保障公众用药安全和合法权益，国家市场监督管理总局、国家药品监督管理局在深入研究、充分论证的基础上，制定了《药品网络销售监督管理办法》（以下称《办法》），自 2022 年 12 月 1 日起施行。

一、药品网络销售管理

（一）药品网络销售企业的基本条件

《办法》要求药品网络销售企业必须是线下实体药品企业，加强药品质量安全保障和消费者权益保障。《办法》规定，从事药品网络销售的，应当是具备保证网络销售药品安全能力的药品上市许可持有人或者药品经营企业。即药品上市许可持有人或者取得药品经营许可证的经营企业才能开展药品网络销售业务。

（二）药品网络销售的经营方式和经营范围

药品网络销售企业应当按照经过批准的经营方式和经营范围经营。药品网络销售企业为药品上市许可持有人的，仅能销售其取得药品注册证书的药品。未取得药品零售资质的，不得向个人销售药品。疫苗、血液制品、麻醉药品、精神药品、医疗用毒性药品、放射性药品、药品类易制毒化学品等国家实行特殊管理的药品不得在网络上销售，具体目录由国家药品监督管理局组织制定。药品网络零售企业不得违反规定以买药品赠药品、买商品赠药品等方式向个人赠送处方药、甲类非处方药。

（三）处方药网络销售管理

通过网络向个人销售处方药的，应当确保处方来源真实、可靠，并实行实名制。药品网络零售企业应当与电子处方提供单位签订协议，并严格按照有关规定进行处方审核调配，对已经使用的电子处方进行标记，避免处方重复使用。第三方平台承接电子处方的，应当对电子处方提供单位的情况进行核实，并签订协议。药品网络零售企业接收的处方为纸质处方影印版本的，应当采取有效措施避免处方重复使用。

规定处方药与非处方药应当区分展示，并明确在处方药销售主页面、首页面不得直接公开展示包装、标签等信息；通过处方审核前，不得展示说明书等信息，不得提供处方药购买的相关服务，意在强调“先方后药”和处方审核的管理要求。同时，要求处方药销售前应当向消费者充分告知相关风险警示信息并经消费者确认知情，切实防范用药安全风险。

考点：药品网络销售的经营方式和范围

二、平 台 管 理

第三方平台作为“平台管理者”，在药品网络销售活动中发挥着独特作用，是实现药品网络销售规范健康发展的关键一环。压实平台主体责任，强化平台内部管理，对于药品网络销售活动的规范和市场的有序发展至关重要。

《办法》对第三方平台管理作出了一系列规定。平台应当设立药品质量安全管理机构，建立并实施药品质量安全等管理制度，配备药学技术人员，按规定向所在地省级药品监督管理部门备案。应当加强检查，对入驻平台的药品网络销售企业药品信息展示、处方审核、药品销售和配送等行为进行管理，督促其严格履行法定义务。发现不具备资质销售药品等严重违法行为的，应当立即停止提供网络交易平台服务，停止展示药品相关信息。

考点：平台管理要求

三、监督检查

（一）药品网络销售监管的职权划分

国家药品监督管理局主管全国药品网络销售的监督管理工作。省级药品监督管理部门负责本行政区域内药品网络销售的监督管理工作，负责监督管理药品网络交易第三方平台以及药品上市许可持有人、药品批发企业通过网络销售药品的活动。设区的市级、县级承担药品监督管理职责的部门负责本行政区域内药品网络销售的监督管理工作，负责监督管理药品零售企业通过网络销售药品的活动。

（二）药品网络销售监测

《办法》明确，药品监督管理部门应当加强药品网络销售监测工作。省级药品监督管理部门建立的药品网络销售监测平台，应当与国家药品网络销售监测平台实现数据对接。药品监督管理部门对监测发现的违法行为，应当依法进行调查处置。国家药品监督管理局坚持“以网管网”，发挥技术手段在保障药品质量安全方面的突出优势，充分利用药品网络销售监测平台，对药品网络销售活动持续加大监测力度。

药品监督管理部门对第三方平台和药品网络销售企业进行检查时，可以依法采取下列措施：

1. 进入药品网络销售和网络平台服务有关场所实施现场检查。
2. 对网络销售的药品进行抽样检验。
3. 询问有关人员，了解药品网络销售活动相关情况。
4. 依法查阅、复制交易数据、合同、票据、账簿以及其他相关资料。
5. 对有证据证明可能危害人体健康的药品及其有关材料，依法采取查封、扣押措施。
6. 法律、法规规定可以采取的其他措施。必要时，药品监督管理部门可以对为药品研制、生产、经营、使用提供产品或者服务的单位和个人进行延伸检查。

（三）监督处罚及法律责任

对有证据证明可能存在安全隐患的，药品监督管理部门应当根据监督检查情况，对药品网络销售企业或者第三方平台等采取告诫、约谈、限期整改以及暂停生产、销售、使用、进口等措施，并及时公布检查处理结果。

药品监督管理部门应当对药品网络销售企业或者第三方平台提供的个人信息和商业秘密严格保密，不得泄露、出售或者非法向他人提供。

法律、行政法规对药品网络销售违法行为的处罚有规定的，依照其规定。未有规定的按照《办法》第三十二条至第四十条处置，药品监督管理部门发现药品网络销售违法行为涉嫌犯罪的，应当及时将案件移送公安机关。

药品监督管理部门及其工作人员不履行职责或者滥用职权、玩忽职守、徇私舞弊，依法追究法律责任；构成犯罪的，依法追究刑事责任。

链接 药品网络销售典型案例

2023 年 3 月，江西省南昌市市场监督管理局根据国家药品网络销售监测平台监测线索，对某电子商务公司进行检查，发现该商家使用伪造的药品经营许可证通过网络销售布洛芬缓释胶囊等药品，违法所得 1.13 万元，涉案货值金额 1.64 万元。该商家上述行为违反了《药品管理法》第五十一条第一款规定。2023 年 9 月，江西省南昌市市场监督管理局依据《药品管理法》第一百一十五条和《江西省药品监督管理行政处罚裁量权适用规则》第十条第一款规定，对该商家处以没收违法所得 1.13 万元、罚款 10 万元的行政处罚。

目标检测

A 型题

1. 药品经营许可证的有效期是（　　）
   A. 3 年　　B. 4 年
   C. 5 年　　D. 6 年
   E. 10 年
2. 关于药品经营企业从事药品质量管理或检验工作的人员说法不正确的是（　　）
   A. 应该在职在岗，不得在其他企业兼职
   B. 可以在其他单位有兼职工作
   C. 应经专业或岗位培训，取得岗位合格证
   D. 每年应接受省级药品监督管理部门组织的继续教育
   E. 如是跨地域连锁经营的零售连锁企业，应是执业药师
3. 药品零售企业法定代表人应当具备（　　）
   A. 从业药师资格　　B. 执业药师资格
   C. 执业护士资格　　D. 职业经理人资格
   E. 执业医师资格
4. 药品批发企业应向何部门申请药品经营许可证（　　）
   A. 国家药品监督管理部门
   B. 市级药品监督管理部门
   C. 省级药品监督管理部门
   D. 县级药品监督管理部门
   E. 区级药品监督管理部门
5. GSP 规定在库药品实行色标管理，不合格药品为（　　）
   A. 红色　　B. 绿色
   C. 黄色　　D. 橙色
   E. 蓝色
6. GSP 规定储存药品相对湿度为（　　）
   A. 45%～75%　　B. 35%～75%
   C. 35%～65%　　D. 45%～65%
   E. 30%～60%
7. GSP 适用于（　　）
   A. 药品生产企业　　B. 药品批发经营企业
   C. 药品使用单位　　D. 药品零售经营企业
   E. 中华人民共和国境内经营药品的专营或兼营企业
8. GSP 的核心是（　　）
   A. 领导重视　　B. 全员参与
   C. 管理技术　　D. 质量体系
   E. 经济效益
9. GSP 规定药品批发企业销售药品，应当如实开具（　　）
   A. 随货同行单　　B. 销售记录
   C. 发票　　D. 售后凭证
   E. 收据
10. 2016 年修订后的《药品经营质量管理规范》分为（　　）
    A. 四章 184 条　　B. 十一章 75 条
    C. 十章 106 条　　D. 四章 138 条
    E. 八章 87 条
11. 药品验收记录的保存时间为（　　）
    A. 保存至有效期 2 年
    B. 不得少于 5 年，且不少于药品有效期后 1 年
    C. 保存至有效期后 1 年，但不得少于 3 年
    D. 保存至有效期后 1 年，但不得少于 2 年
    E. 保存至有效期后 1 年，但不得少于 4 年
12. 药品入库必须执行（　　）
    A. 验收制度　　B. 监督制度
    C. 检查制度　　D. 保管制度
    E. 有关规定
13. 根据《药品经营质量管理规范》，药品零售企业无须分开存放的药品是（　　）
    A. 药品与非药品　　B. 内服药与外用药
    C. 处方药与非处方药　　D. 进口药与国产药
    E. 中药饮片与中成药
14. 购进首营品种，并经企业质量管理部门和企业主管领导审核批准，填写（　　）
    A. 首营企业审批表
    B. 首次经营药品审批表
    C. 首次经营药品生产审批表
    D. 首次经营药品和企业审批表
    E. 首次经营药品经营审批表
15. 药品经营企业不得购进和销售（　　）
    A. 医疗机构自配制剂　　B. 生物制品
    C. 生化制剂　　D. 抗生素
    E. 固体制剂

B 型题

（第 16～19 题备选答案）

A. 应当具有大学专科以上学历或者中级以上专业技术职称
B. 应当具有执业药师资格和 3 年以上药品经营质量管理工作经历
C. 大学本科以上学历、执业药师资格和 3 年以上药品经营质量管理工作经历
D. 应当具有药学中专或者医学、生物、化学等相关专业大学专科以上学历或者具有药学初级以上专业技术职称
E. 应当具有高中以上学历或者初级以上专业技术职称

根据《药品经营质量管理规范》，药品批发企业

16. 企业负责人应是（　　）
17. 质量机构负责人应是（　　）

18. 质量负责人应是（　　）
19. 从事质量管理工作的人员应是（　　）

（第20～22题备选答案）

A. 清斗并记录
B. 专柜或者专区存放
C. 另设专斗存放
D. 审核药品合法性
E. 现场审核

根据《药品经营质量管理规范》，药品零售企业

20. 对拆零药品应（　　）
21. 采购首营品种应（　　）
22. 不同批号的饮片装斗前应（　　）

（第23～25题备选答案）

A. 红色色标　B. 黄色色标
C. 绿色色标　D. 蓝色色标
E. 棕色色标

根据《药品经营质量管理规范》

23. 按质量状态实行色标管理，合格药品库（区）应标示（　　）
24. 按质量状态实行色标管理，待确定药品库（区）应标示（　　）
25. 按质量状态实行色标管理，不合格药品库（区）应标示（　　）

X型题

26. 药品经营企业的质量管理文件包括（　　）
A. 质量管理制度　B. 岗位职责
C. 操作规定　D. 记录和凭证
E. 档案和报告
27. 冷藏、冷冻药品到货时应重点检查（　　）
A. 药品数量
B. 药品外观性状
C. 药品运输过程的温度记录
D. 药品运输方式
E. 药品运输时间
28. 冷藏、冷冻药品在运输过程中应符合下列哪些要求（　　）
A. 不得直接接触冰袋、冰排等蓄冷剂
B. 必须直接接触冰袋、冰排等蓄冷剂
C. 实时监测并记录温度数据
D. 发生设备故障等突发事件，能够采取相应的应对措施
E. 发生设备故障等突发事件，必须停止运输
29. 药品经营企业必须（　　）
A. 取得药品经营许可证
B. 取得药品经营合格证
C. 取得制剂许可证
D. 取得营业执照
E. 遵守《药品管理法》
30. 未取得药品经营许可证经营药品的，应承担的法律责任包括（　　）
A. 没收违法销售的药品
B. 没收违法所得
C. 处违法销售的药品货值金额十五倍以上三十倍以下的罚款
D. 处违法销售的药品货值金额十倍以上二十倍以下的罚款
E. 构成犯罪的，依法追究刑事责任
31. 药品经营许可证的许可事项变更包括（　　）
A. 经营方式　B. 经营地点
C. 经营范围　D. 仓库地址
E. 企业负责人
32. 药品零售企业销售药品时，应当开具标明（　　）等内容的销售凭证
A. 通用名称　B. 生产厂商
C. 数量　D. 批号
E. 价格
33. 《药品经营质量管理规范》规定，应分开存放的药品是（　　）
A. 国产药与进口药　B. 药品与非药品
C. 内用药与外用药　D. 中药材与中药饮片
E. 处方药与非处方药

（孙加燕）

第9章 医疗机构药事管理

学习目标

1. 素质目标 树立药学职业道德，坚持患者至上、安全第一的原则。

2. 知识目标 掌握医疗机构药事管理的概念和主要内容、医疗机构处方管理、调剂业务管理和医疗机构制剂管理；熟悉处方点评制度、处方点评结果的判定、药品储存管理和药品经济管理；了解临床合理用药和药学服务。

3. 能力目标 具有熟练掌握药品调配、处方审核等环节的操作技能，具有良好的沟通协调能力，能协助解决药事管理中的各种问题。

第1节 医疗机构药事管理概述

一、医疗机构药事和药事管理的概念

（一）医疗机构药事的概念

医疗机构药事是指在以医院为代表的医疗机构中，一切与药品和药学服务有关的事务。包括医疗机构中药品的监督管理、采购供应、储存保管、调剂制剂、质量管理、临床应用、经济核算、临床药学、药学信息服务和科研；药学部门内部的组织结构、人员配备、设施设备、规章制度；药学部门与外部的沟通联系、信息交流等一切与药品和药学服务有关的事务。

（二）医疗机构药事管理的概念

2011 年 1 月 30 日卫生部、国家中医药管理局、总后勤部卫生部联合颁发的《医疗机构药事管理规定》明确指出，医疗机构药事管理，是指医疗机构以病人为中心，以临床药学为基础，对临床用药全过程进行有效的组织实施与管理，促进临床科学、合理用药的药学技术服务和相关的药品管理工作。

传统的医疗机构药事管理主要是对药品采购、储存、调剂、院内制剂、药品的质量、经济的管理等。随着现代医药卫生事业的发展，医疗机构药事管理核心已由对物的管理转向以患者安全、有效、合理用药为中心的药事管理。

考点：医疗机构药事管理相关概念

二、医疗机构药事管理的主要内容

医疗机构药事管理是由若干相互联系、相互制约的部门管理和药学专业管理构成的一个相对完整的管理系统，具有专业技术性、政策法规性和技术服务性等特点，主要包括以下几方面的内容。

1. 组织管理 包括医疗机构药学部门的组织体制及结构、各项规章制度的建立、岗位设置、人员配备和职责范围。

2. 业务技术管理 包括药品的采购、储存、供应管理，药品调剂、医疗机构制剂、静脉用药调配管理，临床药学服务和科研教学管理等。

3. 药品质量管理 包括购进药品和医疗机构制剂的质量管理。按照相关法律、法规对购进的药品进

行质量验收和科学库存保管，对医疗机构制剂的生产进行质量检验，以确保向患者供应质量合格的药品。

4. 药品信息管理 获取、分析和发布药物信息，开展药学情报服务，为临床提供用药咨询服务，促进合理用药。

5. 药品经济管理 利用药物经济学原理，结合药品的临床应用情况，开展用药的经济分析和评价，评估临床药物使用的合理性、经济性，提高临床合理用药的水平。在保证质量和服务的前提下，控制药品采购成本和库存量，降低药物治疗费用支出。

6. 人员管理 对医院药学技术人员的培养和教育，以及对医务人员进行与药事管理有关的教育和培训等。

7. 药事法规、制度管理 国家和政府管理部门针对医疗机构药事管理工作制定、颁布了一系列的法规和政策。医疗机构应当根据国家的有关法规，并结合自身实际情况，制定、修改药学部门内部管理的各项规章制度，并加以贯彻执行，从而规范医疗机构药事管理工作和药学人员的从业行为。

三、医疗机构药事管理体系

（一）医疗机构药学部门组织机构

《医疗机构药事管理规定》明确规定：医疗机构根据本机构功能、任务、规模设置相应的药学部门，配备和提供与药学部门工作任务相适应的专业技术人员、设备和实施。三级医院设置药学部，并可根据实际情况设置二级科室；二级医院设立药剂科；其他医疗机构设置药房。

我国综合性医院药学部门的组织机构见图 9-1，各医院可根据实际需要设置必需的部门。

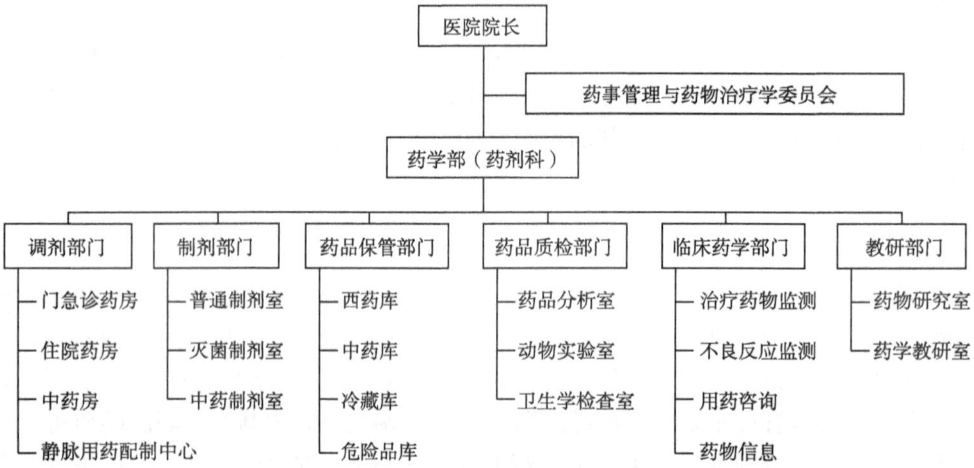

图 9-1 综合性医院药学部门组织机构图

（二）医疗机构药事管理与药物治疗学委员会

医疗机构药事管理和药学工作是医疗工作的重要组成部分。医疗机构应当根据《医疗机构药事管理规定》第七条规定，二级以上医院应当设立药事管理与药物治疗学委员会，其他医疗机构应当成立药事管理与药物治疗学组。

二级以上医院药事管理与药物治疗学委员会委员由具有高级技术职务任职资格的药学、临床医学、护理和医院感染管理、医疗行政管理等人员组成。成立医疗机构药事管理与药物治疗学组的医疗机构由药学、医务、护理、医院感染、临床科室等部门负责人和具有药师、医师以上专业技术职务任职资格人员组成。

医疗机构负责人任药事管理与药物治疗学委员会（组）主任委员，药学和医务部门负责人任药事管理与药物治疗学委员会（组）副主任委员。

第 2 节　医疗机构处方与调剂业务管理

案例 9-1

在近期的一次监管行动中，某市医疗保障局揭露了一起公立医院药剂科药品调剂违规的案例。该案例核心涉及药品调剂流程的不规范操作，包括超量开具处方、擅自更换药品项目以及未严格遵循医嘱进行药品调配，同时暴露出医保基金使用的违规行为。市医疗保障局在发现上述问题后，立即组织专业人员对医院进行了深入调查。通过调取相关记录、询问当事人以及现场核查等方式，确认了医院的违规行为。随后，依据《医疗保障基金使用监督管理条例》《处方管理办法》及当地相关规定，对医院进行了严肃处理，包括追回违规使用的医保基金以及罚款、约谈医院负责人以及责令限期整改等。

问题：1. 何为处方调剂？

2. 药师调剂药品时应审核哪些内容？

一、处 方 管 理

为规范处方管理，提高处方质量，促进合理用药，保障医疗安全，根据《中华人民共和国执业医师法》《药品管理法》《麻醉药品和精神药品管理条例》等有关法律、法规，原卫生部制定了《处方管理办法》，自 2007 年 5 月 1 日起施行。

（一）处方概述

1. 处方的含义　处方是指由注册的执业医师和执业助理医师（以下简称医师）在诊疗活动中为患者开具的、由取得药学专业技术职务任职资格的药学专业技术人员（以下简称药师）审核、调配、核对，并作为患者用药凭证的医疗文书。处方包括医疗机构病区用药医嘱单。处方是医生对患者用药的书面文件，是药剂人员调配药品的依据，具有法律、技术、经济责任。

2. 处方的格式　处方由前记、正文和后记三部分组成。常见处方格式见图 9-2。

（1）前记　包括医疗、预防、保健机构名称，处方编号，费别，患者姓名、性别、年龄、门诊或住院号，科别或病室和床位号，临床诊断，开具日期等，并可添列专科要求的项目。麻醉药品和第一类精神药品处方还应当包括患者身份证明编号，代办人姓名、身份证明编号。

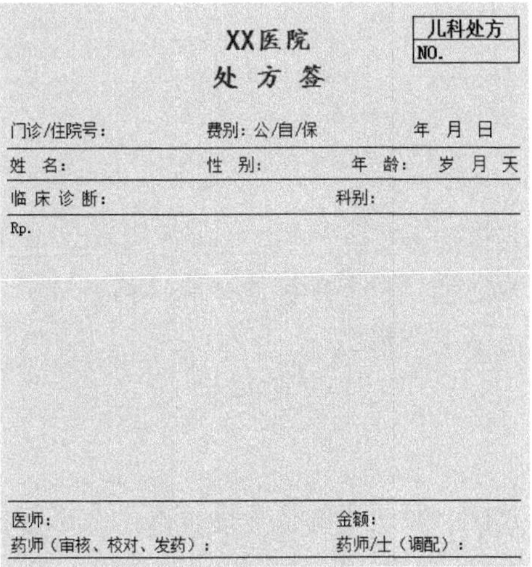
XX医院
处 方 签
儿科处方
NO.
门诊/住院号：　费别：公/自/保　年 月 日
姓 名：　性 别：　年 龄：　岁 月 天
临 床 诊 断：　科别：
Rp.
医师：　金额：
药师（审核、校对、发药）：　药师/士（调配）：

A. 淡绿色

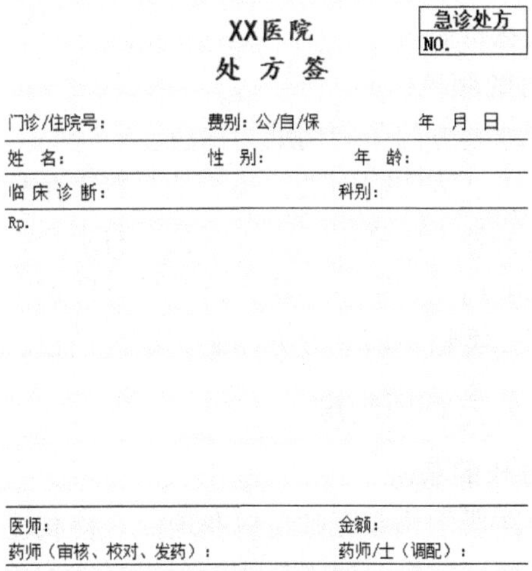
XX医院
处 方 签
急诊处方
NO.
门诊/住院号：　费别：公/自/保　年 月 日
姓 名：　性 别：　年 龄：
临 床 诊 断：　科别：
Rp.
医师：　金额：
药师（审核、校对、发药）：　药师/士（调配）：

B. 淡黄色

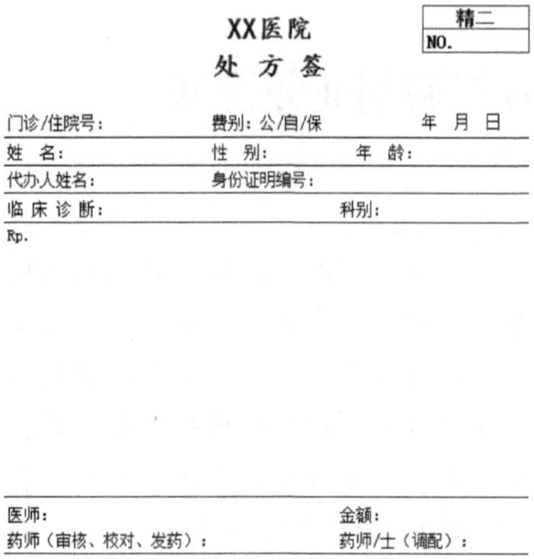

XX医院
处 方 签
精二
NO.
门诊/住院号： 费别：公/自/保 年 月 日
姓 名： 性 别： 年 龄：
代办人姓名： 身份证明编号：
临 床 诊 断： 科别：
Rp.
医师： 金额：
药师（审核、校对、发药）： 药师/士（调配）：

C. 白色

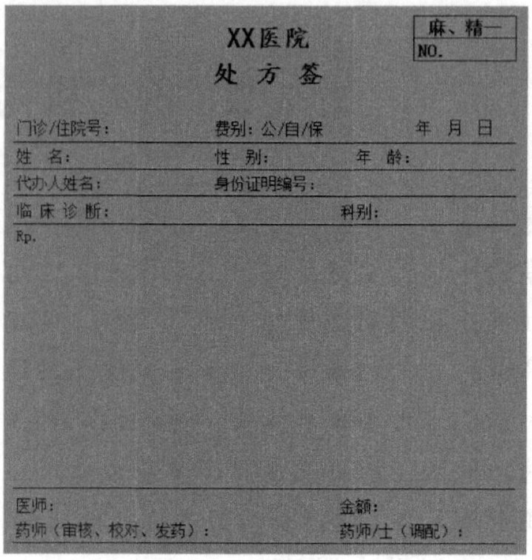

XX医院
处 方 签
麻、精一
NO.
门诊/住院号： 费别：公/自/保 年 月 日
姓 名： 性 别： 年 龄：
代办人姓名： 身份证明编号：
临 床 诊 断： 科别：
Rp.
医师： 金额：
药师（审核、校对、发药）： 药师/士（调配）：

D. 淡红色

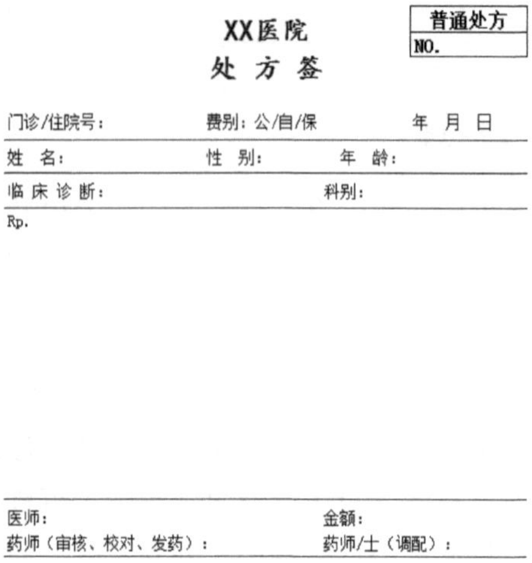

XX医院
处 方 签
普通处方
NO.
门诊/住院号： 费别：公/自/保 年 月 日
姓 名： 性 别： 年 龄：
临 床 诊 断： 科别：
Rp.
医师： 金额：
药师（审核、校对、发药）： 药师/士（调配）：

E. 白色

图 9-2 常见处方格式

（2）正文 是处方的重要部分，以 Rp 或 R（拉丁文 Recipe“请取”的缩写）标示，分列药品名称、规格、数量、用法用量。

（3）后记 医师签名和（或）加盖专用签章，药品金额以及审核、调配、核对、发药药师签名或者加盖专用签章。

3. 处方的颜色

（1）普通处方的印刷用纸为白色。

（2）急诊处方印刷用纸为淡黄色，右上角标注“急诊”。

（3）儿科处方印刷用纸为淡绿色，右上角标注“儿科”。

（4）麻醉药品和第一类精神药品处方印刷用纸为淡红色，右上角标注“麻、精一”。

（5）第二类精神药品处方印刷用纸为白色，右上角标注“精二”。

（二）处方管理制度

1. 处方权的获得

（1）经注册的执业医师在执业地点取得相应的处方权。经注册的执业助理医师在医疗机构开具的处方，应当经所在执业地点执业医师签名或加盖专用签章后方有效。

（2）经注册的执业助理医师在乡、民族乡、镇、村的医疗机构独立从事一般的执业活动，可以在注册的执业地点取得相应的处方权。

（3）医师应当在注册的医疗机构签名留样或者专用签章备案后，方可开具处方。

（4）医疗机构应当按照有关规定，对本机构执业医师和药师进行麻醉药品和精神药品使用知识和规范化管理的培训。执业医师经考核合格后取得麻醉药品和第一类精神药品的处方权，药师经考核合格后取得麻醉药品和第一类精神药品调剂资格。

（5）医师取得麻醉药品和第一类精神药品处方权后，方可在本机构开具麻醉药品和第一类精神药品处方，但不得为自己开具该类药品处方。药师取得麻醉药品和第一类精神药品调剂资格后，方可在本机构调剂麻醉药品和第一类精神药品。

（6）试用期人员开具处方，应当经所在医疗机构有处方权的执业医师审核，并签名或加盖专用签章后方有效。

（7）进修医师由接收进修的医疗机构对其胜任本专业工作的实际情况进行认定后授予相应的处方权。

2. 处方书写规则

（1）患者一般情况、临床诊断填写清晰、完整，并与病历记载相一致。

（2）每张处方限于一名患者的用药。

（3）字迹清楚，不得涂改；如需修改，应当在修改处签名并注明修改日期。

（4）药品名称应当使用规范的中文名称书写，没有中文名称的可以使用规范的英文名称书写；医疗机构或者医师、药师不得自行编制药品缩写名称或者使用代号；书写药品名称、剂量、规格、用法、用量要准确规范，药品用法可用规范的中文、英文、拉丁文或者缩写体书写，但不得使用“遵医嘱”“自用”等含糊不清字句。

（5）患者年龄应当填写实足年龄，新生儿、婴幼儿写日、月龄，必要时要注明体重。

（6）西药和中成药可以分别开具处方，也可以开具一张处方，中药饮片应当单独开具处方。

（7）开具西药、中成药处方，每一种药品应当另起一行，每张处方不得超过5种药品。

（8）中药饮片处方的书写，一般应当按照“君、臣、佐、使”的顺序排列；调剂、煎煮的特殊要求注明在药品右上方，并加括号，如布包、先煎、后下等；对饮片的产地、炮制有特殊要求的，应当在药品名称之前写明。

（9）药品用法用量应当按照药品说明书规定的常规用法用量使用，特殊情况需要超剂量使用时，应当注明原因并再次签名。

（10）除特殊情况外，应当注明临床诊断。

（11）开具处方后的空白处画一斜线以示处方完毕。

（12）处方医师的签名式样和专用签章应当与院内药学部门留样备查的式样相一致，不得任意改动，否则应当重新登记留样备案。

3. 处方有效期 处方开具当日有效。特殊情况下需延长有效期的，由开具处方的医师注明有效期限，但有效期最长不得超过3天。

4. 处方限量规定

（1）处方一般不得超过7日用量；急诊处方一般不得超过3日用量；对于某些慢性病、老年病或特殊情况，处方用量可适当延长，但医师应当注明理由。医疗用毒性药品、放射性药品的处方用量应当严格按照国家有关规定执行。

（2）为门（急）诊患者开具的麻醉药品注射剂，每张处方为一次常用量；控缓释制剂，每张处方不得超过7日常用量；其他剂型，每张处方不得超过3日常用量。

第一类精神药品注射剂，每张处方为一次常用量；控缓释制剂，每张处方不得超过7日常用量；

其他剂型，每张处方不得超过 3 日常用量。哌甲酯用于治疗注意缺陷障碍（儿童多动症）时，每张处方不得超过 15 日常用量。

第二类精神药品一般每张处方不得超过 7 日常用量；对于慢性病或某些特殊情况的患者，处方用量可以适当延长，医师应当注明理由。

（3）为门（急）诊癌症疼痛患者和中、重度慢性疼痛患者开具的麻醉药品、第一类精神药品注射剂，每张处方不得超过 3 日常用量；控缓释制剂，每张处方不得超过 15 日常用量；其他剂型，每张处方不得超过 7 日常用量。

（4）为住院患者开具的麻醉药品和第一类精神药品处方应当逐日开具，每张处方为 1 日常用量。

（5）对于需要特别加强管制的麻醉药品，盐酸二氢埃托啡处方为一次常用量，仅限于二级以上医院内使用；盐酸哌替啶处方为一次常用量，仅限于医疗机构内使用。

5. 处方保管规定 处方由调剂处方药品的医疗机构妥善保存。普通处方、急诊处方、儿科处方保存期限为 1 年，医疗用毒性药品、第二类精神药品处方保存期限为 2 年，麻醉药品和第一类精神药品处方保存期限为 3 年。处方保存期满后，经医疗机构主要负责人批准、登记备案，方可销毁。

（三）处方审核

为规范医疗机构处方审核工作，促进临床合理用药，保障患者用药安全，国家卫生健康委员会、国家中医药管理局和中央军委后勤保障部门于 2018 年 6 月联合制定了《医疗机构处方审核规范》。

1. 处方审核的概念 处方审核是指药学专业技术人员运用专业知识与实践技能，根据相关法律法规、规章制度与技术规范等，对医师在诊疗活动中为患者开具的处方，进行合法性、规范性和适宜性审核，并作出是否同意调配发药决定的药学技术服务。

2. 处方审核的基本要求 所有处方均应当经审核通过后方可进入划价收费和调配环节，未经审核通过的处方不得收费和调配。

3. 处方审核的人员要求 药师是处方审核工作的第一责任人。从事处方审核工作的药学专业技术人员（以下简称药师）应当满足以下条件。

（1）取得药师及以上药学专业技术职务任职资格。

（2）具有 3 年及以上门急诊或病区处方调剂工作经验，接受过处方审核相应岗位的专业知识培训并考核合格。

4. 处方审核流程

（1）药师接收待审核处方，对处方进行合法性、规范性、适宜性审核。

（2）若经审核判定为合理处方，药师在纸质处方上手写签名（或加盖专用印章）、在电子处方上进行电子签名，处方经药师签名后进入收费和调配环节。

（3）若经审核判定为不合理处方，由药师负责联系处方医师，请其确认或重新开具处方，并再次进入处方审核流程。

5. 处方审核内容

（1）合法性审核

1）处方开具人是否根据《中华人民共和国执业医师法》取得医师资格，并执业注册。

2）处方开具时，处方医师是否根据《处方管理办法》在执业地点取得处方权。

3）麻醉药品、第一类精神药品、医疗用毒性药品、放射性药品、抗菌药物等药品处方，是否由具有相应处方权的医师开具。

（2）规范性审核 ①处方是否符合规定的标准和格式，处方医师签名或加盖的专用签章有无备案，电子处方是否有处方医师的电子签名；②处方前记、正文和后记是否符合《处方管理办法》等有关规定，文字是否正确、清晰、完整；③条目是否规范。

（3）适宜性审核

1）西药及中成药处方，应当审核以下项目：①处方用药与诊断是否相符。②规定必须做皮试的药品，是否注明过敏试验及结果的判定。③处方剂量、用法是否正确，单次处方总量是否符合规定。④选用剂型与给药途径是否适宜。⑤是否有重复给药和相互作用情况，包括西药、中成药、中成药与西药、中成药与中药饮片之间是否存在重复给药和有临床意义的相互作用。⑥是否存在配伍禁忌。⑦是否有用药禁忌：儿童、老年人、孕妇及哺乳期妇女、脏器功能不全患者用药是否有禁忌使用的药物，患者用药是否有食物及药物过敏史禁忌证、诊断禁忌证、疾病史禁忌证与性别禁忌证。⑧溶媒的选择、用法用量是否适宜，静脉输注的药品给药速度是否适宜。⑨是否存在其他用药不适宜情况。

2）中药饮片处方，应当审核以下项目：①中药饮片处方用药与中医诊断（病名和证型）是否相符；②饮片的名称、炮制品选用是否正确，煎法、用法、脚注等是否完整、准确；③毒麻贵细饮片是否按规定开方；④特殊人群如儿童、老年人、孕妇及哺乳期妇女、脏器功能不全患者是否有禁忌使用的药物；⑤是否存在其他用药不适宜情况。

（四）处方点评制度

1. 处方点评的概念　依据《医院处方点评管理规范（试行）》，处方点评是根据相关法规、技术规范，对处方书写的规范性及药物临床使用的适宜性（用药适应证、药物选择、给药途径、用法用量、药物相互作用、配伍禁忌等）进行评价，发现存在或潜在的问题，制定并实施干预和改进措施，促进临床药物合理应用的过程。

处方点评是医院持续医疗质量改进和药品临床应用管理的重要组成部分，是提高临床药物治疗学水平的重要手段。各级医院应当建立健全系统化、标准化和持续改进的处方点评制度，开展处方点评工作，并在实践工作中不断完善。

2. 处方点评的组织　医院处方点评工作在医院药物与治疗学委员会（组）和医疗质量管理委员会领导下，由医院医疗管理部门和药学部门共同组织实施。其中，医院药学部门成立处方点评工作小组，负责处方点评的具体工作。

3. 处方点评的实施

（1）医院药学部门应当会同医疗管理部门，根据医院诊疗科目、科室设置、技术水平、诊疗量等实际情况，确定具体抽样方法和抽样率，其中门急诊处方的抽样率不应少于总处方量的 1‰，且每月点评处方绝对数不应少于 100 张；病房（区）医嘱单的抽样率（按出院病历数计）不应少于 1%，且每月点评出院病历绝对数不应少于 30 份。

（2）按照处方点评工作表对门急诊处方进行点评；病房（区）用药医嘱的点评应当以患者住院病历为依据，实施综合点评，点评表格由医院根据本院实际情况自行制定。

（3）三级以上医院应当逐步建立健全专项处方点评制度。专项处方点评是医院根据药事管理和药物临床应用管理的现状和存在的问题，确定点评的范围和内容，对特定的药物或特定疾病的药物（如国家基本药物、血液制品、中药注射剂、肠外营养制剂、抗菌药物、辅助治疗药物、激素等临床使用及超说明书用药、肿瘤患者和围手术期用药等）使用情况进行的处方点评。

（4）处方点评工作应坚持科学、公正、务实的原则，有完整、准确的书面记录，并通报临床科室和当事人。处方点评小组在处方点评工作过程中发现不合理处方，应当及时通知医疗管理部门和药学部门。

4. 处方点评的结果　处方点评结果分为合理处方和不合理处方。其中，不合理处方包括不规范处方、用药不适宜处方及超常处方。

（1）有下列情况之一的，应当判定为不规范处方。

1）处方的前记、正文、后记内容缺项，书写不规范或者字迹难以辨认的。

2）医师签名、签章不规范或者与签名、签章的留样不一致的。

3）药师未对处方进行适宜性审核的（处方后记的审核、调配、核对、发药栏目无审核调配药师及核对发药药师签名，或者单人值班调剂未执行双签名规定）。

4）新生儿、婴幼儿处方未写明日、月龄的。

5）西药、中成药与中药饮片未分别开具处方的。

6）未使用药品规范名称开具处方的。

7）药品的剂量、规格、数量、单位等书写不规范或不清楚的。

8）用法、用量使用“遵医嘱”“自用”等含糊不清字句的。

9）处方修改未签名并注明修改日期，或药品超剂量使用未注明原因和再次签名的。

10）开具处方未写临床诊断或临床诊断书写不全的。

11）单张门急诊处方超过 5 种药品的。

12）无特殊情况下，门诊处方超过 7 日用量，急诊处方超过 3 日用量，慢性病、老年病或特殊情况下需要适当延长处方用量未注明理由的。

13）开具麻醉药品、精神药品、医疗用毒性药品、放射性药品等特殊管理药品处方未执行国家有关规定的。

14）医师未按照抗菌药物临床应用管理规定开具抗菌药物处方的。

15）中药饮片处方药物未按照“君、臣、佐、使”的顺序排列，或未按要求标注药物调剂、煎煮等特殊要求的。

（2）有下列情况之一的，应当判定为用药不适宜处方。

1）适应证不适宜的。

2）遴选的药品不适宜的。

3）药品剂型或给药途径不适宜的。

4）无正当理由不首选国家基本药物的。

5）用法、用量不适宜的。

6）联合用药不适宜的。

7）重复给药的。

8）有配伍禁忌或者不良相互作用的。

9）其他用药不适宜情况的。

（3）有下列情况之一的，应当判定为超常处方。

1）无适应证用药。

2）无正当理由开具高价药的。

3）无正当理由超说明书用药的。

4）无正当理由为同一患者同时开具 2 种以上药理作用相同药物的。

考点：处方管理的一般规定、处方权和处方的开具要求

二、调剂业务管理

依照《药品管理法》《药品管理法实施条例》等相关规定，医疗机构审核和调配处方的药剂人员必须是依法经资格认定的药师或者其他药学技术人员。依法经过资格认定的药师或者其他药学技术人员调配处方，应当进行核对，对处方所列药品不得擅自更改或者代用。对有配伍禁忌或者超剂量的处方，应当拒绝调配；必要时，经处方医师更正或者重新签字，方可调配。

（一）调剂概念

调剂是指配药、配方、发药，又称调配处方。它是专业性、技术性、管理性、法律性、事务性、经济性综合一体的活动过程，也是药学人员、医护人员协同活动的过程。通过这个过程，将药品从药房转移到了用药者手中，这是药品使用的重要环节。

（二）调剂的流程

1. 调配处方　认真审核处方，准确调配药品，正确书写药袋或粘贴标签，注明患者姓名和药品名称、用法、用量、包装。

2. 交付药品　向患者交付药品时，按照药品说明书或者处方用法，进行用药交代与指导，包括每种药品的用法、用量和注意事项等。具体流程见图 9-3。

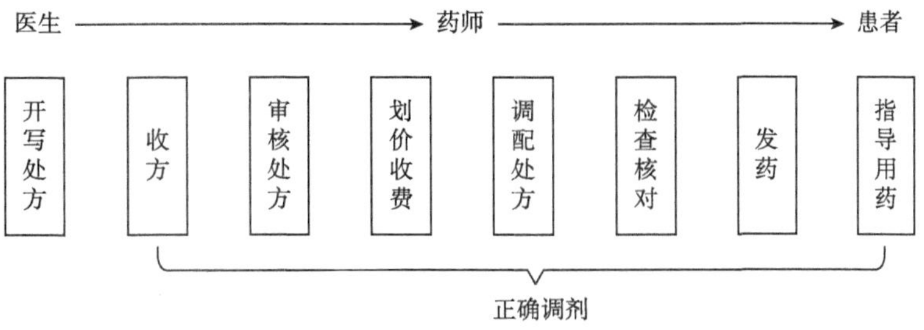

图 9-3　调剂流程示意图

（三）调剂工作要求

1. 根据《医疗机构处方审核规范》做好处方合法性、规范性和适宜性审核。

2. 严格按照操作规程调剂药品　药师应严格按照操作规程调剂处方药品：正确书写药袋或粘贴标签，注明患者姓名和药品名称、用法、用量，包装；向患者交付药品时，按照药品说明书或者处方用法，进行用药交代与指导。

3. 正确处理问题处方　药师对处方进行审核后，认为存在用药不适宜时，应当及时与医师沟通，请其确认或者重新开具处方；发现严重不合理用药或者用药错误，应当拒绝调剂，及时告知处方医师并记录，按规定进行报告；药师对于不规范处方或者不能判定其合法性的处方，不得调剂。

4. 四查十对　药师调剂处方时必须做到“四查十对”：查处方，对科别、姓名、年龄；查药品，对药名、剂型、规格、数量；查配伍禁忌，对药品性状、用法用量；查用药合理性，对临床诊断。

（四）调剂模式

我国医疗机构的调剂模式主要分为门（急）诊调剂工作模式和住院部调剂工作模式。

1. 门（急）诊调剂工作模式　门（急）诊调剂工作应当根据医院调剂人员多少和调剂工作量大小采用不同的调剂模式。一般窗口发药常采用以下三种模式。

（1）独立配方法　各发药窗口从收方到发药的工作均由一人完成。优点是节省人力，责任明确。但效率低，易发生差错。适合小药房和急诊药房的调剂工作。

（2）流水配方法　将整个配方过程进行具体分工，共同完成。1 人收方和审方，1～2 人调配处方、取药，另设 1 人专门核对和发药。适用于大医院门诊药房及候诊患者较多的情况。

（3）综合法　独立配方与分工协作相结合的方法。每个发药窗口设 2 人，1 人负责收方、审方和核对发药，另一人负责配方。此法结合了上述两种方法的优点，配方效率高，差错少，人员占用少，符合调剂工作规范化的要求。普遍适用于各类医院门诊药房。

目前，自动化药房在医院的普及程度逐年提高，自动化药房的引入显著提高了药品的管理、配药、存储、检索等关键流程的工作效率。药房自动化把药师从繁重而附加值低的体力劳动中解放出来，从而使药师有更多精力为患者提供更专业的药学服务，同时可为医院降低管理成本，给医院带来更大的社会效益及经济效益。

2. 住院部调剂工作模式 住院调剂工作与门（急）诊调剂有所不同，药师一般不直接面对患者，而是将住院患者所需药品定期发至病区。目前我国医院主要采用以下三种模式。

（1）凭处方发药 护士凭医生处方到住院药房取药，药房依据处方逐件配方。优点是能使药师直接了解患者的用药情况，便于及时纠正临床用药不当的现象，促进合理用药；缺点是增加药剂人员和医护人员的工作量，这种发药方式多用于麻醉药品、精神药品、毒性药品等少数临床用药。

（2）病区小药柜制 病区使用药品请领单向病区药房领取协商规定量的用药品，存放在病区小药柜内。每天医生查房后，治疗护士按医嘱取药发给患者服用。优点是便于患者及时用药，减轻护士和药师的工作量；缺点是药师不易了解患者的用药情况，不便及时纠错。此外由于病区和科室分别都保存相当数量的药品，容易造成药品积压，过期失效，甚至遗失浪费。

（3）中心摆药制 根据病区治疗单或医嘱由药剂人员或护士在药房（或病区药房）将药品摆入患者的服用杯（盒）内，经病区护士核对后发给患者服用。摆药室的人员由药剂人员和护士组成。药品的请领、保管和账目由药师负责。摆药方式有 3 种：①摆药、查对均由药师负责；②护士摆药，药师核对；③护士摆药并相互核对。

中心摆药制的优点是便于药品管理，避免药品变质、失效和损失；摆药经多重核对，可避免差错事故发生；能密切医、药、护关系，便于合理用药，提高药疗水平。

（五）静脉用药集中调配

1. 概念 静脉用药集中调配是指医疗机构药学部门根据医师处方或用药医嘱，经药师进行适宜性审核，由药学专业技术人员按照无菌操作要求，在洁净环境下对静脉用药物进行加药混合调配，使其成为可供临床直接静脉输注使用的成品输液操作过程。静脉用药集中调配是药品调剂的一部分。

2. 要求 《医疗机构药事管理规定》要求，医疗机构根据临床需要建立静脉用药调配中心（室）（PIVAS），实行集中调配供应。PIVAS 应当符合《静脉用药集中调配质量管理规范》，在 PIVAS 以外调配静脉用药，参照《静脉用药集中调配质量管理规范》执行。

3. 工作流程 临床医师开具静脉输液治疗处方或用药医嘱→用药医嘱信息传递→药师审核→打印标签→贴签摆药→核对→混合调配→输液成品核对→输液成品包装→分病区放置于密闭容器中、加锁或封条→由工人送至病区→护士核对签收→给患者用药前护士再次与病历用药医嘱核对→给患者静脉输液用药。

考点：处方调剂、审核

第 3 节 医疗机构制剂管理

一、医疗机构制剂概述

（一）医疗机构制剂的概念

医疗机构制剂，是指医疗机构根据本单位临床需要经批准而配制、自用的固定处方制剂。医疗机构配制的制剂，应当是市场上没有供应的品种。配制的制剂必须按照规定进行质量检验；合格的，凭医师处方在本医疗机构使用。

（二）医疗机构制剂的特点

1. 医院自用 医疗机构制剂不得在市场上销售，只能凭医生处方在本医院内部使用。特殊情况下，经国务院或者省、自治区、直辖市人民政府的药品监督管理部门审批，可在指定的医疗机构之间调剂使用。

2. 质量合格 医疗机构制剂需按要求检验合格后，凭医生处方使用。

3. 配制规范　医疗机构制剂需向所在地卫生部门和药品监督管理部门报批备案，并按批准内容进行配制。

4. 补缺品种　医疗机构制剂仅限于本单位临床需要而市场上无供应的药物制剂。

二、医疗机构制剂的注册管理

为加强医疗机构制剂的管理，规范医疗机构制剂的申报与审批，2005年，国家食品药品监督管理局公布了《医疗机构制剂注册管理办法（试行）》。该办法对医疗机构申请制剂的配制、调剂使用、审批、检验和监督管理作出了规定。

1. 申请资格　医疗机构制剂的申请人，应当是持有医疗机构执业许可证并取得医疗机构制剂许可证的医疗机构。

2. 申报的相关要求

（1）申请医疗机构制剂，应当进行相应的临床前研究，包括处方筛选、配制工艺、质量指标、药理、毒理学研究等。

（2）申请医疗机构制剂注册所报送的资料应当真实、完整、规范。

（3）申请制剂所用的化学原料药及实施批准文号管理的中药材、中药饮片必须具有药品批准文号，并符合法定的药品标准。

（4）医疗机构制剂的名称，应当按照国家药品监督管理局颁布的药品命名原则命名，不得使用商品名称。

（5）医疗机构配制制剂使用的辅料和直接接触制剂的包装材料、容器等，应当符合国家药品监督管理局有关辅料、直接接触药品的包装材料和容器的管理规定。

（6）医疗机构制剂的说明书和包装标签应当按照国家药品监督管理局有关药品说明书和包装标签的管理规定印制，其文字、图案不得超出核准的内容，并需标注“本制剂仅限本医疗机构使用”字样。

3. 禁止作为医疗机构制剂申报的情形　有下列情形之一的，不得作为医疗机构制剂申报：①市场上已有供应的品种；②含有未经国家药品监督管理局批准的活性成分的品种；③除变态反应原外的生物制品；④中药注射剂；⑤中药、化学药组成的复方制剂；⑥麻醉药品、精神药品、医疗用毒性药品、放射性药品；⑦其他不符合国家有关规定的制剂。

4. 医疗机构制剂批准文号的格式　X药制字H（Z）+4位年号+4位流水号。X-省、自治区、直辖市简称，H-化学制剂，Z-中药制剂。

5. 补充申请与再注册

（1）补充申请　医疗机构配制制剂，应当严格执行批准的质量标准，并不得擅自变更工艺、处方、配制地点和委托配制单位。需要变更的，申请人应当提出补充申请，报送相关资料，经批准后方可执行。

（2）再注册　医疗机构制剂批准文号的有效期为3年。有效期届满需要继续配制的，申请人应在有效期届满前3个月按照原申请配制程序提出再注册申请，按照要求报送有关资料。

（3）有下列情形之一的，省、自治区、直辖市（食品）药品监督管理部门不予批准再注册，并注销制剂批准文号：①市场上已有供应的品种；②按照《医疗机构制剂注册管理办法（试行）》应予撤销批准文号的；③未在规定时间内提出再注册申请的；④其他不符合规定的。

考点：医疗机构制剂注册制度和品种范围

三、医疗机构制剂的质量管理

国家药品监督管理部门为了加强对医疗机构制剂的质量管理，于2001年3月13日发布实施《医疗机构制剂配制质量管理规范（试行）》（以下简称 GPP）。

（一）机构与人员

医疗机构制剂配制应当在药剂部门设制剂室、药检室和质量管理组织，医疗机构负责人对 GPP 的实施及制剂质量负责。制剂室和药检室的负责人应具有大专以上药学或相关专业学历，具有相应的管理经验，有对工作中出现的问题作出正确判断和处理的能力。制剂室和药检室的负责人不得互相兼任。从事制剂配制操作及药检人员，应经过专业技术培训，具有基础理论知识和实际操作技能。凡从事制剂配制工作的所有人员均应熟悉 GPP，并应通过培训与考核。

（二）房屋与设施

为保证制剂质量，制剂室要远离各种污染源。制剂室的房屋和面积必须与所配制的制剂剂型和规模相适应。应设工作人员更衣室。一般区和洁净区分开；配制、分装与贴签、包装分开；内服制剂与外用制剂分开；无菌制剂与其他制剂分开。制剂室应具有与所配制剂相适应的物料、成品等库房。中药材的前处理、提取、浓缩等必须与其后续工序严格分开。制剂室在设计和施工时，应考虑使用时便于进行清洁工作。洁净室的内表面应平整光滑，无裂缝，接口严密，无颗粒物脱落并能耐受清洗和消毒。洁净室（区）应维持一定的正压，并送入一定比例的新风。100 级洁净区内不得设地漏。实验动物房应远离制剂室。

（三）设备

设备的选型、安装应符合制剂配制要求，易于清洗、消毒或灭菌，便于操作、维修和保养，并能防止差错和减少污染。与药品直接接触的设备表面应光洁、平整、易清洗或消毒、耐腐蚀，不与药品发生化学变化和吸附药品。设备所用的润滑剂、冷却剂等不得对药品和容器造成污染。制剂配制和检验应有与所配制制剂品种相适应的设备、设施与仪器。用于制剂配制和检验的仪器、仪表、量具、衡器等应符合制剂配制和检验的要求，应定期校验，并有合格标识。校验记录应至少保存 1 年。建立设备管理的各项规章制度，制定标准操作规程。设备应由专人管理，定期维修、保养，并做好记录。

（四）物料

制剂配制所用物料的购入储存、发放与使用等应制定管理制度。各种物料要严格管理。合格物料、待验物料及不合格物料应分别存放，并有易于识别的明显标志。对温度、湿度等有特殊要求的物料，应按规定条件储存。挥发性物料的存放，应注意避免污染其他物料。各种物料不得露天存放，应专柜存放，专人保管，不得流失。

（五）卫生

制剂室应有防止污染的卫生措施和卫生管理制度，并由专人负责。配制间不得存放与配制无关的物品。配制间和制剂设备、容器等应有清洁规程。洁净室（区）应定期消毒。工作服的选材、式样及穿戴方式应与配制操作和洁净度级别要求相适应。洁净室（区）仅限于在该室的配制人员和经批准的人员进入。进入洁净室（区）的人员不得化妆和佩戴饰物，不得裸手直接接触药品。配制人员应有健康档案，并每年至少体检一次。传染病、皮肤病患者和体表有伤口者不得从事制剂配制工作。

（六）文件

1. 制剂室应有文件 医疗机构制剂许可证及申报文件，验收、整改记录；制剂品种申报及批准文件；制剂室年检、抽验及监督检查文件及记录。

2. 医疗机构制剂室　应有配制管理、质量管理的各项制度和记录。

3. 制剂配制管理文件　主要有配制规程和标准操作规程；配制记录。

4. 制剂配制的质量管理文件　主要有物料、半成品、成品的质量标准和检验操作规程；制剂质量稳定性考察记录；检验记录。

5. 制剂配制管理文件和质量管理文件的要求　①制定文件应符合《药品管理法》和相关法律、法规、规章的要求。②应建立文件的管理制度。使用的文件应为批准的现行文本，已撤销和过时的文件除留档备查外，不得在工作现场出现。③文件的制定、审查和批准的责任应明确，并有责任人签名。④有关配制记录和质量检验记录应完整归档，至少保存 2 年备查。

（七）配制管理

配制规程和标准操作规程不得任意修改。在同一配制周期中制备出来的一定数量常规配制的制剂为一批，一批制剂在规定限度内具有同一性质和质量。每批制剂均应编制制剂批号。

为防止制剂被污染和混淆，配制操作应采取下述措施：

1. 每次配制后应清场，并填写清场记录。每次配制前应确认无上次遗留物。

2. 不同制剂（包括同一制剂的不同规格）的配制操作不得在同一操作间同时进行。如确实无法避免，必须在不同的操作台配制，并应采取防止污染和混淆的措施。

3. 在配制过程中应防止称量、过筛、粉碎等可能造成粉末飞散而引起的交叉污染。

4. 在配制过程中使用的容器须有标明物料名称、批号、状态及数量等的标识。根据制剂配制规程选用工艺用水，工艺用水应符合质量标准并定期检验。每批制剂均应有一份能反映配制各个环节的完整记录。所有验证记录应归档保存。

考点：医疗机构制剂的质量管理

四、医疗机构制剂的调剂使用

医疗机构制剂应坚持本单位自用原则，一般不得调剂使用。发生灾情、疫情、突发事件或者临床急需而市场没有供应时，需要调剂使用的，属省级辖区内医疗机构制剂调剂的，必须经所在地省、自治区、直辖市药品监督管理部门批准；属国家药品监督管理局规定的特殊制剂以及省、自治区、直辖市之间医疗机构制剂调剂的，必须经国家药品监督管理局批准。医疗机构制剂的调剂使用，不得超出规定的期限、数量和范围。

考点：医疗机构制剂的调剂使用

五、医疗机构制剂配制的监督管理

医疗机构制剂配制监督管理是指（食品）药品监督管理部门依法对医疗机构制剂配制条件和配制过程等进行审查、许可、检查的监督管理活动。国家药品监督管理局负责全国医疗机构制剂配制的监督管理工作。省、自治区、直辖市药品监督管理部门负责本辖区医疗机构制剂配制的监督管理工作。

根据《医疗机构制剂配制监督管理办法（试行）》的规定，监督检查的主要内容是医疗机构执行《医疗机构制剂配制质量管理规范》的情况、医疗机构制剂许可证换发的现场检查以及日常的监督检查。

医疗机构制剂配制发生重大质量事故，必须立即报所在地省、自治区、直辖市药品监督管理部门和有关部门，省、自治区、直辖市药品监督管理部门应当在 24 小时内报国家药品监督管理局。

第4节　医疗机构药品管理

一、医疗机构药品管理的含义与目标

（一）含义

医疗机构药品管理是指对医疗机构医疗、科研所需的药品的准入、采购、存储、分配、使用和评价等方面的管理。从管理对象来分，包括一般医疗用药管理，特殊药品（毒麻精放）管理，科研用药品，特别是研究中新药的管理，中药材（中药饮片）的管理。从管理类型来分，医院药品管理分为质量管理和经济管理。

（二）目标

1. 保障医疗机构医疗、科研所需药品的供应，并保证准确无误。
2. 贯彻国家药事法规，保证所供应的药品质量合格、安全、有效。
3. 符合国家医疗卫生政策和医院的经济、财政管理制度，贯彻减轻患者和国家负担的原则。

二、药品的准入管理

1. 医疗机构应建立药品准入（遴选）制度。

2. 药事管理与药物治疗学委员会（组）是医疗机构药品准入的审批组织，定期召开会议：①审核临床科室申请的新购入药品；②从药品集中采购入围药品目录范围内组织遴选本医疗机构使用的药品品种；③调整本医疗机构药品品种；④调整本医疗机构药品供应企业；⑤组织申报医院制剂；⑥组织制定本医疗机构药品处方集和基本用药供应目录。

3. 药事管理与药物治疗学委员会（组）休会期间，患者确因治疗需要使用本医疗机构目录外的药品的，由科室提出书面申请，经药剂科进行资质和用药适应性审查，经医务部门审核后，并获得委员会主任委员或经授权的副主任委员书面同意后方能使用。

4. 临时审批使用的品种须经药事管理与药物治疗学委员会（组）集体讨论通过后才能正式加入医疗机构基本用药目录和处方集。

三、药品的采购管理

2010年7月卫生部、国务院纠风办、国家发展和改革委员会、监察部、财政部、国家工商总局、国家食品药品监督管理局联合发布实施的《医疗机构药品集中采购工作规范》要求，实行以政府主导、以省（区、市）为单位的医疗机构网上药品集中采购工作。医疗机构和药品生产经营企业购销药品必须通过各省（区、市）政府建立的非营利性药品集中采购平台开展采购，实行统一组织、统一平台和统一监管。

（一）药品采购管理概念

药品采购管理是指对医疗机构、科研所需药品的供应渠道、采购程序及方式、采购计划和文件的综合管理。

（二）采购部门

《医疗机构药事管理规定》中规定，医疗机构临床使用的药品应当由药学部门统一采购供应。经药事管理与药物治疗学委员会（组）审核同意，核医学科可以购用、调剂本专业所需的放射性药品。其他科室或者部门不得从事药品的采购、调剂活动，不得在临床使用非药学部门采购供应的药品。

（三）采购方式

2015 年由国务院办公厅发布的《关于完善公立医院药品集中采购工作的指导意见》为完善公立医院药品集中采购工作要求集中采购过程中对药品实行分类采购。医院使用的所有药品（不含中药饮片）均应通过省级药品集中采购平台采购。

1. 招标采购 对于临床用量大、采购金额高、多家企业生产的基本药物和非专利药品，发挥省级集中批量采购优势，由省级药品采购机构采取双信封制公开招标采购，医院作为采购主体，按中标价格采购药品。

2. 谈判采购 对于一部分专利药品、独家生产药品，建立公开透明、多方参与的价格谈判机制。医院按谈判价格采购药品。

3. 挂网采购 对于妇儿专科非专利药品、急（抢）救药品、基础输液、临床用量小的药品（具体范围由各省、自治区、直辖市确定）和常用低价药品，实行集中挂网，由医院直接采购。

4. 议价采购 对于临床必需、用量小、市场供应短缺的药品，由国家招标定点生产、议价采购。

5. 直接采购 对麻醉药品、精神药品、防治传染病和寄生虫的免费用药，国家免疫规划疫苗，计划生育药品及中药饮片，按国家规定采购，确保公开透明。

链接 带量采购

带量采购，就是在招标公告中，会公示所需的采购量。2018 年 11 月 15 日，经中央全面深化改革委员会同意，国家组织药品集中采购试点，试点地区范围为北京、天津、上海、重庆和沈阳、大连、厦门、广州、深圳、成都、西安 11 个城市（以下简称 4+7 城市）。试点地区委派代表组成联合采购办公室作为工作机构，代表试点地区公立医疗机构实施集中采购，日常工作和具体实施由上海市医药集中招标采购事务管理所承担，并发布文件《4+7 城市药品集中采购文件》，其中文件注明在化学药品的采购时，需要约定采购量。

国家组织药品集中采购和使用试点，目的在于实现药价明显降低，减轻患者药费负担；降低企业交易成本，净化流通环境，改善行业生态；引导医疗机构规范用药，支持公立医院改革；探索完善药品集中采购机制和以市场为主导的药品价格形成机制。

四、药品的验收管理

医疗机构必须从具有药品生产、经营资格的企业购进药品。必须建立和执行进货验收制度，购进药品应当逐批验收，并建立真实、完整的药品验收记录。医疗机构接受捐赠药品、从其他医疗机构调入急救药品也应当遵守规定。

药品验收记录应当包括药品通用名称、生产厂商、规格、剂型、批号、生产日期、有效期、批准文号、供货单位、数量、价格、购进日期、验收日期、验收结论等内容。

验收记录必须保存至超过药品有效期 1 年，但不得少于 3 年。

五、药品的储存与养护管理

（一）药品储存的措施

医疗机构应当有专用的场所和设施、设备储存药品。药品的存放应当符合药品说明书标明的条件。

医疗机构需要在急诊室、病区护士站等场所临时存放药品的，应当配备符合药品存放条件的专柜。有特殊存放要求的，应当配备相应设备。

医疗机构应当制定和执行药品保管、养护管理制度，并采取必要的控温、防潮、避光、通风、防火、防虫、防鼠、防污染等措施，保证药品质量。

（二）药品保管的措施

药品应按照其自然属性分库、分区、分垛存放，在储存过程中应做到以下几点。

1. 实行色标管理 色标管理指用不同颜色的设施来分隔不同性质的库区或货位的管理方式。一般情况下，合格库区、发货库区、零货称取库区为绿色；待验库区、退货库区为黄色；不合格库区为红色。

2. “六分开” ①处方药与非处方药分开；②内服药与外用药分开；③性质相互影响、容易串味的品种与其他的药品分开；④新药、贵重药品与其他药品分开；⑤国家基本医疗保险药品目录的药品与其他药品分开；⑥医院自配制剂与外购药品分开。

3. “七专” 下列七类药品要做到专库或专区或单独存放。①麻醉药品；②第一类精神药品；③医疗用毒性药品；④放射性药品；⑤易燃、易爆危险性药品；⑥准备退货药品，过期、霉变等不合格药品；⑦对存储环境的某些条件如光线和温度有要求的药品。

4. “七防” ①避光，对易受光线影响而变质的药品，存放室门窗可悬挂黑色布、遮光纸，或者放入库、箱中，存放在暗处；②防潮，易受湿度影响而变质的药品，应控制药库湿度，保持在35%～75%；③控温，易受温度影响而变质的药品应分别控制药库温度，即冷库 2～10℃、阴凉库＜20℃、常温库 0～30℃；④防火；⑤防虫；⑥防鼠；⑦防污染。

5. 药品搬运和堆垛 应严格遵守药品外包装图示标志的要求，规范操作。

6. 配备药品养护人员 医疗机构应当配备药品养护人员，定期对储存药品进行检查和养护，监测和记录储存区域的温湿度，维护储存设施设备，并建立相应的养护档案。

（三）药品有效期管理

《医疗机构药品监督管理办法（试行）》规定，医疗机构应当建立药品效期管理制度。药品发放应当遵循“近效期先出”的原则。

1. 药品有效期的概念 药品有效期是指在一定存储条件下，能够保证药品质量合格的期限。《药品管理法》规定，超过有效期的药品为劣药。

2. 药品有效期的表示方法

（1）我国药品有效期的表示方法 2006 年国家食品药品监督管理局发布的《药品说明书和标签管理规定》中规定：药品标签中的有效期应当按照年、月、日的顺序标注，年份用四位数字表示，月、日用两位数表示。其具体标注格式为“有效期至××××年××月”或者“有效期至××××年××月××日”；也可以用数字和其他符号表示为“有效期至××××.××.”或者“有效期至××××/××/××”等。有效期若标注到日，应当为起算日期对应年月日的前一天，若标注到月，应当为起算月份对应年月的前一月。

（2）世界各国对年、月、日的表示方法 部分欧洲国家是按日-月-年排列，如 15/10/2016，或 15thOct.2016，即指 2016 年 10 月 15 日；美国产品大多是按月-日-年排列，如上例则表示为 10/15/2016，或 Oct.15th2016；日本产品按年-月-日排列，如上例表示为 2016-10-15。

考点：药品保管养护制度

六、药品的经济管理

（一）金额管理办法

医院对药品的管理实行“金额管理，重点统计，实耗实销”的管理办法。具体内容如下。

1. 金额管理 指用货币量来控制和核算医院各个环节的药品，即药库、调剂室和各科室药品的入库、出库、领用、消耗和结存要按照数量、单价、金额记账。

2. 重点统计 就是对本单位经营的重点药品从入库、出库、领用、消耗、出售、库存都要进行数量统计。重点统计的药品包括麻醉药品、精神药品、毒性药品和贵重药品等。

3. 实耗实销 各调剂室实际销售和有关科室实际销售的药品，按照实际金额向财务部门报销、结算。

（二）分级管理制度

根据药品的性质、需求数量和库存价值，将医疗机构的药品分成三级，采取不同的管理措施实行区别管理。

1. 一级管理

（1）范围 麻醉药品，第一类精神药品，毒性药品的原料药。

（2）管理办法 处方要求单独存放，每日清点，必须做到账物相符。

2. 二级管理

（1）范围 第二类精神药品，贵重药品，自费药品。

（2）管理办法 专柜存放，专账登记，贵重药品要每日清点，精神药品定期清点。

3. 三级管理

（1）范围 普通药品。

（2）管理办法 金额管理，季度盘存，以存定销。

第5节 临床药物应用管理

一、临床药学概述

（一）临床药学的概念

临床药学起源于美国，我国的临床药学于20世纪80年代在一些大型医院开始开展。2007年卫生部医政司发布《卫生部医政司关于开展临床药师制试点工作的通知》（卫医疗便函〔2007〕190号），明确指出，将42家医院作为试点，开展药师制的试点工作。《医疗机构药事管理规定》要求医疗机构药学专业技术人员不得少于本机构卫生专业技术人员的8%。建立静脉用药调配中心（室）的，医疗机构应当根据实际需要另行增加药学专业技术人员数量。医疗机构应当根据本机构性质、任务、规模配备适当数量临床药师，三级医院临床药师不少于5名，二级医院临床药师不少于3名。

《医疗机构药事管理规定》中指出，临床药学是指药学与临床相结合，直接面向患者，以患者为中心，研究与实践临床药物治疗，提高药物治疗水平的综合性应用学科。临床药学彻底改变了医院药学的工作模式，使医院药学的工作由“以药物为中心”转移到“以患者为中心”，由传统的药物供应转变为直接面向医师和患者的药学技术服务型，保障患者用药安全、有效、经济。

（二）临床药学的主要内容

临床药学不仅是医院内发展的趋势，而且也使药师在患者治疗方面找到了自己的价值。临床药学在实践时，其主要内容包括以下方面。

1. 药物信息的收集和咨询服务。

2. 开展治疗药物血药浓度监测（therapeutic drug monitoring，TDM）工作及参与个体给药方案的制定。

3. 参与临床治疗实践。

4. 参与新药评价及上市后药物不良反应的监测工作。

5. 进行药物相互作用研究和配伍研究。
6. 建立药历，进行处方、药历分析，了解本院用药情况。

二、临床合理用药管理

临床合理用药管理是对医疗机构临床诊断、预防和治疗疾病用药全过程实施监督管理，其基本出发点和归宿都是合理用药。医疗机构应当遵循安全、有效、经济的合理用药原则，尊重患者对药品的知情权和隐私权。

（一）合理用药的概念

以当代的、药物和疾病的系统知识和理论为基础，安全、有效、经济适当地使用药品。

（二）合理用药的管控措施

目前合理用药的管控措施主要包括以下几个方面。
1. 认真执行国家药事管理的法律法规，科学应用临床诊疗指南规范用药。
2. 规范医疗机构处方审核工作，药师应当对处方各项内容进行逐一审核。
3. 建立处方点评制度和标准，定期开展处方点评工作。
4. 建立临床用药动态监测与超常预警机制，加强临床合理用药管理。
5. 开展药品安全性监测。
6. 建立临床药师制，积极发挥药师在合理用药方面的作用。
7. 利用信息技术开展合理用药管控。
8. 开展抗菌药物临床应用和细菌耐药监测。

考点：合理用药的管理

链接 抗菌药物临床应用管理办法

为加强医疗机构抗菌药物临床应用管理，规范抗菌药物临床应用行为，提高抗菌药物临床应用水平，促进临床合理应用抗菌药物，控制细菌耐药，保障医疗质量和医疗安全，根据相关卫生法律法规，卫生部于2012年4月24日发布《抗菌药物临床应用管理办法》（卫生部令第84号）。该办法分总则、组织机构和职责、抗菌药物临床应用管理、监督管理、法律责任、附则6章59条，2012年8月1日起施行。

三、药学服务

（一）药学服务的概念

药学服务是指药学技术人员应用药学专业知识、技能和工具，向社会公众（包括医护人员、患者及家属、其他关心用药的群体等）提供直接的、负责任的、与药品使用相关的各类服务。药学服务的宗旨是提高药物治疗的安全性、有效性和经济性，改善和提高社会公众的健康水平和生活质量。

（二）药学服务的对象

药学服务对象是广大公众，包括患者家属、医护人员和卫生工作者、药品消费者和健康人群。其中尤为重要的人群如下。
1. 用药周期长的慢性病患者，或需长期或终身用药者。
2. 病情和用药复杂，患有多种疾病，需同时合并应用多种药品者。
3. 特殊人群，如特殊体质者、肝肾功能不全者、过敏体质者、小儿、老年人、妊娠及哺乳期妇女、血液透析者。

4. 药品效果不佳，需要重新选择药品或调整给药方案、剂量、方法者。
5. 用药后易出现明显的药品不良反应者。
6. 用特殊剂型、特殊给药途径、药物治疗窗窄，需要监测者。

（三）药学服务的内容

药学服务的主要实施内容包含患者用药相关的全部需求，主要涉及门诊、住院和居家三种场所。因此药学服务的具体工作除了传统的处方调剂工作外，还包括用药咨询、处方审核、参与实施药物治疗、治疗药物监测、开展药学信息服务、用药监护、不良反应监测与报告、用药教育等。

链接　安全用药守护人——石祥奎

石祥奎药师，徐州市妇幼保健院的杰出代表，以卓越的药学造诣和高尚的职业操守，成为患者心中的守护者。他深入临床一线，无数次精准施药，挽救了无数生命于危难之中。面对复杂病例，他凭借敏锐的专业洞察力和丰富的经验，制定科学用药方案，确保患者用药安全有效。同时，他致力于中药制剂研发，创新成果填补国内空白，为女性健康保驾护航。石祥奎药师的敬业精神和卓越贡献，赢得了广泛赞誉，他不仅是医疗战线的楷模，更是患者信赖的“健康卫士”。

目 标 检 测

A 型题

1. 下列哪种情况可以申请配制医疗机构制剂（　　）
   A. 特殊管理的药品
   B. 生物制品
   C. 临床必需而市场上没有供应的品种
   D. 未经国家批准成分配制的药品
   E. 市场上没有供应的品种
2. 哪级以上医院应成立药事管理与药物治疗学委员会（　　）
   A. 一级　B. 二级
   C. 三级　D. 四级
   E. 特级
3. 根据《医疗机构药事管理规定》有关规定，医疗机构药学专业技术人员不得少于本机构卫生专业技术人员的（　　）
   A. 3%　B. 5%
   C. 8%　D. 10%
   E.15%
4. 以下不属于处方前记部分的是（　　）
   A. 医疗机构名称　B. 患者姓名
   C. 开具日期　D. 临床诊断
   E. 用法用量
5. 普通药品门诊处方一般不超过（　　）用量
   A. 1 日　B. 3 日
   C. 5 日　D. 7 日
   E. 9 日
6. 医疗机构配制制剂必须依法取得（　　）
   A. 药品生产许可证
   B. 药品经营许可证
   C. 医疗机构制剂许可证
   D. 营业执照
   E. 医疗机构执业许可证
7. 医疗机构制剂批准文号的有效期为（　　）
   A. 1 年　B. 2 年
   C. 3 年　D. 4 年
   E. 5 年
8. 医院对药品的管理实行（　　）
   A. 金额管理、季度统计、实耗实销的管理办法
   B. 金额管理、控制加成、实耗实销的管理办法
   C. 金额管理、按月统计、实耗实销的管理办法
   D. 金额管理、重点统计、实耗实销的管理办法
   E. 金额管理、结构调整、限额报销的管理办法
9. 医疗机构配制制剂必须经（　　）
   A. SFDA 批准，并发给制剂批准文号
   B. 经县级卫生部门同意，市级药监部门批准
   C. 省级卫生部门同意，省级药监部门批准，并发给批准文号
   D. 省级药监局批准，并发给批准文号
   E. 省级卫生厅批准，并发给批准文号
10. 医疗机构药学管理工作模式是（　　）
   A. 以患者为中心　B. 以疾病为中心
   C. 以治疗为中心　D. 以效益为中心
   E. 以预防为中心

B 型题

（第 11～12 题备选答案）
A. 临床诊断　B. 科别、姓名、年龄

C. 药品性状、用法用量　D. 药名、剂型
E. 规格、数量

根据《处方管理办法》的“四查十对”原则

11. 查配伍禁忌，对（　　）
12. 查用药合理性，对（　　）

（第 13～15 题备选答案）

A. 药师签名　B. 临床诊断
C. 药品专有标识　D. 用法用量
E. 药品批准文号

13. 属于处方前记内容的是（　　）
14. 属于处方正文内容的是（　　）
15. 属于处方后记内容的是（　　）

（第 16～20 题备选答案）

A. 淡蓝色　B. 淡黄色
C. 淡绿色　D. 淡红色
E. 白色

16. 普通处方印刷用纸为（　　）
17. 急诊处方印刷用纸为（　　）
18. 儿科处方印刷用纸为（　　）
19. 麻醉药品和第一类精神药品处方印刷用纸为（　　）
20. 第二类精神药品处方印刷用纸为（　　）

X 型题

21. 医疗机构购进药品的要求包括（　　）
A. 禁止医务人员自行采购药品
B. 由药学部门统一采购供应
C. 医疗机构采购同一通用名称药品的品种不得超过 3 种
D. 执行药品进货检查验收制度
E. 坚持质量优先、价格合理的采购原则

22. 《处方管理办法》中处方书写规则有（　　）
A. 患者一般情况、临床诊断填写清晰、完整，并与病历记载相一致
B. 西药和中成药可以分别开具处方，也可以开具一张处方
C. 患者为新生儿、婴幼儿时写日、月龄
D. 特殊情况需要超剂量用药时，应当注明原因，由药师签名
E. 开具处方后的空白处画一斜线以示处方完毕

23. 以下有关调配处方的注意事项中，正确的是（　　）
A. 仔细阅读处方，按照药品顺序逐一调配
B. 对贵重药品及麻醉药品等分别登记账卡
C. 调配好一张处方的所有药品后再调配下一张处方，以免发生差错
D. 对需要特殊保存的药品加贴醒目的标签提示患者注意
E. 调配或核对后签名或盖名章

24. 医院药剂科一般设置的科室有（　　）
A. 中西药调剂、制剂室
B. 中西药库房
C. 药品检验室
D. 放射性药品调配室
E. 临床药学室

25. 药物临床应用管理包括（　　）
A. 临床药师参与临床药物治疗方案设计
B. 医务人员及时报告可疑严重药品不良反应
C. 药师应拒绝调配违反治疗原则的处方
D. 严格执行药品注册规定，不得擅自进行临床试验
E. 逐步建立临床药师制度

（吴三余）

第10章 中药管理

学习目标

1. 素质目标 树立以德济生、以技惠民的职业信念。

2. 知识目标 掌握中药材生产质量管理、野生药材资源保护管理规定，以及中药品种保护的范围、等级划分。

3. 能力目标 能区分国家重点保护野生药材的级别、具体品种及中药品种保护等级。

第1节 中药管理概述

一、中药的定义及分类

中药是指在传统中医药基础理论指导下，用中医药术语来表达其功效，依照君臣佐使关系，按照一定的规律，用以防病治病的药品。中药具有独特的理论体系和形式，充分反映了我国历史、文化、自然资源等方面的特点，是中医药理论体系中的重要组成部分。

中药的“三大支柱”为中药材、中药饮片、中成药。

（一）中药材

中药材是指药用植物、动物、矿物的药用部分在采收后经产地初加工形成的原料药材，包括植物类药材（如党参、黄芪、甘草等）、动物类药材（如水蛭、地龙、蕲蛇等）、矿物类药材（如石膏、自然铜、朱砂等），中药材中绝大多数为植物类药材。

（二）中药饮片

中药饮片是指在中医药理论指导下，根据辨证施治和调剂、制剂的需要，按照传统加工方法将中药材炮制成一定规格的成品。

（三）中成药

中成药也称为中药成药，是指根据疗效确切、应用广泛的处方、验方或秘方，经药品监督管理部门审批同意，按照严格的质量标准和生产工艺，以中药材、中药饮片为原料，批量生产、配制加工而成的药品。中成药是依法取得药品生产许可证的药品生产企业生产的中药制剂，具有特定的名称，并标明功能主治、用法用量和规格，具有用药方便、快捷等多方面的优点。

考点：中药材、中药饮片、中成药的含义

二、《中华人民共和国中医药法》概述

《中华人民共和国中医药法》（以下简称《中医药法》）是一部全面、系统体现中医药特点的综合性法律，于2016年12月25日第十二届全国人民代表大会常务委员会第二十五次会议通过，并于2017年7月1日起实施。

（一）立法背景

中医药是中华民族的瑰宝，是我国医药卫生体系的特色和优势，是国家医药卫生事业的重要组成部分。新中国成立以来，党和国家高度重视中医药工作，坚持中西医并重，中医药事业取得了显著成就。2003 年国务院制定的《中华人民共和国中医药条例》对促进、规范中医药事业发展发挥了重要作用。但是，随着经济社会快速发展，中医药事业发展面临一些新的问题，主要表现为：中医药服务能力不足，特色和优势发挥不够充分；现行医师管理、药品管理制度不能完全适应中医药特点和发展需要，一些医术确有专长的人员无法通过考试取得医师资格，医疗机构中药制剂品种萎缩明显；中药材种植养殖不规范，影响中药质量；中医药人才培养途径比较单一，人才匮乏；中医药理论和技术方法的传承、发扬面临不少困难。解决当前存在的突出问题，需制定中医药法，依法保障中医药事业的发展，促进健康中国建设。

（二）立法意义

《中医药法》的通过对中医药事业发展具有里程碑的重要意义。《中医药法》第一次从法律层面明确了中医药的重要地位、发展方针和扶持措施，为中医药事业发展提供了法律保障；针对中医药自身的特点，改革完善了中医医师、诊所和中药等管理制度，有利于保持和发挥中医药特色和优势，促进中医药事业发展。同时，《中医药法》对实践中存在的突出问题作了针对性的规定，有利于规范中医药从业行为，保障医疗安全和中药质量。此外，《中医药法》的出台有利于提升中医药的全球影响力，在解决健康服务问题上，为世界提供中国方案、中国样本，为解决世界医改难题做出中国的独特贡献。

（三）主要内容

《中医药法》共 9 章 63 条，主要内容如下。

1. 明确了中医药事业的重要地位和发展方针 《中医药法》规定中医药事业是我国医药卫生事业的重要组成部分。国家大力发展中医药事业，实行中西医并重的方针，建立符合中医药特点的管理制度，充分发挥中医药在我国医药卫生事业中的作用。

2. 建立符合中医药特点的管理制度 《中医药法》在中医诊所、中医医师准入、中药管理等方面对原有的管理制度进行了改革创新，规定了适应中医药发展规律、符合中医药特点的管理制度。

例如《中医药法》第十四条规定“举办中医诊所的，将诊所的名称、地址、诊疗范围、人员配备情况等报所在地县级人民政府中医药主管部门备案后即可开展执业活动”，开办中医诊所由许可管理改为了备案管理；《中医药法》第十五条规定“以师承方式学习中医或者经多年实践，医术确有专长的人员，由至少两名中医医师推荐，经省、自治区、直辖市人民政府中医药主管部门组织实践技能和效果考核合格后，即可取得中医医师资格”，改革了“以师承方式学习中医或者经多年实践，医术确有专长的人员”中医医师资格获取的方式。

3. 指明中医药人才培养方向，阐明中医药科学研究方针 在中医药人才培养方面，应当遵循中医药人才成长规律，以中医药内容为主，体现中医药文化特色，注重中医药经典理论和中医药临床实践、现代教育方式和传统教育方式相结合。在中医药科学研究方面，国家鼓励科研机构、高等学校、医疗机构和药品生产企业等，运用现代科学技术和传统中医药研究方法，开展中医药科学研究，加强中西医结合研究，促进中医药理论和技术方法的继承和创新。

4. 注重中医药传承与文化传播 重视中医药传承与文化的传播，对具有重要学术价值的中医药理论和技术方法，省级以上人民政府中医药主管部门应当组织遴选本行政区域内的中医药学术传承项目和传承人，并为传承活动提供必要的条件。国家建立中医药传统知识保护数据库、保护名录和保护制度。县级以上人民政府应当加强中医药文化宣传，普及中医药知识，鼓励组织和个人创作中医药文化和科普作品。

5. 加大对中医药违法行为的处罚力度 《中医药法》明确了违法举办中医诊所、炮制中药饮片、配制中药制剂，中医诊所和中医医师非法执业，违法发布中医医疗广告等违法行为的法律责任。同时，还规定在中药材种植过程中使用剧毒、高毒农药的，依照有关法律、法规规定给予处罚；情节严重的，可以由公安机关对其直接负责的主管人员和其他直接责任人员处五日以上十五日以下拘留。加大了对危害中药材质量安全行为的惩处力度，以保证人民群众用药安全。

第2节 野生药材资源保护管理

案例 10-1

环食药侦大队在工作中发现有人盗挖草原野生药用植物线索。经进一步调查发现，违法嫌疑人宋某组织多名外来人员夜间前往草原深处采挖野生药用植物，之后销售给专门收购人员任某等人。通过细致的研判、蹲守等措施，待时机成熟后环食药侦大队联合特巡警大队、刑警大队及派出所等警种将宋某等涉案挖药人员、收购人员 11 人全部抓获，并现场缴获盗挖野生药用植物防风 800 余斤、挖掘工具数把。

问题： 该案件责任人应该怎样处理，依据是什么？

一、野生药材资源保护的目的与原则

近年来，我国药用野生资源破坏极其严重，野生中药材的乱采滥挖，导致大面积植被被毁，生态环境日益恶化，多种野生中药资源急剧减少，大量物种濒于枯竭，加强对野生药材资源的保护和管理刻不容缓。

（一）野生药材资源保护的目的

为保护和合理利用野生药材资源，适应人民医疗保健事业的需要，1987 年 10 月 30 日国务院发布了《野生药材资源保护管理条例》，并于 1987 年 12 月 1 日起施行。《野生药材资源保护管理条例》明确了对野生药材资源保护的原则、物种三级分类管理、采收、经营及违反该条例应承担的责任等。

（二）野生药材资源保护原则

国家对野生药材资源实行保护、采猎相结合的原则，并创造条件开展人工种养。

二、国家重点保护野生药材物种的分级及品种

国家重点保护的野生药材物种分为以下三级。

一级保护野生药材物种是指濒临灭绝状态的稀有珍贵野生药材物种。国家重点保护的野生药材物种名录中收载有 4 种，包括 4 种中药材，分别为虎骨（已被禁止贸易）、豹骨、羚羊角、鹿茸（梅花鹿）。

二级保护野生药材物种是指分布区域缩小、资源处于衰竭状态的重要野生药材物种。包括 17 种中药材，分别为鹿茸（马鹿）、麝香（林麝、马麝和原麝）、熊胆（黑熊和棕熊）、穿山甲、蟾酥（中华大蟾蜍和黑框蟾蜍）、蛤蟆油（中国林蛙）、金钱白花蛇（银环蛇）、乌梢蛇、蕲蛇（五步蛇）、蛤蚧、甘草（甘草、胀果甘草和光果甘草）、黄连（黄连、三角叶黄连和云连）、人参、杜仲、厚朴（厚朴和凹叶厚朴）、黄柏（黄檗和黄皮树）、血竭（剑叶龙血树）。

三级保护野生药材物种是指资源严重减少的主要常用野生药材物种。包括22种中药材，分别为川贝母（川贝母、暗紫贝母、甘肃贝母和梭砂贝母）、伊贝母（新疆贝母和伊犁贝母）、刺五加、黄芩、天冬（天门冬）、猪苓、龙胆（龙胆、条叶龙胆、三花龙胆和坚龙胆）、防风、远志（远志和卵叶远志）、胡黄连、肉苁蓉、秦艽（秦艽、麻花秦艽、粗茎秦艽和小秦艽）、细辛（北细辛、汉城细辛和细辛）、紫草（新疆紫草和紫草）、五味子（五味子和华中五味子）、蔓荆子（单叶蔓荆和蔓荆）、诃子（诃子和绒毛诃子）、山茱萸、石斛（环草石斛、马鞭石斛、黄草石斛、铁皮石斛和金钗石斛）、阿魏（新疆阿魏和阜康阿魏）、连翘、羌活（羌活和宽叶羌活）。

国家重点保护的野生药材物种名录，由国家医药管理部门会同国务院野生动物、植物管理部门制定。在国家重点保护的野生药材物种名录之外，需要增加的野生药材保护物种，由省、自治区、直辖市人民政府制定并抄送国家医药管理部门备案。

考点：国家重点保护的野生药材物种的分级及药材名称

三、野生药材资源保护管理的办法

（一）一级保护野生药材物种的管理规定

禁止采猎一级保护野生药材物种。一级保护野生药材物种属于自然淘汰的，其药用部分由各级药材公司负责经营管理，但不得出口。

（二）二、三级保护野生药材物种的管理规定

1. 人员资质要求 采猎二、三级保护野生药材物种的，必须持有采药证。取得采药证后，需要进行采伐或狩猎的，必须分别向有关部门申请采伐证或狩猎证。

2. 采猎管理规定 采猎、收购二、三级保护野生药材物种的，必须按照批准的计划执行。该计划由县以上（含县，下同）医药管理部门（含当地人民政府授权管理该项工作的有关部门，下同）会同同级野生动物、植物管理部门制定，报上一级医药管理部门批准。采猎二、三级保护野生药材物种的，不得在禁止采猎区、禁止采猎期进行采猎，不得使用禁用工具进行采猎。二、三级保护野生药材物种属于国家计划管理的品种，由中国药材公司统一经营管理；其余品种由产地县药材公司或其委托单位按照计划收购。二、三级保护野生药材物种的药用部分，除国家另有规定外，实行限量出口。

考点：国家重点保护的野生药材的采猎和出口管理规定

四、法律责任

（一）对违法采猎保护野生药材物种者的处罚

由当地县以上医药管理部门会同同级有关部门没收其非法采猎的野生药材及使用工具，并处以罚款。

（二）对违法进入野生药材资源保护区者的处罚

进入野生药材资源保护区从事科研、教学、旅游等活动的，必须经该保护区管理部门批准。进入设在国家或地方自然保护区范围内野生药材资源保护区的，还须征得该自然保护区主管部门的同意。违反规定的，当地县以上医药管理部门和自然保护区主管部门有权制止；造成损失的，必须承担赔偿责任。

（三）对违法经营野生药材物种者的处罚

对违反收购、经营、出口管理规定者，由工商行政管理部门或有关部门没收其野生药材和全部违法所得，并处以罚款。

（四）对保护野生物种资源管理部门工作人员徇私舞弊者的处罚

由所在单位或上级管理部门给予行政处分；造成野生药材资源损失的，必须承担赔偿责任。

（五）对破坏野生药材资源情节严重者的处罚

破坏野生药材资源情节严重，构成犯罪的，由司法机关依法追究刑事责任。

考点：违反《野生药材资源保护管理条例》的相关处罚规定

第3节　中药材生产与经营管理

一、中药材生产质量管理的目的与意义

《中药材生产质量管理规范》（GAP），是中药材生产和质量管理的基本准则，适用于中药材（含植物药和动物药）生产企业生产中药材的全过程。GAP从保证中药材质量出发，规范中药材各生产环节以至全过程，以控制影响药材质量的各种因子，达到药材真实、优质、稳定、可控的目的。GAP是保证中药材质量，促进中药标准化、现代化及国际化的重要措施，其核心内容和最终目标就是生产优质高效的药材。

制定GAP的意义主要有以下两个方面：①企业的需要，生产、经营企业为了获得来源稳定、质量高、农药残留少的中药材，强烈要求在产地建立中药材基地，使中药材生产企业有章可循。②实现中药有效监督管理的需要，实施GAP，把中药材生产正式纳入药品监管体系，为药品监督管理部门实现中药有效监管提供了法律保证。

二、《中药材生产质量管理规范》概述

《中药材生产质量管理规范》（GAP）是由国家药品监督管理局、农业农村部、国家林草局、国家中医药局等四部门于2022年3月联合颁布施行的，共14章144条。其内容涵盖总则，质量管理，机构与人员，设施、设备与工具，基地选址，种子种苗或其他繁殖材料，种植与养殖，采收与产地加工，包装、放行与储运，文件，质量检查，内审，投诉、退货与召回，附则。

（一）GAP中对中药材的相关规定

1. 质量管理　根据中药材生产特点，明确影响中药材质量的关键环节，开展质量风险评估，制定有效的生产管理与质量控制、预防措施。建立中药材生产质量追溯体系，制定中药材、中药材种子种苗或其他繁殖材料的质量标准。

2. 基地选址　根据种植或养殖中药材的生长发育习性和对环境条件的要求，制定产地和种植地块或者养殖场所的选址标准，选址和建设应当符合国家和地方生态环境保护要求。

3. 种子种苗或其他繁殖材料　明确使用种子种苗或其他繁殖材料的基原及种质，包括种、亚种、变种或者变型、农家品种或者选育品种，一个中药材生产基地应当只使用一种经鉴定符合要求的物种，防止与其他种质混杂，优先采用经国家有关部门鉴定，性状整齐、稳定、优良的选育新品种。

4. 种植与养殖　根据药用植物生长发育习性和对环境条件的要求等制定种植技术规程、肥料使用技术规程等，按照中药材种植情况，及时采取措施；根据药用动物生长发育习性和对环境条件的要求等制定养殖技术规程，按照药用动物具体情况，及时实施养殖措施。

5. 采收与产地加工　坚持“质量优先、兼顾产量”原则，制定采收与产地加工技术规程，根据中药材生长情况、采收时气候情况等，按照技术规程要求，在规定期限内，适时、及时完成采收。按照统一的产地加工技术规程开展产地加工管理，保证加工过程方法的一致性，避免品质下降或者外源污

染；避免造成生态环境污染。

6. 包装、放行与储运

（1）包装材料及包装方法要求　包装材料应当符合国家相关标准和药材特点，能够保持中药材质量；包装方法应采用可较好保持中药材质量稳定的包装方法，鼓励采用现代包装方法和器具。

（2）标签要求　标签清晰，不易脱落或者损坏；标示内容包括品名、基原、批号、规格、产地、数量或重量、采收日期、包装日期、保质期、追溯标志、企业名称等信息。

（3）放行制度　对每批药材进行质量评价，审核生产、检验等相关记录，由质量管理负责人签名批准放行。

（4）贮存、运输及装卸要求　保证贮存所需要的条件，如洁净度、温度、湿度、光照和通风等。应当按照技术规程装卸、运输；防止发生混淆、污染、异物混入、包装破损、雨雪淋湿等。

（二）GAP 中对人员、设备的相关规定

1. 人员要求　生产、质量的管理负责人应当有中药学、药学或者农学等相关专业大专及以上学历，并有中药材生产、质量管理三年以上实践经验，或者有中药材生产、质量管理五年以上的实践经验，且均须经过 GAP 的培训。应当对管理和生产人员的健康进行管理；患有可能污染药材疾病的人员不得直接从事养殖、产地加工、包装等工作。

2. 设备要求　建设必要的设施，包括种植或者养殖设施、产地加工设施、中药材贮存仓库、包装设施等。

考点：GAP 中相关要求

三、中药材经营管理

（一）《药品管理法》有关规定

1. 发运中药材应当有包装。在每件包装上，应当注明品名、产地、日期、供货单位，并附有质量合格的标志。

2. 药品上市许可持有人、药品生产企业、药品经营企业和医疗机构应当从药品上市许可持有人或者具有药品生产、经营资格的企业购进药品；但是，购进未实施审批管理的中药材除外。

3. 药品经营企业销售中药材，应当标明产地。

4. 城乡集市贸易市场可以出售中药材，国务院另有规定的除外。

5. 新发现和从境外引种的药材，经国务院药品监督管理部门批准后，方可销售。

考点：《药品管理法》关于药材经营相关规定

（二）中药材专业市场管理规定

中药材专业市场禁止交易的品种有：须经加工炮制的中药饮片；中成药；化学原料药及其制剂、抗生素、生化药品、放射性药品，血清疫苗、血液制品、诊断用药和有关医疗器械；罂粟壳以及 28 种毒性中药材品种；国家重点保护的 42 种野生动植物药材品种（家种、家养除外），国家法律、法规明令禁止上市的其他药品。

（三）《进口药材管理办法》中药管理相关规定

1. 进口药材的申请与审批　药材进口单位（指办理首次进口药材审批的申请人或者办理进口药材备案的单位），应当是中国境内的中成药上市许可持有人、中药生产企业，以及具有中药材或者中药饮片经营范围的药品经营企业。药材进口申请包括首次进口和非首次进口药材申请。首次进口药材是指非同一国家（地区）、非同一申请人、非同一药材基原的进口药材。首次进口药材，应当按照本办

法规定取得进口药材批件后，向口岸药品监督管理部门办理备案。非首次进口药材，应当按照本办法规定直接向口岸药品监督管理部门办理备案。非首次进口药材实行目录管理，具体目录由国家药品监督管理局制定并调整。尚未列入目录，但申请人、药材基原以及国家（地区）均未发生变更的，按照非首次进口药材管理。进口的药材应当符合国家药品标准。首次进口药材申请人应当在取得进口药材批件后1年内，从进口药材批件注明的到货口岸组织药材进口。

2. 进口药材批件编号格式 为（省、自治区、直辖市简称）药材进字+4位年号+4位顺序号。

考点：进口药材的相关规定

第4节 中药饮片生产与经营管理

一、中药饮片生产管理

颁布国家药品标准的中药饮片为国家基本药物，国家另有规定的除外，质量优劣直接关系到中医临床医疗效果。

（一）《药品管理法》《药品管理法实施条例》中关于中药饮片生产的有关规定

1.《药品管理法》第四十四条明确指出，中药饮片应当按照国家药品标准炮制；国家药品标准没有规定的，应当按照省、自治区、直辖市人民政府药品监督管理部门制定的炮制规范炮制。省、自治区、直辖市人民政府药品监督管理部门制定的炮制规范应当报国务院药品监督管理部门备案。不符合国家药品标准或者不按照省、自治区、直辖市人民政府药品监督管理部门制定的炮制规范炮制的，不得出厂、销售。

2.《药品管理法实施条例》中指出，药品生产企业生产药品所使用的原料药，必须具有国务院药品监督管理部门核发的药品批准文号或者进口药品注册证书、医药产品注册证书；但是，未实施批准文号管理的中药材、中药饮片除外。

3.《药品管理法实施条例》中指出，生产中药饮片，应当选用与药品性质相适应的包装材料和容器；包装不符合规定的中药饮片，不得销售。中药饮片包装必须印有或者贴有标签。中药饮片的标签必须注明品名、规格、产地、生产企业、产品批号、生产日期，实施批准文号管理的中药饮片还必须注明药品批准文号。

4.《药品管理法实施条例》中指出，生产没有国家药品标准的中药饮片，不符合省、自治区、直辖市人民政府药品监督管理部门制定的炮制规范的；医疗机构不按照省、自治区、直辖市人民政府药品监督管理部门批准的标准配制制剂的，依照《药品管理法》第七十五条的规定给予处罚。

（二）《关于加强中药饮片监督管理的通知》对中药饮片管理的规定

为进一步加强中药饮片监督管理，促进中医药事业健康发展，国家药品监督管理局于2011年1月5日发布《关于加强中药饮片监督管理的通知》（国食药监安〔2011〕25号），就加强中药饮片监督管理工作提出有关要求。

1. 提高加强中药饮片监管重要性的认识 各级卫生行政、药品监督管理部门和中医药管理部门应充分认识加强中药饮片监管对推动医药卫生体制改革，强化基本药物制度建设的重要意义，依法加强辖区内中药饮片的生产、经营和使用各个环节的监管，工作中应加强协调配合，形成监管合力，切实保障中药饮片质量。

2. 加强中药饮片生产经营行为监管 各级药品监管部门应加强中药饮片生产、经营行为监管。生产中药饮片必须持有药品生产许可证；必须以中药材为起始原料，使用符合药用标准的中药材，并应尽量固定药材产地；必须严格执行国家药品标准和地方中药饮片炮制规范、工艺规程；必须在符合药品 GMP 条件下组织生产，出厂的中药饮片应检验合格，并随货附纸质或电子版的检验报告书。批发零售中药饮片必须持有药品经营许可证。批发企业销售给医疗机构、药品零售企业和使用单位的中药饮片，应随货附加盖单位公章的生产、经营企业资质证书及检验报告书（复印件）。

严禁生产企业外购中药饮片半成品或成品进行分包装或改换包装标签等行为。严禁经营企业从事饮片分包装、改换标签等活动；严禁从中药材市场或其他不具备饮片生产经营资质的单位或个人采购中药饮片。

3. 加强医疗机构中药饮片监管 各级卫生行政和中医药管理部门应加强对中药饮片使用环节的监管，进一步规范医疗机构对饮片的管理工作。医疗机构从中药饮片生产企业采购，必须要求企业提供资质证明文件及所购产品的质量检验报告书；从经营企业采购的，除要求提供经营企业资质证明外，还应要求提供所购产品生产企业的质量检验报告书。医疗机构必须按照《医院中药饮片管理规范》的规定使用中药饮片，保证在储存、运输、调剂过程中的饮片质量。

严禁医疗机构从中药材市场或其他没有资质的单位和个人，违法采购中药饮片调剂使用。医疗机构如加工少量自用特殊规格饮片，应将品种、数量、加工理由和特殊性等情况向所在地市级以上药品监管部门备案。

4. 明确监管责任，严格执法监督 各省级药品监督管理局、卫生行政和中医药管理部门应按照本通知要求，加强中药饮片生产、经营及使用环节的监督和现场检查。发现医疗机构违反规定，使用不符合要求饮片的，卫生行政、中医药管理部门应按照有关规定予以严肃处理。发现中药饮片生产、流通及使用环节存在违法生产、采购和使用的，药品监管部门一律依法查处。

（三）毒性中药饮片的生产管理规定

1. 定点生产原则 国家中医药管理部门对毒性中药饮片，实行统一规划、合理布局、定点生产。其定点生产具体原则如下。

（1）对市场需求量大，毒性药材生产较多的地区定点要合理布局，相对集中，按省区确定 2～3 个定点企业。

（2）对一些产地集中的毒性中药材品种，如朱砂、雄黄、附子等要全国集中统一定点生产，供全国使用。逐步实现以毒性中药材主产区为中心择优定点生产。

（3）毒性中药饮片定点生产企业，要符合《医疗用毒性药品管理办法》等要求。

2. 企业管理原则 加强对定点生产毒性中药饮片企业的管理：

（1）建立健全毒性中药饮片各项生产管理制度，包括生产管理、质量管理、仓储管理。

（2）强化和规范毒性中药饮片生产工艺技术管理，制定切实可行的工艺操作规程，建立批生产记录，保证生产过程的严肃性、规范性。

（3）加强毒性中药饮片包装管理，严格执行《中药饮片包装管理办法》，包装要有突出、鲜明的毒药标识。

（4）建立毒性中药饮片生产技术经济指标统计报告制度。

（5）定点生产的毒性中药饮片，应销往具有经营毒性中药饮片资质的经营单位或直销到医疗单位。

考点：中药饮片生产管理措施

二、中药饮片经营管理

（一）《医院中药饮片管理规范》（国中医药发〔2007〕11 号）主要内容

1. 中药饮片的采购、验收及保管管理

（1）医院应当建立健全中药饮片采购制度，依照药品监督管理部门有关规定从合法的供应单位购进中药饮片。

（2）医院对所购的中药饮片，应当按照国家药品标准和省、自治区、直辖市药品监督管理部门制定的标准和规范进行验收，验收不合格的不得入库。

（3）中药饮片仓库应当有与使用量相适应的面积，具备通风、调温、调湿、防潮、防虫、防鼠等条件及设施。

（4）中药饮片出入库应当有完整记录。中药饮片出库前，应当严格进行检查核对，不合格的不得出库使用。

2. 中药饮片调剂与临方炮制管理

（1）医院调剂用计量器具应当按照质量技术监督部门的规定定期校验，不合格的不得使用。

（2）中药饮片装斗时要清斗，认真核对，装量适当，不得错斗、串斗。

（3）中药饮片调配后，必须复核方可发出。医院应当定期对中药饮片调剂质量进行抽查并记录抽查结果。

（4）医院进行临方炮制，应当具备与之相适应的条件和设施，严格遵照国家药品标准和省、自治区、直辖市药品监督管部门制定的炮制规范进行。

医院开展中药饮片煎煮服务，应当有与之相适应的场地及设备，卫生状况良好，具有通风、调温、冷藏等设施。医院应当建立健全中药饮片煎煮的工作制度、操作规程和质量控制措施并严格执行。

（二）其他规范性文件中涉及中药饮片管理规定

《药品经营质量管理规范》（GSP）对经营中药饮片作了明确的规定：经营中药材、中药饮片的，应当有专用的库房和养护工作场所，直接收购地产中药材的应当设置中药样品室（柜）。采购中药材、中药饮片的还应当标明产地。中药饮片验收记录应当包括品名、规格、批号、产地、生产日期、生产厂商、供货单位、到货数量、验收合格数量等内容，实施批准文号管理的中药饮片还应当记录批准文号。对中药材和中药饮片应当按其特性采取有效方法进行养护并记录，所采取的养护方法不得对药品造成污染。中药材和中药饮片分库存放；中药饮片销售记录应当包括品名、规格、批号、产地、生产厂商、购货单位、销售数量、单价、金额、销售日期等内容。中药饮片柜斗谱的书写应当正名正字；装斗前应当复核，防止错斗、串斗；应当定期清斗，防止饮片生虫、发霉、变质；不同批号的饮片装斗前应当清斗并记录。经营中药饮片的，有存放饮片和处方调配的设备；销售中药饮片做到计量准确，并告知煎服方法及注意事项；提供中药饮片代煎服务，应当符合国家有关规定。储存中药饮片应当设立专用库房。

（三）毒性中药饮片的经营管理

1. 毒性中药饮片的经营要求 具有经营毒性中药资格的企业采购毒性中药饮片，必须从持有毒性中药饮片的定点生产许可证和定点生产标志的中药饮片生产企业或具有经营毒性中药资格的批发企业购进，严禁从非法渠道购进毒性中药饮片。

2. 毒性中药饮片的管理要求 毒性中药饮片管理必须严格按国家有关规定，实行专人、专库（柜）、专账、专用衡器，双人双锁保管，做到账、货、卡相符。

3. 毒性中药饮片的调剂管理

（1）群众自配民间单、秘、验方需用毒性中药，购买时要持有本单位或者城市街道办事处、乡（镇）人民政府的证明信，供应部门方可发售。

（2）调配含有毒性中药饮片的处方，每次处方剂量不得超过2日极量。对处方未注明“生用”的，应给付炮制品。如在审方时对处方有疑问，必须经处方医生重新审定后方可调配。处方保存2年备查。

考点：中药饮片经营管理措施

链接 中药炮制中的工匠精神

中药饮片是初步加工或经过炮制后达到质量标准，直接用于配方的中药。不同的中药饮片具有不同的炮制方法和标准，如熟地黄的蒸制，就要加黄酒，拌砂仁末，进行九蒸九晒，必须达到“黑如漆甘如饴”的程度；制黄精，也要加黄酒，拌润，进行九蒸九晒，必须达到“黑而甜”的程度等。炮制虽烦琐费时，但是关系中成药、中药饮片质量安全和疗效的重要环节，药工在炮制过程中秉承着严谨和一丝不苟的精神和工作态度，去伪存真、精益求精，让中医药良性发展，持续性发展，健康发展。

第5节 中药品种保护

一、中药品种保护的目的与意义

（一）中药品种保护的目的

为了提高中药品种的质量，保护中药生产企业的合法权益，促进中药事业的发展，国务院于1992年10月14日颁布了《中药品种保护条例》，自1993年1月1日起施行。2009年2月3日，国家食品药品监督管理局（SFDA）制定并印发了《中药品种保护指导原则》。2018年9月30日，国务院签署国务院令，对《中药品种保护条例》等10部行政法规的部分条款予以修改，自公布之日起施行。

（二）中药品种保护的意义

《中药品种保护条例》的颁布实施，标志着我国对中药的研制生产、管理工作走上了法制化轨道；对保护好中药名优产品，保护中药研制生产的知识产权，提高中药质量和信誉，推动中药制药企业的科研进步，开发临床安全有效的新药和促进中药走向国际医药市场均具有重要的意义。

中药品种保护制度在很大程度上解决了中药品种的低水平重复问题，保护了中药研制单位及生产企业开发中药新品种和提高中药质量标准的积极性，促进了企业主导品种的集约化和规模化生产，推动了中药行业集约化经营模式的形成，改善了无序竞争的局面，规范了中药生产经营秩序，促进了中药生产企业的科技进步和产品质量的提高。在促进药材资源的合理应用，提高中药品种的整体质量水平、逐步实现中药现代化等方面，也取得了一定的成效。

二、中药品种保护适用的范围与监督管理部门

（一）适用的范围

《中药品种保护条例》属于国务院颁发的行政法规。适用于中国境内生产制造的中药品种，包括中成药、天然药物的提取物及其制剂和中药人工制成品。

申请专利的中药品种，依照专利法的规定办理，不适用《中药品种保护条例》。

（二）监督管理部门

国务院药品监督管理部门负责全国中药品种保护的监督管理工作，国家中医药管理部门协同管理全国中药品种的保护工作。

考点：中药品种保护适用的范围

三、中药品种保护的品种范围、等级划分及条件

（一）中药保护品种范围

依照《中药品种保护条例》，受保护中药品种，必须是列入国家药品标准的品种。

（二）中药保护品种的等级划分及条件

国家鼓励研制开发临床有效的中药品种，对质量稳定、疗效确切的中药品种实行分级保护制度。《中药品种保护条例》规定受保护的中药品种分为一级和二级。中药一级保护品种的保护期限分别为30年、20年、10年，中药二级保护品种的保护期限为7年。

1. 申请中药一级保护品种应具备的条件 符合下列条件之一的中药品种，可以申请一级保护。

（1）对特定疾病有特殊疗效的。

（2）相当于国家一级保护野生药材物种的人工制成品。

（3）用于预防和治疗特殊疾病的。

2. 申请中药二级保护品种应具备的条件 符合下列条件之一的中药品种，可以申请二级保护。

（1）符合上述一级保护的品种或者已经解除一级保护的品种。

（2）对特定疾病有显著疗效的。

（3）从天然药物中提取的有效物质及特殊制剂。

考点：中药品种保护的期限、范围、等级划分

四、申请中药品种保护的程序

（一）申请

中药生产企业对其生产的符合《中药品种保护条例》的中药品种，可以向所在地省、自治区、直辖市人民政府药品监督管理部门提出申请，由省、自治区、直辖市人民政府药品监督管理部门初审签署意见后，报国务院药品监督管理部门。特殊情况下，中药生产企业也可以直接向国务院药品监督管理部门提出申请。

（二）审评

国务院药品监督管理部门委托国家中药品种保护审评委员会负责对申请保护的中药品种进行审评。

（三）发证

国家药品监督管理部门根据审评结论，决定对申请的中药品种是否给予保护。经批准保护的中药品种，由国家药品监督管理部门发给中药保护品种证书，并在指定的专业报刊上予以公告。

五、中药品种的保护措施

（一）中药一级保护品种的保护措施

1. 品种保护规定 该品种的处方组成、工艺制法在保护期内由获得中药保护品种证书的生产企业和有关的药品监督管理部门、单位和个人负责保密，不得公开。负有保密责任的有关部门、企业和单位应按照国家有关规定，建立必要的保密制度。

2. 转让规定 向国外转让中药一级保护品种的处方组成、工艺制法，应当按照国家有关保密的规定办理。

3. 到期管理规定 因特殊情况需要延长保护期的，由生产企业在该品种保护期满前6个月，依照中药品种保护的申请办理程序申报。由国家药品监督管理部门确定延长的保护期限，不得超过第一次批准的保护期限。

（二）中药二级保护品种的保护措施

中药二级保护品种在保护期满后可以延长保护期限，时间为7年，由生产企业在该品种保护期满前6个月依据《中药品种保护条例》规定的程序申报。

（三）其他规定

1. 生产规定

（1）除临床用药紧张的中药保护品种另有规定外，被批准保护的中药品种在保护期内仅限于已获得中药保护品种证书的企业生产。

（2）对已批准保护的中药品种，如果在批准前是由多家企业生产的，其中未申请中药保护品种证书的企业方当自公告发布之日起6个月内向国家药品监督管理部门申报，按规定提交完整的资料，经指定的药品检验机构对申报品种进行质量检验，达到国家药品标准的，经国家药品监督管理部门审批后，补发批准文件和中药保护品种证书，对未达到国家药品标准的，国家药品监督管理部门依照药品管理的法律、行政法规的规定，撤销该中药品种的批准文号。

（3）生产中药保护品种的企业及有关主管部门，应重视生产条件的改进，提高品种的质量。

2. 其他规定 中药保护品种在保护期内向国外申请注册时，必须经过国家药品监督管理部门批准同意。否则，不得办理。

六、法律责任

1. 泄密处理 违反《中药品种保护条例》的规定，将一级保护品种的处方组成、工艺制法泄密者，对其责任人员，由所在单位或者上级机关给予行政处分，构成犯罪的，依法追究刑事责任。

2. 仿制、伪造处理 对违反《中药品种保护条例》，擅自仿制和生产中药保护品种的，由县级以上药品监督管理部门以生产假药依法论处。伪造中药保护品种证书及有关证明文件进行生产、销售的，由县级以上药品监督管理部门没收其全部有关药品及违法所得，并处以有关药品正品价格3倍以下罚款，对构成犯罪的，由司法机关依法追究刑事责任。

考点：中药品种保护的保护措施

目标检测

A型题

1. 国家对野生药材资源实行（　　）
   A. 严禁采猎的原则
   B. 限量采猎的原则
   C. 保护和采猎相结合的原则
   D. 人工种养代替采猎的原则
   E. 放任不管的原则
2. 不符合我国中药管理规定的叙述是（　　）
   A. 国家实行中药品种保护制度，具体办法由国务院制定
   B. 药品经营企业销售中药材必须标明产地
   C. 中药材和中药饮片应有包装，并附有质量合格的标识
   D. 城乡集市贸易市场可以销售中药材、中药饮片、中成药
   E. 城乡集贸市场不可以销售28种毒性中药材
3. 属于一级保护野生药材物种的是（　　）
   A. 羚羊角　B. 熊胆
   C. 人参　D. 穿山甲
   E. 麝香
4. 属于二级保护野生药材物种的是（　　）
   A. 川贝母　B. 细辛
   C. 山茱萸　D. 黄连
   E. 石斛
5. 依照《中药品种保护条例》，受保护的中药品种，必须是列入（　　）
   A. 国家药品标准品种
   B. 国家基本药物目录品种
   C. 国家基本医疗保险用药目录品种
   D. 国家非处方药目录品种
   E. 国家处方药目录品种
6. 根据《中药品种保护条例》，可以申请中药一级保护品种的是（　　）
   A. 国家一级保护野生药材物种
   B. 对特定疾病有特殊疗效的中药品种
   C. 对特定疾病有显著疗效的中药品种
   D. 从天然药物中提取的有效物质及特殊制剂
   E. 价格昂贵的中药材品种
7. 对擅自仿制和生产中药保护品种的，药品监督管理部门以（　　）

A. 生产劣药论处
B. 生产假药论处
C. 无证生产药品论处
D. 生产假、劣药品论处
E. 私自生产药品论处

8. 中药二级保护品种的保护期限是（ ）
A. 5年 B. 7年
C. 10年 D. 15年
E. 20年

B 型题

（第9～11题备选答案）
A. 资源严重减少的主要常用野生药材物种
B. 分布区域缩小、资源处于衰竭状态的重要野生药材物种
C. 濒临灭绝状态的稀有珍贵野生药材物种

9. 一级保护野生药材物种是指（ ）
10. 二级保护野生药材物种是指（ ）
11. 三级保护野生药材物种是指（ ）

（第12～14题备选答案）
A. 鹿茸（梅花鹿）
B. 鹿茸（马鹿）
C. 连翘

12.（ ）属于一级保护野生药材
13.（ ）属于二级保护野生药材
14.（ ）属于三级保护野生药材

X 型题

15.《中药品种保护条例》适用于中国境内生产制造的中药品种，包括（ ）
A. 中成药
B. 天然药物的提取物及其制剂
C. 中药人工制成品
D. 中药饮片
E. 中药材

16. 中药一级保护品种的保护期限是（ ）
A. 5年 B. 7年
C. 10年 D. 20年
E. 30年

（李 健 董 雪）

第11章

特殊管理药品管理

学习目标

1. 素质目标 具备高度的责任心和敬业精神，对特殊管理药品的管理工作保持高度的警觉性和敏感性。

2. 知识目标 掌握特殊管理药品的分类、定义及生产、经营、使用的管理要点，熟悉特殊管理药品的范畴、特点及标识。

3. 能力目标 确保所有特殊管理药品的管理活动严格遵循国家相关法律法规、规章制度及行业标准，并借助信息化手段实现高效追溯与监管，以维护药品安全与公共健康。

第1节 特殊管理药品概述

一、特殊管理药品简介

我国《药品管理法》第一百一十二条规定，“国务院对麻醉药品、精神药品、医疗用毒性药品、放射性药品、药品类易制毒化学品等有其他特殊管理规定的，依照其规定。”上述药品具有特殊的药理、生理作用，合理使用能解除患者病痛；若使用不当将严重危害患者及公众的生命健康安全。因此为了保证公众的健康，防止药物滥用造成危害，国家对这类药品实行特殊管理。

本章涉及的特殊管理药品，包括麻醉药品、精神药品、医疗用毒性药品、放射性药品、药品类易制毒化学品等，标识如图 11-1 所示。

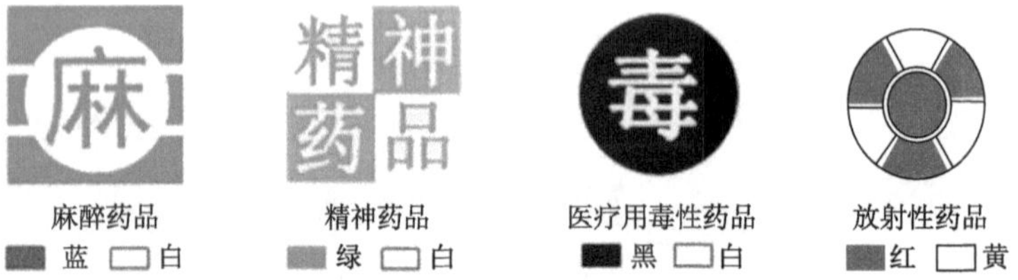

图 11-1 特殊管理药品标识

考点：特殊管理药品的类型

二、特殊管理药品的特点

2024 年 11 月 22 日国务院第 46 次常务会议通过了《国务院关于修改部分行政法规的决定》，对《麻醉药品和精神药品管理条例》进行了修订，“本条例所称麻醉药品和精神药品，是指列入本条第二款规定的目录（以下称目录）的药品和其他物质”。

“麻醉药品和精神药品按照药用类和非药用类分类列管。药用类麻醉药品和精神药品目录由国务院药品监督管理部门会同国务院公安部门、国务院卫生主管部门制定、调整并公布。其中，药用类精神药品分为第一类精神药品和第二类精神药品。非药用类麻醉药品和精神药品目录由国务院公安部门会同国务院药品监督管理部门、国务院卫生主管部门制定、调整并公布。非药用类麻醉药品和精神药品发现药用用途的，调整列入药用类麻醉药品和精神药品目录，不再列入非药用类麻醉药品和精神药品目录。”

（一）麻醉药品

麻醉药品是指连续使用后易产生生理依赖性（身体依赖性）、能成瘾癖的药品，列入麻醉药品目录的药品和其他物质。例如，阿片、吗啡、哌替啶等属于麻醉药品。

（二）精神药品

精神药品是指直接作用于人体中枢神经系统，使之兴奋或抑制，连续使用能产生依赖性的药品。例如，甲基苯丙胺（冰毒）、地西泮（安定）等属于精神药品。精神药品分为第一类精神药品和第二类精神药品。

（三）医疗用毒性药品

医疗用毒性药品是指毒性剧烈、治疗剂量与中毒剂量相近，使用不当会致人中毒或死亡的药品，简称毒性药品。

毒性药品有三个显著特点：一是毒性剧烈；二是治疗剂量与中毒剂量相近，也就是说此类药物的治疗窗较窄，稍有不慎就会超过治疗剂量而引起中毒；三是使用不当后会造成严重的后果，如中毒或致人死亡。

（四）放射性药品

放射性药品是指用于临床诊断或者治疗的放射性核素制剂或其标记药物。其在分子内或制剂内含有放射性，所放射出的射线具有较强的穿透力，可对人体组织发生电离作用，对人体产生较大的危害。

（五）易制毒化学品

易制毒化学品指国家规定管制的可用于制造毒品的前体、原料、化学配剂等物质，一旦流入非法渠道可用于制造毒品。国家对这些物品实行严格管制。易制毒化学品分为三类。

三、我国特殊管理药品的主要法规

我国管理麻醉药品、精神药品和其他特殊管理药品的主要法规有《医疗用毒性药品管理办法》《放射性药品管理办法》《麻醉药品和精神药品管理条例》。

第 2 节　麻醉药品与精神药品管理

一、麻醉药品和精神药品的分类及品种

国家食品药品监督管理总局、公安部、国家卫生和计划生育委员会于 2013 年 11 月 11 日联合发布了《麻醉药品品种目录（2013 年版）》和《精神药品品种目录（2013 年版）》，自 2014 年 1 月 1 日起施行。持续更新至《国家药监局　公安部　国家卫生健康委关于调整精神药品目录的公告》（2024 年第 54 号），自 2024 年 7 月 1 日起施行。

（一）精神药品的分类及品种

依据精神药品对人体的依赖性和危害人体健康的程度将其分为第一类精神药品和第二类精神药品，其中第一类精神药品的毒性和成瘾性均强于第二类精神药品。

根据《精神药品品种目录（2013 年版）》（更新至 2024 年 7 月 1 日），精神药品共 167 种，第一类精神药品 71 种，其中我国生产和使用的有 7 种：马吲哚、丁丙诺啡、三唑仑、司可巴比妥、哌醋

甲酯、氯胺酮、γ-羟丁酸。第二类精神药品 96 种，其中我国生产和使用的有 28 种：异戊巴比妥、巴比妥、苯巴比妥、戊巴比妥、氯硝西泮、地西泮、氟西泮、劳拉西泮、硝西泮、奥沙西泮、艾司唑仑、阿普唑仑、咪达唑仑、喷他佐辛、地佐辛及其注射液、布托啡诺及其注射液、咖啡因、扎来普隆、甲丙氨酯、曲马多、麦角胺咖啡因片、氨酚氢可酮片、格鲁米特、匹莫林、唑吡坦、安钠咖、佐匹克隆、丁丙诺啡透皮贴剂。

国家对麻醉药品和精神类药品目录实行动态管理，对上市销售但尚未列入目录的药品或第二类精神药品发生滥用，已造成或可能造成严重危害的，国务院药品监督管理部门会同公安部、国家卫生健康委员会及时将该药品列入目录或将第二类精神药品调整为第一类精神药品。

（二）麻醉药品的分类及品种

根据《麻醉药品品种目录（2013 年版）》（更新至 2024 年 7 月 1 日），麻醉药品共 123 种，其中我国生产和使用的品种包括制剂、提取物、提取物粉共 25 种：可卡因、可待因、双氢可待因、蒂巴因、吗啡（包括吗啡阿托品注射液）、乙基吗啡、氢吗啡酮、罂粟壳、罂粟浓缩物（包括罂粟果提取物、罂粟果提取物粉）、福尔可定、阿片（包括阿橘片、复方樟脑酊）、氢可酮、美沙酮、羟考酮、芬太尼、瑞芬太尼、舒芬太尼、右丙氧芬、二氢埃托啡、布桂嗪、地芬诺酯、哌替啶。

考点：麻醉药品和精神药品的分类和品种

二、麻醉药品和精神药品的种植与实验研究管理

（一）麻醉药品药用原植物的种植管理

国家对麻醉药品药用原植物的种植、麻醉药品和精神药品的生产实行总量控制。国务院药品监督管理部门根据麻醉药品和精神药品的需求总量制订年度生产计划。国务院药品监督管理部门和国务院农业主管部门根据麻醉药品年度生产计划，制订麻醉药品药用原植物年度种植计划。麻醉药品药用原植物种植企业应当根据年度种植计划，种植麻醉药品药用原植物，应当向国务院药品监督管理部门和国务院农业主管部门报告种植情况。其他未经批准的单位和个人不得种植麻醉药品药用原植物。

（二）麻醉药品和精神药品的实验研究管理

开展麻醉药品和精神药品的实验研究活动应经国家药品监督管理部门批准,并必须具备下列条件。以医疗、科学研究或教学为目的；有保证实验所需麻醉药品和精神药品安全的措施和管理制度；单位及工作人员 2 年内没有违反有关禁毒的法律、行政法规规定的行为。

麻醉药品和精神药品的实验研究单位申请相关药品批准证明文件，应当依照《药品管理法》的规定办理；需要转让研究成果的，应当经国务院药品监督管理部门批准。经批准开展麻醉药品和精神药品实验研究，应当在 3 年内完成药物临床前研究，向国家药品监督管理部门申报药品注册。麻醉药品和第一类精神药品临床试验，不得以健康人为受试对象。

三、麻醉药品和精神药品的生产管理

麻醉药品和精神药品的定点生产企业应当具备以下条件：有药品生产许可证；有麻醉药品和精神药品生产批准证明文件；有符合规定的麻醉药品和精神药品生产设施、储存条件和相应的安全管理设施；有通过网络实施企业安全生产管理和向药品监督管理部门报告生产企业信息的能力；有保证麻醉药品和精神药品安全生产的管理制度；有与麻醉药品和精神药品安全生产要求相适应的管理水平和经营规模；麻醉药品和精神药品生产管理、质量管理部门的人员应当熟悉麻醉药品和精神药品管理及有关禁毒的法律、行政法规；没有生产、销售假药、劣药或者违反有关禁毒的法律、行政

法规规定的行为；符合国务院药品监督管理部门公布的麻醉药品和精神药品定点生产企业数量和布局的要求。

四、麻醉药品和精神药品的经营管理

（一）实行定点经营

国家对麻醉药品和精神药品实行定点经营制度。未经批准的任何单位和个人不得从事麻醉药品和精神药品的经营活动。药品经营企业不得经营麻醉药品和第一类精神药品的原料药。但供医疗、科学研究、教学使用小包装的上述药品可以由国务院药品监督管理部门规定的药品批发企业经营。

（二）定点经营企业必备条件

麻醉药品和精神药品定点批发企业除应当具备《药品管理法》规定的药品经营企业的开办条件外，还应当具备下列条件：有符合《麻醉药品和精神药品管理条例》规定的麻醉药品和精神药品储存条件；有通过网络实施企业安全管理和向药品监督管理部门报告经营信息的能力；单位及其工作人员 2 年内没有违反有关禁毒的法律、行政法规规定的行为；符合国务院药品监督管理部门公布的定点批发企业布局。

麻醉药品和第一类精神药品的定点批发企业，还应当具有保证供应责任区域内医疗机构所需麻醉药品和第一类精神药品的能力，并具有保证麻醉药品和第一类精神药品安全经营的管理制度。

（三）定点经营资格审批

1. 批发企业审批 跨省、自治区、直辖市从事麻醉药品和第一类精神药品批发业务的企业（以下称全国性批发企业），应当经国务院药品监督管理部门批准，并予公布。在本省、自治区、直辖市行政区城内从事麻醉药品和第一类精神药品批发业务的企业（以下称区域性批发企业），应当经所在地省、自治区、直辖市人民政府药品监督管理部门批准，并予公布。专门从事第二类精神药品批发业务的企业，应当经所在地省、自治区、直辖市人民政府药品监督管理部门批准，并予公布。

全国性批发企业和区域性批发企业在向所在地省、自治区、直辖市药品监督管理部门申请变更药品经营许可证经营范围后，可以从事第二类精神药品批发业务。

2. 零售（连锁）企业审批 麻醉药品和第一类精神药品不得零售。经所在地设区的市级药品监督管理机构批准，实行统一进货、统一配送、统一管理的药品零售连锁企业可以从事第二类精神药品零售业务。

考点：麻醉药品和精神药品的定点经营资格审批

（四）麻醉药品和精神药品购销

1. 麻醉药品和第一类精神药品的购销 全国性批发企业，应当从定点生产企业购进麻醉药品和第一类精神药品。区域性批发企业，可以从全国性批发企业购进麻醉药品和第一类精神药品，区域性批发企业从定点生产企业购进麻醉药品和第一类精神药品，须经所在地省级药品监督管理部门批准。

全国性批发企业可向区域性批发企业或经省级药品监督管理部门批准向取得麻醉药品和第一类精神药品使用资格的医疗机构及经批准的其他单位销售麻醉药品和第一类精神药品。区域性批发企业可向本省、自治区、直辖市区域内取得麻醉药品和第一类精神药品使用资格的医疗机构销售麻醉药品和第一类精神药品；由于特殊地理位置的原因，需要就近向其他省、自治区、直辖市行政区域内取得麻醉药品和第一类精神药品使用资格的医疗机构销售的，应当经企业所在地省、自治区、直辖市人民政府药品监督管理部门批准。

2. 第二类精神药品的购销 从事第二类精神药品批发业务的企业可以从第二类精神药品定点生产企业、具有第二类精神药品经营资格的定点批发企业（全国性批发企业、区域性批发企业、其他专门从事第二类精神药品批发业务的企业）购进第二类精神药品。从事第二类精神药品批发业务，可以将第二类精神药品销售给定点生产企业、具有第二类精神药品经营资格的药品批发企业、医疗机构、从事第二类精神药品零售的药品零售连锁企业。

第二类精神药品零售企业应当凭执业医师出具的处方，按规定剂型销售第二类精神药品，并将处方保存 2 年备查；零售第二类精神药品时，处方应经执业药师或其他依法经过资格认定的药学技术人员复核，禁止超剂量或无处方销售第二类精神药品；不得向未成年人销售第二类精神药品。

3. 销售配送要求 全国性批发企业和区域性批发企业向医疗机构销售麻醉药品和第一类精神药品，应当将药品送至医疗机构。医疗机构不得自行提货。企业销售出库的第二类精神药品不允许购货单位自提，须由供货企业将药品送达医疗机构库房或购买方注册的仓库地址。药品零售连锁企业对其所属的经营第二类精神药品的门店，应当严格执行统一进货、统一配送、统一管理。药品零售连锁企业门店所零售的第二类精神药品，应当由本企业直接配送，不得委托配送。

考点：麻醉药品和精神药品的购销

五、麻醉药品和精神药品的使用管理

（一）药品生产企业需用麻醉药品和精神药品的管理

药品生产企业需要以麻醉药品和第一类精神药品为原料生产普通药品，应向所在地省级药品监督管理部门报送年度需求计划，由省级药品监督管理部门汇总报国家药品监督管理部门批准后，向定点生产企业购买。药品生产企业需要以第二类精神药品为原料生产普通药品，应当将年度需求计划报所在地省级药品监督管理部门，并向定点批发企业或者定点生产企业购买。

（二）教学、科研单位所用的麻醉药品和精神药品的管理

应经所在地省级药品监督管理部门批准后，向定点批发企业或定点生产企业购买；需要标准品和对照品，应向全国定点批发企业购买。

（三）医疗机构使用麻醉药品和精神药品的管理

1. 麻醉药品、第一类精神药品购用印鉴卡（简称印鉴卡） 医疗机构凭印鉴卡向本省行政区域内的定点批发企业购买麻醉药品和第一类精神药品。医疗机构使用麻醉药品和第一类精神药品，须经所在地设区的市级卫生主管部门批准后，取得印鉴卡。

印鉴卡有效期为 3 年，有效期期满前 3 个月，医疗机构需重新向市级卫生行政部门提出申请。

2. 麻醉药品和精神药品处方资格 医疗机构应当按照国务院卫生主管部门的规定，对本单位执业医师进行有关麻醉药品和精神药品使用知识的培训、考核，经考核合格的，授予麻醉药品和第一类精神药品处方资格。执业医师取得麻醉药品和第一类精神药品的处方资格后，方可在本医疗机构开具麻醉药品和第一类精神药品处方，但不得为自己开具该种处方。

调配麻醉药品和第一类精神药品处方时，处方的调配人、核对人应当仔细核对，签署姓名，并予以登记；对不符合规定的，可拒绝发药。

3. 处方管理 开具麻醉药品、精神药品必须使用专用处方。麻醉药品和第一类精神药品的处方用纸为淡红色，右上角标注“麻、精一”；第二类精神药品处方用纸为白色，右上角标注为“精二”。处方的格式由国务院卫生主管部门规定，麻醉药品和精神药品单张处方限量见表 11-1。其中哌甲酯用于治疗注意缺陷障碍时，每张处方不得超过 15 日常用量。

4. 处方专册登记与保存 医疗机构应当对麻醉药品和精神药品处方进行专册登记，加强管理。麻醉药品处方至少保存 3 年，精神药品处方至少保存 2 年。医疗机构应当按照国务院卫生主管部门的规定及时报送麻醉药品和精神药品处方信息。

表 11-1　麻醉药品和精神药品单张处方限量

分类	剂型	一般患者	癌痛，慢性中、重度非癌痛患者	住院患者
麻醉药品、第一类精神药品	注射剂	1 次常用量	不得超过 3 日常用量	1 日常用量
	其他制剂	不得超过 3 日常用量	不得超过 7 日常用量	
	控缓释制剂	不得超过 7 日常用量	不得超过 15 日常用量	
第二类精神药品	所有剂型	不得超过 7 日常用量	慢性病或某些特殊情况，可适当延长	医师要注明理由

考点：麻醉药品、精神药品的处方管理规定

六、麻醉药品和精神药品的储存与运输管理

（一）储存管理

麻醉药品和第一类精神药品的使用单位应当设立专库或专柜储存麻醉药品和第一类精神药品。专库应当设有防盗设施并安装报警装置；专柜应当使用保险柜；专库和专柜应当实行双人双锁管理；配备专人负责管理工作，建立储存麻醉药品和第一类精神药品的专用账册；药品入库双人验收，出库双人复核，做到账物相符。专用账册的保存期限应当自药品有效期期满之日起不少于 5 年。

考点：麻醉药品和精神药品的储存管理

（二）运输管理

1. 运输　托运或自行运输麻醉药品和第一类精神药品的单位，应当向所在市级药品监督管理部门申请领取运输证明，证明有效期为 1 年。运输证明应当由专人保管，不得涂改、转让、转借。托运人办理麻醉药品和第一类精神药品运输手续后，应当将运输证明副本交付承运人。承运人在运输过程中应当携带运输证明副本，以备查验。通过铁路运输麻醉药品和第一类精神药品必须使用集装箱或铁路行李车运输。道路运输应采用封闭式车辆；公路、水路应有专人负责押运。

2. 邮寄麻醉药品和精神药品　邮寄麻醉药品和精神药品，寄件人应当提交所在地设区的市级药品监督管理部门出具的准予邮寄证明。邮政营业机构应当查验、收存准予邮寄证明；没有准予邮寄证明的，邮政营业机构不得收寄。省、自治区、直辖市邮政主管部门指定符合安全保障条件的邮政营业机构负责收寄麻醉药品和精神药品。邮政营业机构收寄麻醉药品和精神药品，应当依法对收寄的麻醉药品和精神药品予以查验。

考点：麻醉药品和精神药品的运输管理

七、法 律 责 任

国家药品监督管理部门应当根据规定的职责权限，对麻醉药品药用原植物以及麻醉药品和精神药品的实验研究、生产、经营、使用、储存、运输活动进行监督检查。

（一）种植企业违规的处罚

麻醉药品药用原植物种植企业违反《麻醉药品和精神药品管理条例》（以下简称《条例》）的规定，有下列情形之一的，由药品监督管理部门责令限期改正，给予警告；逾期不改正的，处 5 万元以上 10 万元以下的罚款；情节严重的，取消其种植资格：未依照麻醉药品药用原植物年度种植计划进行种植的；未依照规定报告种植情况的；未依照规定储存麻醉药品的。

（二）定点生产企业违规的处罚

定点生产企业违反《条例》的规定，有下列情形之一的，由药品监督管理部门责令限期改正，给予警告，并没收违法所得和违法销售的药品；逾期不改正的，责令停产，并处 5 万元以上 10 万元以下

的罚款；情节严重的，取消其定点生产资格：未按照麻醉药品和精神药品年度生产计划安排生产的；未依照规定向药品监督管理部门报告生产情况的；未依照规定储存麻醉药品和精神药品，或者未依照规定建立、保存专用账册的；未依照规定销售麻醉药品和精神药品的；未依照规定销毁麻醉药品和精神药品的。

（三）定点批发企业违规的处罚

定点批发企业违反《条例》的规定销售麻醉药品和精神药品，或者违反《条例》的规定经营麻醉药品原料药和第一类精神药品原料药的，由药品监督管理部门责令限期改正，给予警告，并没收违法所得和违法销售的药品；逾期不改正的，责令停业，并处违法销售药品货值金额 2 倍以上 5 倍以下的罚款；情节严重的，取消其定点批发资格。

定点批发企业违反《条例》的规定，有下列情形之一的，由药品监督管理部门责令限期改正，给予警告；逾期不改正的，责令停业，并处 2 万元以上 5 万元以下的罚款；情节严重的，取消其定点批发资格：未依照规定购进麻醉药品和第一类精神药品的；未保证供药责任区域内的麻醉药品和第一类精神药品的供应的；未对医疗机构履行送货义务的；未依照规定报告麻醉药品和精神药品的进货、销售、库存数量以及流向的；未依照规定储存麻醉药品和精神药品，或者未依照规定建立、保存专用账册的；未依照规定销毁麻醉药品和精神药品的；区域性批发企业之间违反《条例》的规定调剂麻醉药品和第一类精神药品，或者因特殊情况调剂麻醉药品和第一类精神药品后未依照规定备案的。

第二类精神药品零售企业违反《条例》的规定储存、销售或者销毁第二类精神药品的，由药品监督管理部门责令限期改正，给予警告，并没收违法所得和违法销售的药品；逾期不改正的，责令停业，并处 5000 元以上 2 万元以下的罚款；情节严重的，取消其第二类精神药品零售资格。

（四）取得印鉴卡的医疗机构违规的处罚

取得印鉴卡的医疗机构违反《条例》的规定，有下列情形之一的，由设区的市级人民政府卫生主管部门责令限期改正，给予警告；逾期不改正的，处 5000 元以上 1 万元以下的罚款；情节严重的，吊销其印鉴卡；对直接负责的主管人员和其他直接责任人员，依法给予降级、撤职、开除的处分：由设区的市级人民政府卫生主管部门责令限期改正；未依照规定保存麻醉药品和精神药品专用处方，或者未依照规定进行处方专册登记的；未依照规定报告麻醉药品和精神药品的进货、库存、使用数量的；紧急借用麻醉药品和第一类精神药品后未备案的；未依照规定销毁麻醉药品和精神药品的。

（五）处方开具调配、核对人员违规的处罚

具有麻醉药品和第一类精神药品处方资格的执业医师，违反《条例》的规定开具麻醉药品和第一类精神药品处方，或者未按照临床应用指导原则的要求使用麻醉药品和第一类精神药品的，由其所在医疗机构取消其麻醉药品和第一类精神药品处方资格；造成严重后果的，由原发证部门吊销其执业证书。执业医师未按照临床应用指导原则的要求使用第二类精神药品或者未使用专用处方开具第二类精神药品，造成严重后果的，由原发证部门吊销其执业证书。

未取得麻醉药品和第一类精神药品处方资格的执业医师擅自开具麻醉药品和第一类精神药品处方，由县级以上人民政府卫生主管部门给予警告，暂停其执业活动；造成严重后果的，吊销其执业证书；构成犯罪的，依法追究刑事责任。

处方的调配人、核对人违反《条例》的规定未对麻醉药品和第一类精神药品处方进行核对，造成严重后果的，由原发证部门吊销其执业证书。

（六）运输、邮寄违规的处罚

违反《条例》的规定运输麻醉药品和精神药品的，由药品监督管理部门和运输管理部门依照各自

职责，责令改正，给予警告，处 2 万元以上 5 万元以下的罚款。收寄麻醉药品、精神药品的邮政营业机构未依照规定办理邮寄手续的，由邮政主管部门责令改正，给予警告；造成麻醉药品、精神药品邮件丢失的，依照邮政法律、行政法规的规定处理。

第 3 节 医疗用毒性药品管理

案例 11-1

李某某因感疲惫，遂饮用了妻子从乡下带来的自制乌头药酒一小杯。当晚，他感觉四肢麻木，误以为是劳累所致，并未给予重视。次日，他再次饮用了约 100g 此药酒，1 小时后出现四肢无力、呕吐不止、胸闷等症状，随后陷入意识模糊及休克状态。所幸家人及时送医院抢救，李某某最终脱离了生命危险，被确诊为急性重度乌头碱中毒。

问题：1. 哪些药物含有乌头碱？

2. 国家对毒性药品有哪些特殊规定？

为加强医疗用毒性药品的管理，防止中毒或死亡等严重事件发生，1988 年 12 月 27 日国务院发布的《医疗用毒性药品管理办法》对医疗用毒性药品的生产、加工、收购、经营、使用等方面的管理作出了规定。

一、医疗用毒性药品的定义与品种

（一）医疗用毒性药品的定义

医疗用毒性药品（简称毒性药品），是指毒性剧烈、治疗剂量与中毒剂量相近，使用不当会致人中毒或死亡的药品。

（二）医疗用毒性药品的品种

毒性药品的管理品种，由国务院卫生主管部门会同国务院药品监督管理部门规定。现已公布的毒性药品管理品种分为毒性中药和毒性西药两大类，其中毒性中药 27 种，毒性西药 13 种。

1. 毒性中药品种 砒石（红砒、白砒）、砒霜、生川乌、生马钱子、生甘遂、雄黄、生草乌、红娘虫、生白附子、生附子、水银、生巴豆、白降丹、生千金子、生半夏、斑蝥、青娘虫、洋金花、生天仙子、生南星、红粉（红升丹）、生藤黄、蟾酥、雪上一枝蒿、生狼毒、轻粉、闹羊花。

2. 毒性西药品种 去乙酰毛花苷丙、阿托品、洋地黄毒苷、氢溴酸后马托品、三氧化二砷、毛果芸香碱、升汞、水杨酸毒扁豆碱、亚砷酸钾、氢溴酸东莨菪碱、士的宁、亚砷酸注射液、A 型肉毒毒素及其制剂。

二、医疗用毒性药品的生产管理

（一）生产单位

医疗用毒性药品的生产，由省级药品监督管理部门审查批准，并指定的生产企业承担，未取得毒性药品生产许可的企业，不得生产毒性药品。其年度生产计划，由省级药品监督管理部门根据医疗需要制定后下达给指定的生产单位，并报国家药品监督管理部门及国家中医药管理部门备案。

（二）生产管理

生产企业必须由医药专业人员负责生产、配剂和质量检验，并建立严格的管理制度，严防与其他药品混杂。每次配料，必须经二人以上复核无误，经手人签字备查，所有工具、容器要处理干净，以防污染其他药品。标示量要准确无误，包装容器要有毒药标志。

生产毒性药品及其制剂，必须严格执行生产工艺操作规程，在本单位药品检验人员的监督下准确投料，并建立完整的生产记录，保存 5 年备查。生产毒性药品过程中产生的废弃物，必须妥善处理，不得污染环境。

加工炮制毒性中药，必须按照《中国药典》（2025 年版）或者省、自治区、直辖市药品监督管理部门制定的炮制规范进行。毒性中药材饮片由国家药品监督管理部门统一规划、合理布局、定点生产。对于一些产地集中的毒性中药材品种，如朱砂、雄黄、附子等，要全国集中统一定点生产，供全国使用。毒性中药饮片必须按国家有关规定，实行专人、专库（柜）、专账、专用衡器、双人保管，做到账、货、卡相符。

考点：医疗用毒性药品的生产管理

三、医疗用毒性药品的经营管理

（一）经营单位

医疗用毒性药品的经营单位，由省级药品监督管理部门指定。配方用药由零售药店、医疗机构负责。其他任何单位或个人均不得从事毒性药品的收购、经营和配方活动。

（二）经营管理

收购、经营、加工和使用毒性药品的单位必须建立健全保管、验收、领发、核对等制度，严防收假、发错，严禁与其他药品混杂，做到划定仓间或仓库，专柜加锁并由专人保管。毒性药品的包装容器上必须印有清晰完整的毒性标志。在运输毒性药品过程中，应采取有效措施，防止发生事故。

四、医疗用毒性药品的使用管理

医疗机构供应和调配毒性药品，应凭执业医师签名的正式处方；具有毒性药品经营资格的零售药店，应凭盖有执业医师所在医疗机构公章的正式处方，供应和调配毒性药品。每次剂量不得超过 2 日极量。

调配处方时，必须认真负责，计量准确，按医嘱注明使用要求，并由配方人以及具有药师以上技术职称的复核人员签名盖章后方可发出。对处方未注明"生用"的毒性中药，应当付炮制品。发现处方有疑问时，须经处方医生重新审定再进行调配。处方一次有效，取药后处方保存 2 年备查。

科研和教学单位所需的毒性药品，必须持本单位的证明信，经单位所在地县级以上药品监督管理部门批准后，供应单位方能发售。

考点：医疗用毒性药品的使用管理

五、法 律 责 任

对违反《医疗用毒性药品管理办法》的规定，擅自生产、收购、经营毒性药品的单位或个人，由县级以上药品监督管理部门没收其全部毒性药品，并处以警告或按非法所得的 5～10 倍罚款。情节严重、致人伤残或死亡的，由司法机关依法追究其刑事责任。

第 4 节　放射性药品管理

案例 11-2

放射性核素也称放射性同位素，半衰期较短。虽然多数放射性核素有辐射，但能量不足以对人体造成长期伤害，这一类核素可药用，也就是放射性药物，亦称核素药物。核素在正常组织和病变组织的分布是不同的，在人体内注射核素后，通过扫描仪观测核素的分布状况，就能检测疾病。

近年来放射性药物的应用范围也在逐步扩大。新药氯化锶[^{89}Sr]注射液（美他特龙）就被用于癌症晚期骨转移造成的骨痛。该药能把核素锶[^{89}Sr]靶向输送到骨转移的病变部位，在特定的病变部位产生辐射杀死病变组织，而不会造成全身性伤害。此外，比较常见的放射性药物还有磷[^{32}P]治疗真性红细胞增多症，铼[^{188}Re]胶体治疗血友病关节出血。目前临床上的放射性治疗药物多为国外进口，我国在这方面也倾注了大量心血。如来昔决南钐[^{153}Sm]注射液可用于成骨性骨转移的疼痛治疗；胶体磷[^{32}P]酸铬注射液用于控制癌性胸腹水。随着研究的深入，会有更多的放射性药物造福于人类。

问题：什么是放射性药品？请谈谈你对放射性药物的理解。

一、放射性药品的概念

放射性药品是指用于临床诊断或者治疗的放射性核素制剂或其标记药物。其在分子内或制剂内含有放射性，所放射出的射线具有较强的穿透力，可对人体组织发生电离作用，对人体产生较大的危害。

二、放射性药品的分类

放射性药品的国家标准，由国家药典委员会负责制定和修订。通常按其所含放射性核素及医疗用途进行分类。

（一）按核素分类

《中国药典》（2025 年版）收载 32 种放射性药品，其品种见表 11-2。

表 11-2　《中国药典》（2025 年版）收载的 32 种放射性药品

放射性药品	放射性药品	放射性药品	放射性药品
来昔决南钐[^{153}Sm]注射液	注射用亚锡喷替酸	铬[^{51}Cr]酸钠注射液	锝[^{99m}Tc]亚甲基二膦酸盐注射液
氙[^{133}Xe]注射液	注射用亚锡植酸钠	氯化亚铊[^{201}Tl]注射液	锝[^{99m}Tc]依替菲宁注射液
邻碘[^{131}I]马尿酸钠注射液	注射用亚锡焦磷酸钠	氯化锶[^{89}Sr]注射液	锝[^{99m}Tc]植酸盐注射液
诊断用碘[^{131}I]化钠胶囊	注射用亚锡聚合白蛋白	碘[^{125}I]密封籽源	锝[^{99m}Tc]喷替酸盐注射液
尿素[^{14}C]	枸橼酸镓[^{67}Ga]注射液	碘[^{131}I]化钠口服溶液	锝[^{99m}Tc]焦磷酸盐注射液
尿素[^{14}C]胶囊	氟[^{18}F]脱氧葡糖注射液	锝[^{99m}Tc]双半胱乙酯注射液	锝[^{99m}Tc]聚合白蛋白注射液
注射用亚锡亚甲基二膦酸盐	胶体磷[^{32}P]酸铬注射液	锝[^{99m}Tc]双半胱氨酸注射液	磷[^{32}P]酸钠盐口服溶液
注射用亚锡依替菲宁	高锝[^{99m}Tc]酸钠注射液	锝[^{99m}Tc]甲氧异腈注射液	磷[^{32}P]酸钠盐注射液

考点：放射性药品的定义和分类

（二）按医疗用途分类

目前，我国使用的放射性药品主要用于诊断，即利用放射性药品对人体各脏器进行功能代谢检查及动脉和静脉体外显像，只有少量放射性药品才用于治疗各种疾病。我国常用的放射性药品作用如下：用于甲状腺疾病的诊断与治疗；用于肾功能检查和胃造影；用于胃显像；用于肺部肿瘤鉴别诊断；用于脑显像；用于肾上腺显像；用于心脏与大血管血池显像；用于心肌显像；用于胎盘定位诊断；用于肝显像；用于肾功能诊断；用于皮肤病治疗；用于红细胞寿命测定；用于真性红细胞增多症治疗；用于控制癌性胸腹水治疗等。

三、放射性药品的管理

（一）放射性药品生产和经营管理

国家对放射性药品实行合理布局。开办放射性药品生产、经营的企业，应征得国防科技工业主管部门审查同意后，方可按规定办理筹建手续。开办放射性药品生产、经营的企业必须符合国家有关放射性同位素安全和防护的规定与标准，并履行环境影响评价文件的审批手续，依法取得放射性药品生产企业许可证、放射性药品经营企业许可证，方可从事放射性药品的生产、经营。

（二）放射性药品的包装、运输管理

放射性药品的包装必须安全实用，符合放射性药品质量要求，具有与放射性剂量相适应的防护装置。包装（放免试剂盒除外）应当分内包装和外包装两部分。外包装必须贴有商标、标签、说明书和放射性药品标志，内包装必须贴有标签。标签必须注明药品品名、放射性比活度、装量。说明书除注明前款内容外，还须注明生产单位、批准文号、批号、主要成分、出厂日期、放射性核素半衰期、适应证、用法、用量、禁忌证、有效期和注意事项等。

放射性药品的运输，必须按国家运输部门和邮政部门制定的有关放射性药品运输规定办理。严禁单位和个人随身携带放射性药品乘坐公共交通工具。

（三）放射性药品的使用管理

医疗单位使用放射性药品应当符合国家有关放射性同位素安全和防护的规定，具有与所使用放射性药品相适应的场所、设备、卫生环境和专用的仓储设施。所在地省、自治区、直辖市药品监督管理部门，应当根据医疗单位核医疗技术人员的水平、设备条件，核发相应等级的放射性药品使用许可证，无许可证的医疗单位不得临床使用放射性药品。医疗机构凭借放射性药品使用许可证，申请办理订货。放射性药品使用许可证的有效期为 5 年，期满前 6 个月，医疗单位应当向原发证行政部门重新申请，经审核批准后换发新证。

放射性药品储存场所应当有放射性警示标志，储存在保险柜或专用库房，房间应设有报警装置，并有防盗设施，实行双人双锁，每次取用必须登记。储存非放射性药盒和放射免疫试剂盒，必须有冷藏设施。

考点：放射性药品的使用管理

第 5 节　药品类易制毒化学品管理

为加强药品类易制毒化学品的管理，防止其流入非法渠道。2005 年 8 月 26 日国务院公布了《易制毒化学品管理条例》（中华人民共和国国务院令第 445 号），根据 2014 年 7 月 29 日《国务院关于修改部分行政法规的决定》第一次修订，根据 2016 年 2 月 6 日《国务院关于修改部分行政法规的决定》第二次修订，根据 2018 年 9 月 18 日《国务院关于修改部分行政法规的决定》第三次修订。

一、易制毒化学品的概念和品种分类

1. 易制毒化学品　指国家规定管制的可用于制造毒品的前体、原料、化学配剂等物质，流入非法渠道可用于制造毒品。易制毒化学品本身并不是毒品。但具有双重性，易制毒化学品既是一般医药、化工的工业原料，又是生产、制造或合成毒品必不可少的化学品。国家对这些物品的生产、运输、销售等制定了相应的管理办法，实行严格管制。

2. 品种分类　易制毒化学品分为三类。第一类是可以用于制毒的主要原料；第二类、第三类是可以用于制毒的化学配剂。药品类易制毒化学品属于第一类易制毒化学品。药品类易制毒化学品分为两

类：麦角酸和麻黄碱等物质。《药品类易制毒化学品品种目录》（2010 年版）所列物质包括麦角酸、麦角胺、麦角新碱和麻黄碱类物质（包括麻黄碱、伪麻黄碱、消旋麻黄碱、去甲麻黄碱、甲基麻黄碱、麻黄浸膏、麻黄浸膏粉等）及可能存在的相应的盐类。

考点：易制毒化学品的概念和分类

二、药品类易制毒化学品管理部门及职责

国家药品监督管理局主管全国药品类易制毒化学品生产、经营、购买等方面的监督管理工作；县级以上地方药品监督管理部门负责本行政区域内的药品类易制毒化学品生产、经营、购买等方面的监督管理工作。

三、药品类易制毒化学品的管理

对药品类易制毒化学品实行定点生产、定点经营及购买许可制度。

1. 生产、经营管理　生产、经营药品类易制毒化学品的企业，应当依照有关规定取得药品类易制毒化学品的生产、经营许可。申请经营药品类易制毒化学品原料药的经营企业，应具有麻醉药品和第一类精神药品定点经营资格或第二类精神药品定点经营资格。

药品类易制毒化学品单方制剂及小包装麻黄碱，纳入麻醉药品销售渠道经营，仅能由麻醉药品全国性批发企业和区域性批发企业经销，不得零售。

2. 购买许可　国家对药品类易制毒化学品实行购买许可制度。购买药品类易制毒化学品的，应当办理药品类易制毒化学品购用证明（以下简称购用证明）。购用证明由国家药品监督管理局统一印制，有效期为 3 个月。购买药品类易制毒化学品时必须使用购用证明原件，购用证明不得转借、转让。

3. 购销管理　药品类易制毒化学品生产企业应当将药品类易制毒化学品单方制剂（如盐酸麻黄碱片、盐酸麻黄碱注射液、盐酸麻黄碱滴鼻液等）和小包装麻黄碱销售给麻醉药品全国性批发企业。麻醉药品区域性批发企业之间不得购销药品类易制毒化学品单方制剂和小包装麻黄碱。

4. 安全管理　药品类易制毒化学品生产企业、经营企业、使用药品类易制毒化学品的药品生产企业和教学科研单位，应当按规定配备相应仓储安全管理设施，制定相应的安全管理制度。应当建立药品类易制毒化学品专用账册，保存期限应当自药品类易制毒化学品有效期满之日起不少于 2 年。存放药品类易制毒化学品的专库或专柜实行双人双锁管理，入库双人验收、出库双人复核，做到账物相符。

考点：药品类易制毒化学品的购买许可与购销管理

第 6 节　其他实行特殊管理药品管理

一、疫苗管理

疫苗作为用于健康人体预防和控制传染性疾病的预防性生物制品，流通与预防接种的质量与公众健康密切相关。2019 年 6 月 29 日第十三届全国人民代表大会常务委员会第十一次会议通过《中华人民共和国疫苗管理法》，自 2019 年 12 月 1 日起施行。国务院药品监督管理部门负责全国疫苗监督管理工作。国务院卫生健康主管部门负责全国预防接种监督管理工作。

（一）疫苗概述

1. 疫苗　是指为了预防、控制传染病的发生、流行，用于人体预防接种的预防性生物制品，包括免疫规划疫苗和非免疫规划疫苗。

免疫规划疫苗，是指居民应当按照政府的规定接种的疫苗，包括国家免疫规划确定的疫苗，省、

自治区、直辖市人民政府在执行国家免疫规划时增加的疫苗，以及县级以上人民政府或者其卫生健康主管部门组织的应急接种或者群体性预防接种所使用的疫苗。非免疫规划疫苗，是指由居民自愿接种的其他疫苗。

疫苗上市许可持有人，是指依法取得疫苗药品注册证书和药品生产许可证的企业。

2. 疫苗的包装标识 自2006年1月1日起，凡纳入国家免疫规划的疫苗制品的最小外包装上，须标明“免费”字样以及“免疫规划”专用标识。“免费”字样标注在疫苗最小外包装的显著位置，字样红色，宋体字，大小可与疫苗通用名称相同。“免疫规划”专用标识应当印刷在疫苗最小外包装顶面的正中处，宝石蓝色，见图11-2。

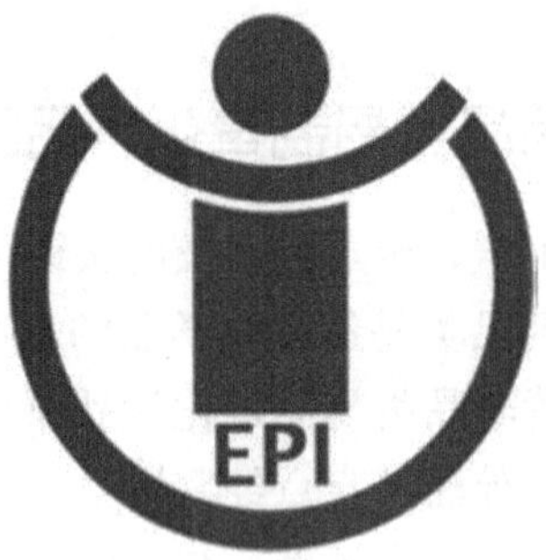

图11-2 “免疫规划”专用标识

考点：疫苗的概念与管理

3. 疫苗接种监管主体 国务院药品监督管理部门负责全国疫苗监督管理工作。国务院卫生健康主管部门负责全国预防接种监督管理工作。省、自治区、直辖市人民政府药品监督管理部门负责本行政区域疫苗监督管理工作。设区的市级、县级人民政府承担药品监督管理职责的部门（以下称药品监督管理部门）负责本行政区域疫苗监督管理工作。县级以上地方人民政府卫生健康主管部门负责本行政区域预防接种监督管理工作。

4. 疫苗电子追溯系统 国务院药品监督管理部门会同国务院卫生健康主管部门制定统一的疫苗追溯标准和规范，建立全国疫苗电子追溯协同平台，整合疫苗生产、流通和预防接种全过程追溯信息，实现疫苗可追溯。疫苗上市许可持有人应当建立疫苗电子追溯系统，与全国疫苗电子追溯系统协同平台相衔接，实现生产、流通和预防接种全过程最小包装单位疫苗可追溯、可核查。疾病预防控制机构、接种单位应当依法如实记录疫苗的流通、预防接种等情况，并按照规定向全国疫苗电子追溯协调平台提供追溯信息。

（二）疫苗的流通管理

1. 经营条件及范围 国家免疫规划疫苗由国务院卫生健康主管部门会同国务院财政部门等组织集中招标或者统一谈判，形成并公布中标价格或者成交价格，各省、自治区、直辖市实行统一采购。国家免疫规划疫苗以外的其他免疫规划疫苗、非免疫规划疫苗由各省、自治区、直辖市通过省级公共资源交易平台组织采购。

省级疾病预防控制机构应当根据国家免疫规划和本行政区域疾病预防、控制需要，制订本行政区域免疫规划疫苗使用计划，并按照国家有关规定向组织采购疫苗的部门报告，同时报省、自治区、直辖市人民政府卫生健康主管部门备案。疫苗上市许可持有人应当按照采购合同约定，向疾病预防控制机构供应疫苗。

2. 疫苗的购销证明文件 疫苗上市许可持有人在销售疫苗时，应当提供加盖其印章的批签发证明复印件或者电子文件；销售进口疫苗的，还应当提供加盖其印章的进口药品通关单复印件或者电子文件。疾病预防控制机构、接种单位在接收或者购进疫苗时，应当索取前款规定的证明文件，并保存至疫苗有效期满后不少于 5 年备查。

疫苗上市许可持有人应当按照规定，建立真实、准确、完整的销售记录，并保存至疫苗有效期满后不少于 5 年备查。疾病预防控制机构、接种单位、疫苗配送单位应当按照规定，建立真实、准确、完整的接收、购进、储存、配送、供应记录，并保存至疫苗有效期满后不少于 5 年备查。

3. 疫苗冷链管理要求 冷链指为保证从疫苗生产企业到接种单位运转过程中的质量而装备的储运、运输冷藏设施、设备。疫苗储存、运输全过程应当始终处于规定的温度环境，不得脱离冷链，并定时监测、记录温度。

疫苗配送企业、疾病预防控制机构、接种单位应对疫苗运输过程进行温度监测，填写“疫苗运输温度记录表”。运输时间超过 6 小时，须记录途中温度。途中温度记录时间间隔不超过 6 小时。

考点：疫苗的销售、供应、冷链管理

（三）疫苗的监督管理

药品监督管理部门、卫生健康主管部门按照各自职责对疫苗研制、生产、流通和预防接种全过程进行监督管理，监督疫苗上市许可持有人、疾病预防控制机构、接种单位等依法履行义务。药品监督管理部门依法对疫苗研制、生产、储存、运输以及预防接种中的疫苗质量进行监督检查。

国家建设中央和省级两级职业化、专业化药品检查员队伍，加强对疫苗的监督检查。

省、自治区、直辖市人民政府药品监督管理部门选派检查员入驻疫苗上市许可持有人。检查员负责监督检查药品生产质量管理规范执行情况，收集疫苗质量风险和违法违规线索，向省、自治区、直辖市人民政府药品监督管理部门报告情况并提出建议，对派驻期间的行为负责。

疫苗质量管理存在安全隐患，疫苗上市许可持有人等未及时采取措施消除的，药品监督管理部门可以采取责任约谈、限期整改等措施。严重违反药品相关质量管理规范的，药品监督管理部门应当责令暂停疫苗生产、销售、配送，立即整改；整改完成后，经药品监督管理部门检查符合要求的，方可恢复生产、销售、配送。药品监督管理部门应当建立疫苗上市许可持有人及其相关人员信用记录制度，纳入全国信用信息共享平台，按照规定公示其严重失信信息，实施联合惩戒。

疫苗存在或者疑似存在质量问题的，疫苗上市许可持有人、疾病预防控制机构、接种单位应当立即停止销售、配送、使用，必要时立即停止生产，按照规定向县级以上人民政府药品监督管理部门、卫生健康主管部门报告。卫生健康主管部门应当立即组织疾病预防控制机构和接种单位采取必要的应急处置措施，同时向上级人民政府卫生健康主管部门报告。药品监督管理部门应当依法采取查封、扣押等措施。对已经销售的疫苗，疫苗上市许可持有人应当及时通知相关疾病预防控制机构、疫苗配送单位、接种单位，按照规定召回，如实记录召回和通知情况，疾病预防控制机构、疫苗配送单位、接种单位应当予以配合。

二、兴奋剂管理

（一）兴奋剂的概念和分类

1. 兴奋剂 泛指所有在体育竞赛中禁用的药品，运动员为提高体育竞赛成绩服用的药品大多属于兴奋剂类药物。尽管被禁用的其他类型药品并不都具有兴奋性（如利尿剂），甚至还具有抑制性（β 受体阻滞剂），但国际上仍习惯沿用兴奋剂的称谓。

2. 兴奋剂目录 兴奋剂目录由国务院体育主管部门会同国务院药品监督管理部门、国务院卫生主管部门、国务院商务主管部门和海关总署制定，每年调整并公布。现执行《2021 年兴奋剂目录》，分为七大类，共计 358 个品种。其中蛋白同化制剂品种 87 个，肽类激素品种 65 个，麻醉药品品种 14 个，刺激剂（含精神药品）品种 75 个，药品类易制毒化学品品种 3 个，医疗用毒性药品品种 1 个，其他品种（β受体阻滞剂、利尿剂等）113个。

3. 兴奋剂分类 1968年反兴奋剂运动刚开始时，国际奥委会规定的违禁物质为四大类，目前已达到七大类。

（1）刺激剂 这类药物按药理学特点和化学结构可分为精神刺激药（苯丙胺等）；拟交感神经胺类药物（麻黄碱等）；咖啡因类（含黄嘌呤基团）；杂环类中枢神经刺激物质（尼可刹米等）。

（2）麻醉镇痛剂 按药理学特点和化学结构分为两大类，哌替啶类（哌替啶、美沙酮等）；阿片生物碱类（包括吗啡、可待因、喷他佐辛等）。

（3）合成类固醇 多数为雄性激素的衍生物，为使用范围最广、频度最高的一类兴奋剂。

（4）利尿剂 通过快速排出体内水分，减轻体重；增加尿量，尽快减少体液和排泄物中其他兴奋剂代谢产物，以此来造成药检的假阴性结果。

（5）β受体阻滞剂 以抑制性为主，在体育运动中运用比较少，如普萘洛尔、吲哚洛尔等。

（6）内源性肽类激素 人生长激素（hGH）、胰岛素等。

（7）血液兴奋剂 又称为血液红细胞回输技术。

考点：兴奋剂的概念和分类

（二）兴奋剂生产经营管理

1. 兴奋剂管理层次 我国对含兴奋剂药品的管理可体现为三个层次。兴奋剂目录所列禁用物质属于麻醉药品、精神药品、医疗用毒性药品和药品类易制毒化学品的，依照相关规定实施特殊管理；兴奋剂目录所列禁用物质属于我国未实施特殊管理的合成类固醇、肽类激素，依照相关规定实施严格管理；除实施特殊管理及严格管理的品种外，兴奋剂目录所列的其他禁用物质，实施处方药管理。

2. 含兴奋剂药品标签和说明书管理 药品中含有兴奋剂目录所列禁用物质的，生产企业应当在包装标识或产品说明书上注明“运动员慎用”字样，未按规定标注的不得销售。

3. 合成类固醇、肽类激素的管理相关规定 生产企业在取得药品生产许可证和药品批准文号后，才可生产合成类固醇、肽类激素；药品批发企业经省级药品监督管理部门批准后，方可从事合成类固醇、肽类激素的批发业务。

药品生产企业、批发企业在销售合成类固醇、肽类激素时，必须严格按规定渠道销售；建立客户档案，认真核实购买方资质证明材料、采购人员身份证明等情况，确认无误后方可销售；跟踪核实药品到货情况；销售情况及核实记录保存至药品有限期2年后备查。药品零售企业不得销售除胰岛素以外的蛋白同化制剂、肽类激素；对列入兴奋剂目录管理的单方制剂，必须严格凭处方销售；对含兴奋剂药品的复方制剂，应按照现行药品分类管理规定执行。

目 标 检 测

A型题

1. 根据《麻醉药品和精神药品品种目录》，以下不属于麻醉药品的是（　　）
   A. 哌替啶　　B. 瑞芬太尼
   C. 丁丙诺啡　　D. 美沙酮
   E. 羟考酮
2. 根据《麻醉药品和精神药品品种目录》，以下不属于第一类精神药品的是（　　）
   A. 三唑仑　　B. 氯胺酮
   C. 马吲哚　　D. 异戊巴比妥
   E. 司可巴比妥
3. 根据《麻醉药品和精神药品管理条例》，具有销售第二类精神药品资格零售企业（　　）
   A. 应当凭执业医师出具的处方，按规定剂量销售第二类精神药品
   B. 应当凭执业医师出具的处方，按医嘱剂量销售第二类精神药品
   C. 应当凭医师出具的处方，按医嘱剂量销售第二类精神药品
   D. 应当凭执业助理医师出具的处方，按规定剂量销售第二类精神药品
   E. 应当凭执业药师出具的处方，按规定剂量销售第二

类精神药品

4.《麻醉药品和精神药品管理条例》关于麻醉药品监督管理，说法正确的是（　　）
A. 麻醉药品药用原植物由国家药品监督管理局监督管理
B. 麻醉药品目录由国家药品监督管理局会同公安部、卫健委制定、调整并公布
C. 麻醉药品目录由公安部、卫生和计划生育委员会制定、调整并公布
D. 麻醉药品目录由国家药品监督管理局制定、调整并公布
E. 麻醉药品流入非法渠道的行为由国家药品监督管理局查处

5. 根据《麻醉药品和精神药品管理条例》，医院从药品批发企业购进第一类精神药品时（　　）
A. 应由医院自行到药品批发企业提货
B. 应由公安部门协助医院到药品批发企业提货
C. 应由药品批发企业将药品送至医院
D. 应由公安部门协助药品批发企业将药品送至医院
E. 应由公安部门监督药品批发企业将药品送至医院

6. 办理麻醉药品、第一类精神药品购用印鉴卡变更事项的受理部门是（　　）
A. 设区的市级药品监督管理部门
B. 设区的市级卫生行政部门
C. 省级药品监督管理部门
D. 省级卫生行政部门
E. 国务院卫生行政部门

7. 麻醉药品、第一类精神药品购用印鉴卡有效期为(　　)
A. 1 年　B. 2 年　C. 3 年
D. 4 年　E. 5 年

8. 根据《医疗用毒性药品管理办法》，下列叙述正确的是（　　）
A. 采购的毒性中药材，包装材料上无须标上毒性药标志
B. 生产含有毒性药材的中成药时，须在本单位药品检验人员的监督下准确投料
C. 科研和教学单位所需的毒性药品，凭本单位介绍信，在指定的供应部门购买
D. 医疗单位供应和调配毒性药品每次处方剂量不得超过 3 日剂量
E. 擅自收购毒性药品，可没收非法所得，并处以警告

9. 根据《医疗用毒性药品管理办法》，执业医师开具处方中含有毒性中药川乌，执业药师调配处方时（　　）
A. 应当给付川乌的炮制品
B. 应当给付生川乌
C. 应当拒绝调配
D. 每次处方剂量不得超过 3 日剂量
E. 取药后处方保存 1 年备查

10. 根据《疫苗流通和预防接种管理条例》，关于疫苗的管理，正确的是（　　）
A. 第一类疫苗最小包装上没有标明免费字样
B. 第一类疫苗生产企业接种单位供应第一类疫苗
C. 强制当地儿童接种第二类疫苗
D. 县级疾病预防机构向接种单位供应第二类疫苗
E. 疫苗批发机构用普通车辆运输疫苗

B 型题

（第 11～13 题备选答案）
A. 氯胺酮　B. 芬太尼
C. 麦角胺　D. 地西泮
E. 头孢氨苄

11. 属于麻醉药品品种的是（　　）
12. 属于第一类精神药品品种的是（　　）
13. 属于第二类精神药品品种的是（　　）

（第 14～16 题备选答案）
A. 伪麻黄碱　B. γ-羟丁酸
C. 苯巴比妥　D. 芬太尼
E. 阿司匹林

14. 按麻醉药品管理的是（　　）
15. 按第一类精神药品管理的是（　　）
16. 按第二类精神药品管理的是（　　）

（第 17～20 题备选答案）
A. 县级药品监督管理部门
B. 设区的市级药品监督管理部门
C. 省、自治区、直辖市人民政府药品监督管理部门
D. 国务院药品监督管理部门
E. 国务院卫生行政部门

17. 全国性批发企业向取得使用资格的医疗机构销售麻醉药品和第一类精神药品，须经批准的部门是（　　）
18. 区域性批发企业由于特殊地理位置的原因，需要就近向其他省级行政区域内取得使用资格的医疗机构销售麻醉药品和第一类精神药品，须经批准的部门是（　　）
19. 区域性批发企业从定点生产企业购进麻醉药品和第一类精神药品，须经批准的部门是（　　）
20. 区域性批发企业由于特殊情况需要调剂麻醉药品和第一类精神药品，应在调剂后 2 日内备案的部门是（　　）

（第 21～25 题备选答案）
A. 1 年　B. 2 年　C. 3 年
D. 4 年　E. 5 年

21. 麻醉药品处方至少保存（　　）
22. 麻醉药品专用账册的保存期限自药品有效期期满之日起不少于（　　）

23. 第二类精神药品处方至少保存（　　）
24. 医疗用毒性药品及其制剂的生产记录保存（　　）备查
25. 毒性药品处方保存（　　）备查

（第 26～27 题备选答案）

A. 第一类疫苗　B. 第二类疫苗
C. 第一类精神药品　D. 第二类精神药品
E. 麻醉药品

26. 最小包装上标注有“免费”字样的是（　　）
27. 凭处方在药品零售连锁企业购买使用的是（　　）

X 型题

28. 根据《医疗用毒性药品管理办法》，药厂生产毒性药品及其制剂（　　）
A. 必须由医药专业人员负责生产、配制和质量检验
B. 应建立严格的管理制度
C. 严格执行生产工艺操作规程，严防与其他药品混杂
D. 每次配料，在本单位药品检验人员的监督下准确投料，必须经二人以上复核无误
E. 建立完整的生产记录

（陈国华）

第12章 药品信息管理

学习目标

1. 素质目标 培养以保障人民群众生命健康为己任的社会责任感。

2. 知识目标 掌握我国对药品标签和说明书的管理；熟悉药品包装、标签、说明书的含义，药品编码及药品追溯码。了解互联网药品信息服务管理。

3. 能力目标 能分辨不同药物类型说明书的异同，能正确理解药品标签与说明书的内容。会使用药品编码及追溯码辨识药品。

第1节 药品包装管理

一、药品包装的概念、分类与作用

（一）药品包装的概念

药品包装是指包裹或容纳药品的包装材料、容器及辅助物。

（二）药品包装的分类

药品包装分为内包装和外包装。内包装是指直接接触药品的包装材料和容器（以下简称药包材），如安瓿瓶、输液瓶等。外包装指内包装以外的包装，由里向外分为中包装、大包装，如纸盒、纸箱等。

（三）药品包装的作用

药品包装的作用主要体现在以下三个方面。

1. 保护功能 药品包装能使药物制剂中的药物成分与外界隔离，既能防止药物组分的挥发减少，又能阻止外界空气、微生物等进入药物制剂中。

2. 商品宣传功能 药品包装上印有或贴有很多药品相关信息，这些信息不但为人们普及医药知识，同时也为该药品进行了很好的市场宣传。

3. 方便应用功能 药品包装的应用方便了药品的携带和使用，比如单剂量包装的药品，启封后不用考虑后续的密封、储存问题，大大提高了服药人的用药依从性。

考点：药品包装的分类、作用

二、药品包装材料与管理

我国对药品包装的管理主要集中在内包装管理，即对直接接触药品的包装材料和容器的管理。内包装和药品之间的相容性，直接影响到药品的质量特性，不适宜的内包装会严重影响药品质量，危害人们身体健康。

（一）药品包装材料的分类

1. 按材质分类 药品包装材料（简称药包材）有多种材质形式，如塑料、金属、玻璃、陶瓷、橡胶等。某一固定剂型，存在多种包装形式，每一种包装形式又是由一种或几种材质组成。因此我们在市场上见到的药包材种类琳琅满目。

比如大容量注射剂，就是我们平时俗称的输液，市面上就有三种包装形式：玻璃瓶包装、塑料瓶包装、塑料袋包装。其中玻璃瓶包装由玻璃瓶、丁基胶塞、铝塑组合盖组成；塑料瓶包装由聚丙烯瓶和聚异戊二烯组合盖组成；塑料袋包装由塑料复合膜袋和聚异戊二烯组合盖组成。小容量注射剂，市面上有两种包装形式：玻璃安瓿瓶、塑料安瓿瓶。其中玻璃安瓿瓶又分为低硼硅玻璃安瓿瓶、中硼硅玻璃安瓿瓶、含锆玻璃安瓿瓶等。片剂的包装形式有塑料瓶包装、塑料袋包装、铝塑泡罩式包装、双锡箔纸包装等。

2. 按注册管理分类 药包材按注册管理可以分为以下三类。

（1）Ⅰ类药包材 指直接接触药品且直接使用的药品包装用材料、容器。包括药用丁基橡胶瓶塞、药品包装用 PTP 铝箔、药用 PVC 硬片、药用塑料复合硬片、复合膜（袋）、塑料输液瓶（袋）等。

（2）Ⅱ类药包材 指直接接触药品，但便于清洗，在实际使用过程中，经清洗后需要并可以消毒灭菌的药品包装用材料、容器。包括药用玻璃管、玻璃输液瓶、玻璃模制抗生素瓶、玻璃（黄料、白料）药瓶、安瓿等。

（3）Ⅲ类药包材 指Ⅰ、Ⅱ类以外其他可能直接影响药品质量的药品包装用材料、容器。包括抗生素瓶铝（合金铝）盖、输液瓶铝（合金铝）盖、铝塑组合盖、口服液瓶铝（合金铝）盖、铝塑组合盖等。

（二）药品包装材料的管理

为了加强药包材的监督管理，保障药包材质量，国家从 1991 年的《药品包装用材料、容器生产管理办法（试行）》开始对药包材进行规范化监督管理，2000 年发布了《药品包装用材料、容器管理办法》（暂行），2004 年发布了《直接接触药品的包装材料和容器管理办法》，2017 年又颁布了《国务院关于取消一批行政许可事项的决定》（国发〔2017〕46 号）和《中共中央办公厅 国务院办公厅印发〈关于深化审评审批制度改革鼓励药品医疗器械创新的意见〉》（厅字〔2017〕2 号），2019 年颁布了新版《药品管理法》，2020 年颁布了新版《药品注册管理办法》。历时 29 年对药包材管理规章不断修订改进。

国家实行药品与包装材料关联审批。包装材料在审批药品注册申请时一并审评审批，经关联审评审批的包装材料及其质量标准在指定平台公示，供相关企业选择。药品上市许可持有人对生产制剂所选用的包装材料的质量负责。

取消药包材单独审批后，国家药品监管局通过以下措施加强事中事后监管：将药品包装材料和容器审批的有关要求纳入药品注册，与药品审批一并办理；明确由药品注册申请人所在地药品监督管理部门加强延伸监管，将药品包装材料和容器生产企业纳入日常监管范围；加强事中事后监管，加大对违法违规行为的处罚力度，严控风险，确保药品的安全性和有效性。

考点：药品包装材料的关联审批

第 2 节 药品标签与说明书管理

案例 12-1

李某第一天到药店上班，店长指派他将到货药品进行陈列，要求处方药与非处方药、内服药与外用药分开陈列。同时要求他在陈列过程中，将近效期药品（距有效期不足 6 个月的药品）进行标记。

问题：1. 如何迅速区分处方药与非处方药、内服药与外用药？

2. 如何根据药品标签判断药品的有效期？

一、药品标签管理

（一）药品标签的概念和分类

药品标签是指药品包装上印有或贴有的内容。药品标签在药品流通、储存和使用活动中，起着举足轻重的作用，同时也是消费者获取药品信息的最直接途径。但由于篇幅所限，药品标签所承载的药品信息一般不够详尽。

药品标签分为内标签和外标签。内标签是指直接接触药品包装上的标签，外标签是指内标签以外的标签。

（二）文字要求

药品包装必须按照规定印有或者贴有标签，不得夹带其他任何介绍或者宣传产品、企业的文字、音像及其他资料。药品标签应当以说明书为依据，其内容不得超出说明书的范围，不得印有暗示疗效、误导使用和不适当宣传产品的文字和标识。

药品标签中的文字应当清晰易辨，标识应当清楚醒目，不得有印字脱落或者粘贴不牢等现象，不得以粘贴、剪切、涂改等方式进行修改或者补充。药品标签应当使用国家语言文字工作委员会公布的规范化汉字，增加其他文字对照的，应当以汉字表述为准。

（三）内容管理

1. 药品内标签 应当包含药品通用名称、适应证或者功能主治、规格、用法用量、生产日期、产品批号、有效期、生产企业等内容。包装尺寸过小无法全部标明上述内容的，至少应当标注药品通用名称、规格、产品批号、有效期等内容。

2. 药品外标签 应当注明药品通用名称、成分、性状、适应证或者功能主治、规格、用法用量、不良反应、禁忌、注意事项、贮藏、生产日期、产品批号、有效期、批准文号、生产企业等内容。适应证或者功能主治、用法用量、不良反应、禁忌、注意事项不能全部注明的，应当标出主要内容并注明“详见说明书”字样。

3. 用于运输、贮藏的包装的标签 至少应当注明药品通用名称、规格、贮藏、生产日期、产品批号、有效期、批准文号、生产企业，也可以根据需要注明包装数量、运输注意事项或者其他标记等必要内容。

4. 原料药的标签 应当注明药品名称、贮藏、生产日期、产品批号、有效期、执行标准、批准文号、生产企业，同时还需注明包装数量及运输注意事项等必要内容。

5. 中药材标签 必须注明品名、产地、日期、调出单位，并附有质量合格标志。

6. 中药饮片标签 必须注明品名、规格、产地、生产企业、生产日期、产品批号，实施批准文号管理的中药饮片还应注明批准文号。

7. 同一药品生产企业生产的同一药品 药品规格和包装规格均相同的，其标签的内容、格式及颜色必须一致；药品规格或者包装规格不同的，其标签应当明显区别或者规格项明显标注。

同一药品生产企业生产的同一药品，分别按处方药与非处方药管理的，两者的包装颜色应当明显区别。

对贮藏有特殊要求的药品，应当在标签的醒目位置注明。

（四）有效期标注要求

药品标签中的有效期应当按照年、月、日的顺序标注，年份用四位数字表示，月、日用两位数表示。其具体标注格式为“有效期至××××年××月”或者“有效期至××××年××月××日”；也可以用数字和其他符号表示为“有效期至××××.××.”或者“有效期至××××/××/××”等。

预防用生物制品有效期的标注按照国家药品监督管理局批准的注册标准执行，治疗用生物制品有效期的标注自分装日期计算，其他药品有效期的标注自生产日期计算。

有效期若标注到日，应当为起算日期对应年月日的前一天，若标注到月，应当为起算月份对应年月的前一个月。

（五）药品名称的管理

药品标签中标注的药品名称必须符合国家药品监督管理部门公布的药品通用名称和商品名称的命名原则，并与药品批准证明文件的相应内容一致。

药品通用名称应当显著、突出，其字体、字号和颜色必须一致，并符合以下要求：

1. 位置要求 对于横版标签，必须在上 1/3 范围内显著位置标出；对于竖版标签，必须在右 1/3 范围内显著位置标出。

2. 字体要求 不得选用草书、篆书等不易识别的字体，不得使用斜体、中空、阴影等形式对字体进行修饰。

3. 字体颜色要求 字体颜色应当使用黑色或者白色，与相应的浅色或者深色背景形成强烈反差。

4. 同行书写要求 除因包装尺寸的限制而无法同行书写的，不得分行书写。

药品商品名称不得与通用名称同行书写，其字体和颜色不得比通用名称更突出和显著，其字体以单字面积计不得大于通用名称所用字体的 1/2。

（六）专有标识的管理

麻醉药品、精神药品、医疗用毒性药品、放射性药品、外用药品和非处方药等国家规定有专有标识的，其说明书和标签必须印有规定的标识，见图 12-1。

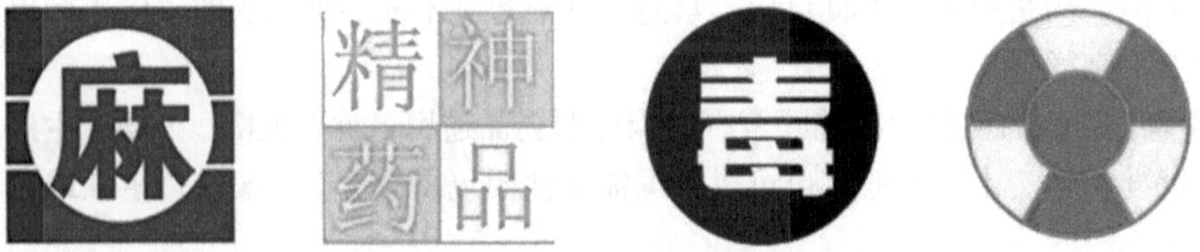

麻醉药品（蓝白） 精神药品（绿白） 医疗用毒性药品（黑白） 放射性药品（红黄）

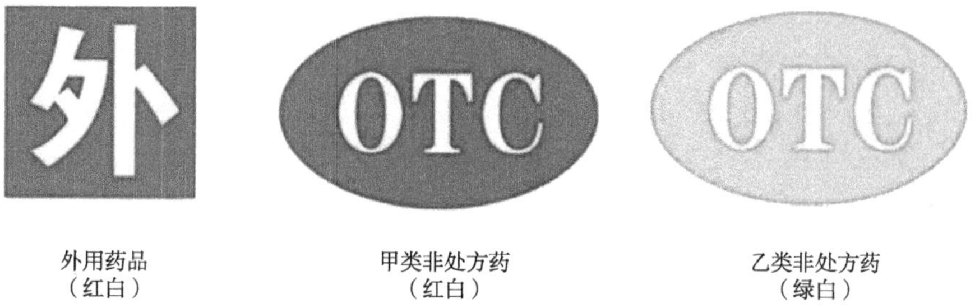

图 **12-1**　特殊管理药品、外用药品、非处方药专有标识

考点：药品标签的管理内容

二、药品说明书管理

（一）药品说明书的概念及作用

药品说明书是由国家药品监督管理部门批准，由药品生产企业印制并提供的有关药品安全性、有效性等基本科学信息的说明性文件。

药品说明书包含作用特点、用法用量、药理毒理等重要科学数据和结论，科学严谨地介绍了药品的性质。药品说明书是指导患者用药的重要依据，也是处理医疗事故的裁决依据，因此其具有技术性和法律性特点。同时药品说明书为医药知识的普及也做出了重大贡献。

（二）药品说明书管理规定

药品说明书与药品标签有着相同的文字规范要求，同时要求药品生产企业生产供上市销售的最小包装必须附有说明书。

1. 内容、格式和书写要求　药品说明书应当包含药品安全性、有效性的重要科学数据、结论和信息，用以指导安全、合理使用药品。药品说明书的具体格式、内容和书写要求由国家药品监督管理部门制定并发布。

2. 词汇、单位要求　药品说明书对疾病名称、药学专业名词、药品名称、临床检验名称和结果的表述，应当采用国家统一颁布或规范的专用词汇，度量衡单位应当符合国家标准的规定。

3. 成分标注要求　药品说明书应当列出全部活性成分或者组方中的全部中药药味。注射剂和非处方药还应当列出所用的全部辅料名称。药品处方中含有可能引起严重不良反应的成分或者辅料的，应当予以说明。

4. 对生产企业的要求　药品生产企业应当主动跟踪药品上市后的安全性、有效性情况，需要对药品说明书进行修改的，应当及时提出申请。根据药品不良反应监测、药品再评价结果等信息，国家药品监督管理局也可以要求药品生产企业修改药品说明书。药品说明书获准修改后，药品生产企业应当将修改的内容立即通知相关药品经营企业、使用单位及其他部门，并按要求及时使用修改后的说明书和标签。药品说明书应当充分包含药品不良反应信息，详细注明药品不良反应。药品说明书核准日期和修改日期应当在说明书中醒目标示。

（三）药品说明书格式

1. 格式　包括化学药品和治疗用生物制品处方药说明书，预防用生物制品说明书，中药、天然药物处方药说明书，化学药品非处方药说明书和中成药非处方药说明书五种。其格式见表 12-1。

表 12-1 药品说明书格式

处方药“核准和修改日期”标注位置　　　　专有标识

×××说明书

提示语位置

警示语位置

项目	化学药品和治疗用生物制品处方药	预防用生物制品	中药、天然药物处方药	化学药品非处方药	中成药非处方药
【药品名称】	√	√	√	√	√
【成分】	√		√	√	√
【性状】			√	√	√
【成分和性状】		√			
【作用类别】				√	
【适应证、功能主治】	√		√	√	√
【接种对象】		√			
【作用与用途】		√			
【规格】	√	√	√	√	√
【用法用量】	√		√	√	√
【免疫程序和剂量】		√			
【不良反应】	√	√	√	√	√
【禁忌】	√	√	√	√	√
【注意事项】	√	√	√	√	√
【孕妇及哺乳期妇女用药】	√		√		
【儿童用药】	√		√		
【老年用药】	√		√		
【药物相互作用】	√		√	√	√
【药物过量】	√				
【临床试验】	√		√		
【药理毒理】	√		√		
【药代动力学】	√		√		
【贮藏】	√	√	√	√	√
【包装】	√	√	√	√	√
【有效期】	√	√	√	√	√
【执行标准】	√	√	√	√	√
【批准文号】	√	√	√	√	√
【说明书修订日期】				√	√
【生产企业】	√	√	√	√	√

2. 药品说明书简化版和大字版格式　根据《国家药监局关于发布药品说明书适老化及无障碍改革试点工作方案的公告》（2023 年第 142 号），为推进相关配套规范性文件起草制定工作，在国家药品监督管理局的部署下，药审中心组织制定了《药品说明书（简化版）及药品说明书（大字版）编写指南》《电子药品说明书（完整版）格式要求》。

药品说明书（简化版）仅在药品监管部门核准的说明书完整版基础上进行删减，撰写内容及要求应与说明书完整版一致；为保证患者用药安全，满足不同情形的患者阅读需求，根据简化版的具体内容及纸张大小，合理化安排，形成适用于患者阅读的说明书格式，鼓励选用四号及更大字体；其标题、提示内容、警示语、项目名称等要醒目，可适当加大加粗。

药品说明书（大字版）应与药品说明书（完整版）内容一致，结合具体内容及纸张大小，按照药品说明书（简化版）相应内容进行适当加大加粗，满足不同患者阅读需求。

药品说明书（简化版）通用格式见图 12-2。

条形码或二维码

特殊药品、外用药品、非处方药标识位置

XXX 说明书（简化版）

请仔细阅读说明书并在医师指导下使用（适用于处方药说明书）/

请仔细阅读说明书并按说明使用或在药师指导下购买和使用（适用于非处方药说明书）/

本品仅作为处方药供中医临床使用（适用于古代经典名方中药复方制剂）

本说明书为简化版说明书，如您想了解药物最新完整的信息，

请详见电子版

（可通过*扫描左上方条形码或二维码）**

警示语位置

【药品名称】

通用名称：

商品名称[注1]：

【成分】[注2]

活性成分和所有辅料

【处方组成】[注3]

【处方来源】[注3]

【性状】

【适应证】/【功能主治】

【规格】

【用法用量】

【禁忌】

【贮藏】

【上市许可持有人】[注4]

名称：

电话和传真号码：

【境内联系人】[注5]

名称：

电话和传真号码：

如有问题可与药品上市许可持有人或境内联系人联系。

图 12-2　药品说明书（简化版）通用格式

1. 如适用填写，不适用删除；2. 古代经典名方中药复方制剂无须保留；3. 仅古代经典名方中药复方制剂保留；4. 仅境内生产药品保留本项；5. 仅境外生产药品保留本项

考点：药品说明书的管理规定

链接 当好百姓用药“参谋”，守护公众用药安全——“身边最美药师”郭卫华

执业药师不仅要保障药品质量安全，还要为老百姓提供贴心的用药服务。郭卫华曾三十年如一日扎根边远山区，从事药学服务，从细微处着手改变山区群众的不良用药习惯。因每天面对的顾客有很多是留守在家照顾孙辈的老人，为此他总是反复叮嘱他们：哪些药要饭前服、哪些药需饭后服、哪些药要嚼碎服、哪些药服用后要多喝水，中药调配时哪些药要先煎、后下或包煎等。他的声声嘱咐，换来的是顾客把他当家人一样的信赖。药师岗位虽然平凡，但他们承担了药品管理、处方审核调配、合理用药指导等专业技术工作，是一支不可替代的专业化队伍，人民群众的身体健康和生命安全的守卫者，郭卫华爱岗敬业，专业专注，正在用他的一言一行，帮助更多有需要的患者，以减少患者的痛苦、改善患者的生活质量，让生命在温暖中延续。

第 3 节　国家药品编码及药品追溯制度

一、国家药品编码

1. 国家药品编码的概念　国家药品编码，是指在药品研制、生产、经营、使用和监督管理中由计

算机使用的表示特定信息的编码标识。国家药品编码以数字或数字与字母组合形式表现。

2. 国家药品编码的适用范围　国家药品编码适用于药品研究、生产、经营、使用和监督管理等各个领域以及电子政务、电子商务的信息化建设、信息处理和信息交换。

3. 国家药品编码的编制　国家药品编码包括本位码、监管码和分类码。本位码由药品国别码、药品类别码、药品本体码、校验码依次连接而成（图 12-3）。

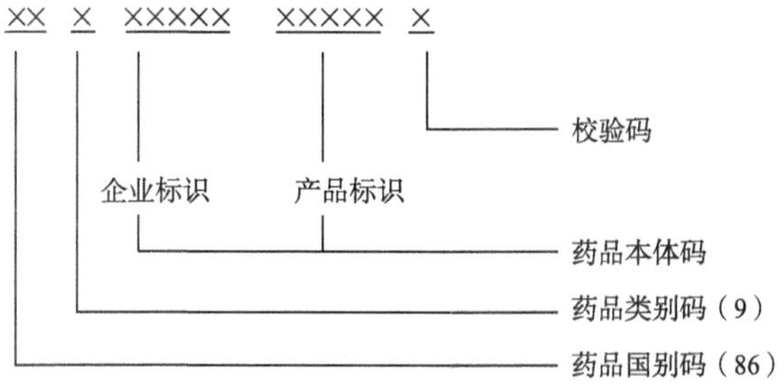

图 **12-3**　国家药品编码本位码组成

国家药品编码本位码国别码为“86”，代表在我国境内生产、销售的所有药品；国家药品编码本位码类别码为“9”，代表药品；国家药品编码本位码本体码的前 5 位为药品企业标识，根据企业法人营业执照、药品生产许可证，遵循一照一证的原则，按照流水的方式编制；国家药品编码本位码本体码的后 5 位为药品产品标识，是指前 5 位确定的企业所拥有的所有药品产品。药品产品标识根据药品批准文号，依据药品名称、剂型、规格，遵循一物一码的原则，按照流水的方式编制。

国家药品本体码由药品监督管理部门授权的维护管理机构统一编制赋码。

二、中国药品电子监管码

1. 中国药品电子监管码的概念　中国药品电子监管码是政府对药品实施电子监管，为每件药品赋予的标识。

2. 中国药品电子监管码的格式　中国药品电子监管码是一维条码，20 位，首位数字 8 代表药品，2～7 位是类别码，8～16 位是单件序列号，17～20 位为校验码（图 12-4）。

中国药品电子监管码

8 • 123456 • 123456789 • 1234

图 **12-4**　中国药品电子监管码组成

3. 中国药品电子监管码的特点　中国药品电子监管码具有一件一码、数据库集中存储动态信息、全国覆盖、全程跟踪的特点。

目前国家已暂停执行所有的药品电子监管码管理，在国家要求药品可追溯的背景下，将药品电子监管系统修改为药品追溯系统。

三、药品追溯码

1. 药品追溯码的概念　药品追溯码是指用于唯一标识药品各级销售单元的代码，由一列数字、字母和（或）符号组成。

2. 药品追溯码的构成　药品追溯码由 20 位字符构成。前 7 位为药品标识码，用于标识特定于某种与药品上市许可持有人、生产企业、药品通用名、剂型、制剂规格和包装规格对应的药品唯一性代码。中间 9 位为生产标识码，用于识别药品在生产过程中相关数据的代码。后 4 位为校检码，以验证药品追溯码的正确性。药品追溯码可为一维条码、二维条码和 RFID 标签等形式（图 12-5）。

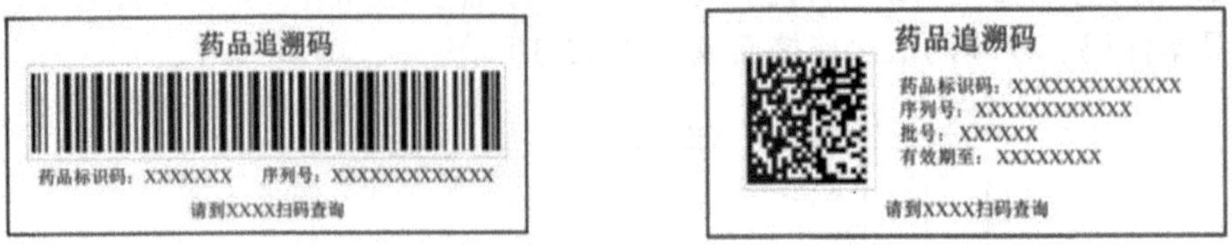

一维药品追溯码　　二维药品追溯码

图 12-5　药品追溯码标识示意图

3. 药品追溯码的编码原则　药品追溯码编码时要求具有实用性、唯一性、可扩展性、通用性的特点。

考点：国家药品编码、药品追溯码

第 4 节　互联网药品信息服务管理

一、互联网药品信息服务的概述

互联网药品信息服务，是指通过互联网向上网用户提供药品（含医疗器械）信息的服务活动。

互联网药品信息服务分为经营性和非经营性两类。经营性互联网药品信息服务是指通过互联网向上网用户有偿提供药品信息等服务的活动。非经营性互联网药品信息服务是指通过互联网向上网用户无偿提供公开的、共享性药品信息等服务的活动。

国家药品监督管理局对全国提供互联网药品信息服务活动的网站实施监督管理。省、自治区、直辖市药品监督管理部门对本行政区域内提供互联网药品信息服务活动的网站实施监督管理。

二、互联网药品信息服务的管理规定

（一）互联网药品服务资格申办

申请提供互联网药品信息服务，除应当符合《互联网信息服务管理办法》规定的要求外，还应当具备下列条件：①互联网药品信息服务的提供者应当为依法设立的企事业单位或者其他组织；②具有与开展互联网药品信息服务活动相适应的专业人员、设施及相关制度；③有两名以上熟悉药品、医疗器械管理法律、法规和药品、医疗器械专业知识，或者依法经资格认定的药学、医疗器械技术人员。

1. 申请　拟提供互联网药品信息服务的网站，应当在向国务院信息产业主管部门或者省级电信管理机构申请办理经营许可证或者办理备案手续之前，按照属地监督管理的原则，向该网站主办单位所在地省、自治区、直辖市药品监督管理部门提出申请，经审核同意后取得提供互联网药品信息服务的资格。

提供互联网药品信息服务的申请应当以一个网站为基本单元。申请提供互联网药品信息服务，应当填写国家食品药品监督管理总局统一制发的《互联网药品信息服务申请表》，向网站主办单位所在地省、自治区、直辖市药品监督管理部门提出申请，同时提交以下材料：①企业营业执照复印件。②网站域名注册的相关证书或者证明文件：从事互联网药品信息服务网站的中文名称，除与主办单位名称相同的以外，不得以“中国”“中华”“全国”等冠名；除取得药品招标代理机构资格证书的单位开办的互联网网站外，其他提供互联网药品信息服务的网站名称中不得出现“电子商务”“药品招商”“药品招标”等内容。③网站栏目设置说明（申请经营性互联网药品信息服务的网站需提供收费栏目及收费方式的说明）。④网站对历史发布信息进行备份和查阅的相关管理制度及执行情况说明。⑤药品监督管理部门在线浏览网站上所有栏目、内容的方法及操作说明。⑥药品及医疗器械相关专业技术人员学历证明或者其专业技术资格证书复印件、网站负责人身份证复印件及简历。⑦健全的网络与信息安全保障措施，包括网站安全保障措施、信息安全保密管理制度、用户信息安全管理制度。⑧保证药品信息来源合法、真实、安全的管理措施、情况说明及相关证明。

2. 受理 省、自治区、直辖市药品监督管理部门在收到申请材料之日起5日内做出受理与否的决定，受理的，发给受理通知书；不受理的，书面通知申请人并说明理由，同时告知申请人享有依法申请行政复议或者提起行政诉讼的权利。对于申请材料不规范、不完整的，省、自治区、直辖市药品监督管理部门自申请之日起5日内一次告知申请人需要补正的全部内容；逾期不告知的，自收到材料之日起即为受理。

3. 审核 省、自治区、直辖市药品监督管理部门自受理之日起20日内对申请提供互联网药品信息服务的材料进行审核，并作出同意或者不同意的决定。同意的，由省、自治区、直辖市药品监督管理部门核发互联网药品信息服务资格证书，同时报国家食品药品监督管理总局备案并发布公告；不同意的，应当书面通知申请人并说明理由，同时告知申请人享有依法申请行政复议或者提起行政诉讼的权利。

（二）互联网药品信息服务资格证书的管理

互联网药品信息服务资格证书的格式由国家食品药品监督管理总局统一制定。提供互联网药品信息服务的网站，应当在其网站主页显著位置标注互联网药品信息服务资格证书的证书编号。

1. 有效期 互联网药品信息服务资格证书有效期为5年。有效期届满，需要继续提供互联网药品信息服务的，持证单位应当在有效期届满前6个月内，向原发证机关申请换发互联网药品信息服务资格证书。原发证机关进行审核后，认为符合条件的，予以换发新证；认为不符合条件的，发给不予换发新证的通知并说明理由，原互联网药品信息服务资格证书由原发证机关收回并公告注销。

省、自治区、直辖市药品监督管理部门根据申请人的申请，应当在互联网药品信息服务资格证书有效期届满前作出是否准予其换证的决定。逾期未作出决定的，视为准予换证。

互联网药品信息服务资格证书可以根据互联网药品信息服务提供者的书面申请，由原发证机关收回，原发证机关应当报国家食品药品监督管理总局备案并发布公告。被收回互联网药品信息服务资格证书的网站不得继续从事互联网药品信息服务。

2. 变更 互联网药品信息服务提供者变更下列事项之一的，应当向原发证机关申请办理变更手续，填写《互联网药品信息服务项目变更申请表》，同时提供下列相关证明文件：①互联网药品信息服务资格证书中审核批准的项目（互联网药品信息服务提供者单位名称、网站名称、IP地址等）；②互联网药品信息服务提供者的基本项目（地址、法定代表人、企业负责人等）；③网站提供互联网药品信息服务的基本情况（服务方式、服务项目等）。

三、法律责任

提供互联网药品信息服务的网站，应当在其网站主页显著位置标注互联网药品信息服务资格证书的证书编号。未取得或者超出有效期使用互联网药品信息服务资格证书从事互联网药品信息服务的，由国家食品药品监督管理总局或者省、自治区、直辖市药品监督管理部门给予警告，并责令其停止从事互联网药品信息服务；情节严重的，移送相关部门，依照有关法律、法规给予处罚。

提供互联网药品信息服务的网站不在其网站主页的显著位置标注互联网药品信息服务资格证书的证书编号的，国家食品药品监督管理总局或者省、自治区、直辖市药品监督管理部门给予警告，责令限期改正；在限定期限内拒不改正的，对提供非经营性互联网药品信息服务的网站处以500元以下罚款，对提供经营性互联网药品信息服务的网站处以 5000 元以上 1 万元以下罚款。

互联网药品信息服务提供者违反《互联网药品信息服务管理办法》，有下列情形之一的，由国家药品监督管理局或者省、自治区、直辖市药品监督管理部门给予警告，责令限期改正；情节严重的，对提供非经营性互联网药品信息服务的网站处以 1000 元以下罚款，对提供经营性互联网药品信息服务的网站处以 1 万元以上 3 万元以下罚款；构成犯罪的，移送司法部门追究刑事责任：①已经获得互联网药品信息服务资格证书，但提供的药品信息直接撮合药品网上交易的；②已经获得互联网药品信息服务资格证书，但超出审核同意的范围提供互联网药品信息服务的；③提供不真实互联网药品信息服务并造成不良社会影响的；④擅自变更互联网药品信息服务项目的。

互联网药品信息服务提供者在其业务活动中，违法使用互联网药品信息服务资格证书的，由国家食品药品监督管理总局或者省、自治区、直辖市药品监督管理部门依照有关法律、法规的规定处罚。省、自治区、直辖市药品监督管理部门违法对互联网药品信息服务申请作出审核批准的，原发证机关应当撤销原批准的互联网药品信息服务资格证书，由此给申请人的合法权益造成损害的，由原发证机关依照国家赔偿法的规定给予赔偿；对直接负责的主管人员和其他直接责任人员，由其所在单位或者上级机关依法给予行政处分。

考点：互联网药品信息服务资格证书管理

目 标 检 测

A 型题

1. 药品包装上商品名称的字体以单字面积计不得大于通用名称所用字体的（　　）
   A. 1/2　B. 1/3　C. 1/4　D. 1 倍　E. 2 倍
2. 下列说法错误的是（　　）
   A. 药品标签以说明书为依据，其内容不得超出说明书的范围
   B. 药品说明书和标签中禁止使用未经注册的商标
   C. 药品说明书由国家药品监督管理局予以审核，而标签不用
   D. 药品包装必须按规定印有或贴有标签并附说明书
   E. 供上市销售的最小包装必须附有说明书
3. 下列不属于药品内标签必须标注的内容的是（　　）
   A. 药品通用名称　B. 批准文号　C. 产品批号　D. 有效期　E. 规格
4. 药品的每个最小销售单元包装应当（　　）
   A. 印有执行标准　B. 印有商品名　C. 印有商标　D. 注册地址
   E. 按照规定印有或贴有标签并附有说明书
5. 说明书中【药品名称】项下列出顺序正确的是（　　）
   A. 通用名称、汉语拼音、商品名称、英文名称
   B. 通用名称、商品名称、英文名称、汉语拼音
   C. 通用名称、商品名称、汉语拼音、英文名称
   D. 通用名称、英文名称、商品名称、汉语拼音
   E. 通用名称、商品名称、英文名称
6. 根据《化学药品和治疗用生物制品说明书规范细则》，【用法用量】项下要求的内容不包括（　　）
   A. 用药剂量　B. 用药剂量方法　C. 用药次数　D. 药品的装量　E. 疗程期限
7. 某药生产批号为 220031，生产日期为 2022 年 9 月 1 日，有效期为 2 年，其有效期可以标注为（　　）
   A. 有效期至 2024/31/08
   B. 有效期至 2024 年 08 月
   C. 有效期至 2024 年 09 月
   D. 有效期至 2024.09.01
   E. 有效期至 2024，09，01

B 型题

（第 8～9 题备选答案）
A. 黑色或白色　B. 白色　C. 红色　D. 绿色　E. 红色或白色

8. 药品说明书和标签中外用药品专有标识的颜色是（　　）
9. 药品说明书和标签中药品通用名称的颜色是（　　）

（第 10～11 题备选答案）
A. 说明书　B. 标签　C. 注册商标　D. 执行标准　E. 注册地址

10. 药品生产企业生产供上市销售的最小包装内必须附有（　　）

11. 药品包装必须印有或贴有（　　）

（第 12～13 题备选答案）

A.【适应证】　B.【注意事项】

C.【不良反应】　D.【药理毒理】

E.【禁忌】

12. 影响药物疗效的因素应当列入说明书中的（　　）

13. 用药过程中应定期检查血象的内容应列入说明书中的（　　）

X 型题

14. 药品内标签因包装尺寸过小，至少应当标注的内容有（　　）

A. 药品通用名称　B. 药品商品名称

C. 规格　D. 产品批号

E. 有效期

15. 说明书和标签必须印有规定的标识的是（　　）

A. 医疗用毒性药品　B. 麻醉药品、精神药品

C. 放射性药品　D. 非处方药

E. 外用药品

（舒　阳　李丽华）

第13章 药品价格和广告管理

学习目标

1. 素质目标 培养认真履行工作职责，自觉遵守法律法规的素质。

2. 知识目标 掌握药品广告审查发布标准、药品价格管理要求；熟悉药品广告的概念和作用，药品广告批准文号的格式以及注销管理，对虚假违法药品广告的处理与处罚，药品价格管理的法律规定；了解药品广告的审查和程序，违反药品价格管理政策的处罚。

3. 能力目标 具有正确理解药品广告管理要求，运用药品广告审查标准和审查流程的要求申请及获得药品广告批准文号，并按管理要求合法地发布药品广告的能力。

药品是一种特殊的商品，其价格和广告都与医药产业的发展、社会的安定和人民的健康紧密相连。随着健康中国战略的提出，我国医药卫生体制全面深化改革。政府在加强药品质量监督管理的同时，加大对药品价格、广告事项的管理力度，坚决杜绝药品的虚高价格和虚假宣传，在实现药品经济效益的同时，追求社会效益的最大化。《药品管理法》第八章对药品价格和广告管理作出了具体规定。

第1节 药品价格管理

案例 13-1

2022年，某生物制药企业自主研发的全球首创双特异性抗体肿瘤免疫治疗新药卡度尼利单抗注射液获批上市，用于治疗既往接受含铂化疗治疗失败的复发或转移性宫颈癌患者。2024年国家医保谈判进入准备阶段之际，该企业下调了其双抗新药卡度尼利单抗的价格。其单价从13 220元/（125mg·瓶）降至6166元/（125mg·瓶），降幅为53.4%。

问题： 是什么原因导致了卡度尼利单抗注射液的价格下降？

价格是商品价值的一种货币表现。它是国民经济的综合反映，是各方面经济活动主体利益关系调节机制的核心因素；而药品的价格则关系到国家制药工业、医药商业和医疗机构的健康发展。《中华人民共和国价格法》第三条规定，我国实行并逐步完善宏观经济调控下主要由市场形成价格的机制。药品价格关乎民生，是各界普遍关注的热点问题。为了满足人民群众不断增长的医疗卫生需求，减轻患者不合理的医药费用负担，自1996年国家恢复对药品价格管理以来，政府价格主管部门已经采取了多项措施降低药价。2015年国家发展和改革委员会等部门颁布《推进药品价格改革的意见》（发改价格〔2015〕904号），要求逐步建立以市场为主导的药品价格形成机制，最大限度减少政府对药品价格的直接干预。

一、药品价格管理形式

药品价格管理是指药品价格的制定和监测等一系列的管理活动。随着国家经济发展，我国药品价格管理经历了不同阶段。2001年修订的《药品管理法》规定了我国药品价格管理有政府定价、政府指导价和市场调节价三种形式。

2015 年《药品管理法》修正后，删除了政府定价和政府指导价的相关内容。2015 年 5 月颁布的《推进药品价格改革的意见》对药品价格改革给出了具体意见，确定了当前药品价格政策，即按照市场调节价。

自 2015 年 6 月 1 日起，除麻醉药品和第一类精神药品外，取消药品政府定价，药品实际交易价格主要由市场竞争形成。

1. 医保基金支付的药品 由医保部门会同有关部门拟定医保药品支付标准制定的程序、依据、方法等规则，探索建立引导药品价格合理形成的机制。

2. 专利药品、独家生产药 建立公开透明、多方参与的谈判机制形成价格。

3. 医保目录外的血液制品、国家统一采购的预防免疫药品、国家免费艾滋病抗病毒治疗药品和避孕药具 通过招标采购或谈判形成价格。

4. 麻醉药品和第一类精神药品 仍暂时实行最高出厂价格和最高零售价格管理。

5. 其他药品 由生产经营者依据生产经营成本和市场供求情况，自主制定价格。

考点：药品价格管理形式

二、完善药品价格形成机制

2019 年 11 月，国家医疗保障局印发《关于做好当前药品价格管理工作的意见》（医保发〔2019〕67 号），指出以现行药品价格政策为基础，坚持市场在资源配置中起决定性作用，更好发挥政府作用，围绕新时代医疗保障制度总体发展方向，持续健全以市场为主导的药品价格形成机制。取消药品政府定价并不意味着政府放弃对药价的监管，而是发挥政府、市场“两只手”作用，建立科学合理的价格形成机制。目前与药品价格形成有关的政策机制主要有以下几点。

（一）坚持市场调节药品价格的总体方向

医疗保障部门管理价格的药品范围，包括化学药品、中成药、生化药品、中药饮片、医疗机构制剂等。其中，麻醉药品和第一类精神药品实行政府指导价，其他药品实行市场调节价。药品经营者（含上市许可持有人、生产企业、经营企业等）制定价格应遵循公平、合理和诚实信用、质价相符的原则，使药品价格反映成本变化和市场供求，维护价格合理稳定。

（二）完善药品采购机制

卫生健康部门要按照规范公立医院和基层医疗卫生机构药品采购的相关要求和措施，坚持药品集中采购方向，根据药品特性和市场竞争情况，实行分类采购，促进市场竞争，合理确定药品采购价格。要调动医疗机构、药品生产经营企业、医保经办机构等多方参与积极性，引导各类市场主体有序竞争。

（三）发挥医保对药品价格引导作用

深化药品集中带量采购制度改革，坚持“带量采购、量价挂钩、招采合一”的方向，促使药品价格回归合理水平。探索实施按通用名制定医保药品支付标准并动态调整。健全公开透明的医保药品目录准入谈判机制。完善对定点机构协议管理，强化对医保基金支付药品的价格监管和信息披露，正面引导市场价格秩序。

（四）推进形成合理的药品差价比价关系

同种药品在剂型、规格和包装等方面存在差异的，按照治疗费用相当的原则，综合考虑临床效果、成本价值、技术水平等因素，保持合理的差价比价关系。

（五）积极推进仿制药质量和疗效一致性评价工作

积极推进仿制药质量和疗效一致性评价工作，对通过一致性评价的药品落实属地监管责任，加强监督检查。完善支持政策，及时纳入采购目录。促进仿制药替代使用，发挥基本医疗保险的激励作用，落实税收优惠政策和价格政策。

（六）推动构建全国统一开放的药品生产流通市场格局

促进市场公平有序竞争，打破医药产品市场分割、地方保护，推动药品生产与流通企业跨地区、跨所有制兼并重组，培育一批具有国际竞争力的大型企业集团，加快形成以大型骨干企业为主体、中小型企业为补充的药品生产、流通格局。各地在药品采购中不得限定经营、购买、使用特定生产配送企业提供的商品和服务，不得限制外地生产配送企业进入本地市场，不得排斥、限制或者强制外地生产配送企业在本地投资或者设立分支机构，不得违法给予特定生产配送企业优惠政策，发现一起公开曝光一起，有关部门查实后要依法依规严肃处理。开展“两票制”实施情况常态化监管。严厉打击药品企业通过中介组织虚增推广费、服务费等偷逃税行为。

（七）推进医疗服务价格动态调整等联动改革

按照党中央、国务院决策部署，2017 年 9 月各地已全部取消公立医院药品加成。减少的合理收入已通过调整医疗服务价格、增加财政投入等方式进行补偿。通过降低药品耗材费用等多种方式腾出空间，在确保群众受益的基础上，统筹用于推进“三医”联动改革。在总体上不增加群众负担的前提下，稳妥有序试点探索医疗服务价格的优化。

（八）短缺药品保供稳价

对于国家和省级短缺药品供应保障工作会商联动机制办公室短缺药品清单所列品种，允许经营者自主报价、直接挂网，医疗机构按挂网价格采购或与经营者进一步谈判议价采购。优化中央和地方医药储备结构，加大短缺药品储备力度。充分发挥省级医药储备功能，筛选一批临床必需、用量不确定且容易发生短缺的药品纳入储备。

考点：药品价格形成机制

链接 “三医”协同发展成效显著，提高人民群众健康福祉

《国家基本医疗保险、工伤保险和生育保险药品目录（2023 年）》收载西药和中成药共 3088 种，其中，西药 1698 种，中成药 1390 种，另目录含中药饮片 892 种。2023 年调整中新纳入药品 126 种。自 2018 年国家医保局成立以来，连续 6 年开展医保药品目录动态调整，累计 744 种药品新增进入目录范围。2023 年，协议期内谈判药品报销 2.4 亿人次，通过谈判降价和医保报销，当年累计为患者减负近 2300 亿元。

三、药品价格监督

《药品管理法》规定，药品上市许可持有人、药品生产企业、药品经营企业和医疗机构应当遵守国务院药品价格主管部门关于药品价格管理的规定，制定和标明药品零售价格，禁止暴利、价格垄断和价格欺诈等行为。

（一）药品价格监管常态化

国家深化“放管服”，在尊重市场规律、尊重经营者自主定价权的基础上，综合应用检测预警、函询约谈、提醒告诫、成本调查、信用评价、信息披露等手段，建立健全药品价格常态化监管机制，促进经营者加强价格自律。

（二）完善药品采购管理制度，维护药品价格秩序

《药品管理法》第八十四条规定，国家完善药品采购管理制度，对药品价格进行监测，开展成本价格调查，加强药品价格监督检查，依法查处价格垄断、哄抬价格等药品价格违法行为，维护药品价格秩序。

（三）实行市场调节价药品的定价原则

《药品管理法》第八十五条规定，依法实行市场调节价的药品，药品上市许可持有人、药品生产企业、药品经营企业和医疗机构应当按照公平、合理和诚实信用、质价相符的原则制定价格，为用药者提供价格合理的药品。

（四）药品价格信息公开

《药品管理法》第八十六条规定，药品上市许可持有人、药品生产企业、药品经营企业和医疗机构应当依法向药品价格主管部门提供其药品的实际购销价格和购销数量等资料。第八十七条规定，医疗机构应当向患者提供所用药品的价格清单，按照规定如实公布其常用药品的价格，加强合理用药管理。具体办法由国务院卫生健康主管部门制定。

（五）违法行为处罚

《药品管理法》第八十八条规定，禁止药品上市许可持有人、药品生产企业、药品经营企业和医疗机构在药品购销中给予、收受回扣或者其他不正当利益。禁止药品上市许可持有人、药品生产企业、药品经营企业或者代理人以任何名义给予使用其药品的医疗机构的负责人、药品采购人员、医师、药师等有关人员财物或者其他不正当利益。禁止医疗机构的负责人、药品采购人员、医师、药师等有关人员以任何名义收受药品上市许可持有人、药品生产企业、药品经营企业或者代理人给予的财物或者其他不正当利益。

参与药品采购投标的投标人不得以低于成本的报价竞标，不得以欺诈、串通投标、滥用市场支配地位等方式竞标。

市场监督管理部门强化药品价格行为监管，依法严厉查处价格违法和垄断行为，通过 12315 热线接收举报线索，切实维护药品市场价格秩序。《中华人民共和国价格法》《中华人民共和国反垄断法》《中华人民共和国反不正当竞争法》《中华人民共和国基本医疗卫生与健康促进法》对违反药品价格管理的处罚作出了相应规定。具体如表 13-1 所示。

表 13-1 药品价格违法行为处罚

违法情形	处罚	法律条款
经营者有不正当价格行为的	责令改正，没收违法所得，可以并处违法所得五倍以下的罚款；没有违法所得的，予以警告，可以并处罚款；情节严重的，责令停业整顿，或者由工商行政管理机关吊销营业执照	《中华人民共和国价格法》第四十条
经营者违反本法规定，滥用市场支配地位的	由反垄断执法机构责令停止违法行为，没收违法所得，并处上一年度销售额百分之一以上百分之十以下的罚款	《中华人民共和国反垄断法》第五十七条
经营者违反本法规定，给他人造成损害的	应当依法承担民事责任。经营者的合法权益受到不正当竞争行为损害的，可以向人民法院提起诉讼。因不正当竞争行为受到损害的经营者的赔偿数额，按照其因被侵权所受到的实际损失确定；实际损失难以计算的，按照侵权人因侵权所获得的利益确定。经营者恶意实施侵犯商业秘密行为，情节严重的，可以在按照上述方法确定数额的一倍以上五倍以下确定赔偿数额。赔偿数额还应当包括经营者为制止侵权行为所支付的合理开支	《中华人民共和国反不正当竞争法》第十七条
参加药品采购投标的投标人以低于成本的报价竞标，或者以欺诈、串通投标、滥用市场支配地位等方式竞标的	由县级以上人民政府医疗保障主管部门责令改正，没收违法所得；中标的，中标无效，处中标项目金额千分之五以上千分之十以下的罚款，对法定代表人、主要负责人、直接负责的主管人员和其他责任人员处对单位罚款数额百分之五以上百分之十以下的罚款；情节严重的，取消其二年至五年内参加药品采购投标的资格并予以公告	《中华人民共和国基本医疗卫生与健康促进法》第一百零三条

考点：药品价格违法行为处罚

案例 13-1 分析

此次卡度尼利价格调整的背景：2024年6月13日，国家医保局发布《2024年国家基本医疗保险、工伤保险和生育保险药品目录调整工作方案（征求意见稿）》及相关文件。该企业选择在这个时间节点进行价格调整，目的是为接下来即将开始的2024创新药医保谈判做筹备。而从本次降价的幅度来看，尽管卡度尼利才刚获批不足2年，但企业进入医保的决心和诚意已经充分体现出来。如果能够成功纳入医保，患者的疾病治疗费用将大幅度下降。

第 2 节　药品广告管理

案例 13-2

2023 年，天津市某区市场监管局调查查明，天津某大药房连锁有限公司第十五分公司利用互联网发布阿苯达唑药品广告，含有“选用阿苯达唑驱虫的三大优势：阿苯达唑杀虫打卵，更高效；副反应少；两片一疗程，仅服一次。vs 盐酸左旋咪唑效果：对虫卵无效；安全性：可能引起脑炎；疗程：多次服药”等将阿苯达唑药品的功效和安全性与其他药品作比较的内容。

问题：该行为如何认定？如何处罚？

药品广告是指药品生产经营者通过一定媒介和形式直接或者间接推销药品的信息。《中华人民共和国广告法》《药品管理法》《中华人民共和国反不正当竞争法》《药品管理法实施条例》《互联网广告管理暂行办法》等法律法规对药品广告作出了具体规定。

为加强药品、医疗器械、保健食品和特殊医学用途配方食品广告监督管理，规范广告审查工作，维护广告市场秩序，保护消费者合法权益，2019 年 12 月 24 日国家市场监督管理总局公布了《药品、医疗器械、保健食品、特殊医学用途配方食品广告审查管理暂行办法》（以下简称《暂行办法》，市场监管总局第 21 号令），该办法自 2020 年 3 月 1 日起施行。2007 年 3 月 3 日国家工商行政管理总局、国家食品药品监督管理局令第 27 号公布的《药品广告审查发布标准》和 2007 年 3 月 13 日国家食品药品监督管理局、国家工商行政管理总局令第 27 号发布的《药品广告审查办法》同时废止。《暂行办法》的发布，标志着药品广告管理发生重大变革。

考点：药品广告的界定和管理规定

一、药品广告审批发布

发布药品广告，应当在发布前由广告审查机关对广告内容进行审查；未经审查，不得发布。广告主申请广告审查，应当依照法律、行政法规向广告审查机关提交有关证明文件。广告主，是指为推销商品或者服务，自行或者委托他人设计、制作、发布广告的自然人、法人或者其他组织。

（一）药品广告审查机构

国家市场监督管理总局负责组织指导药品广告审查工作。各省、自治区、直辖市市场监督管理部门、药品监督管理部门负责药品广告审查，依法可以委托其他行政机关具体实施广告审查。

考点：药品广告审查机构

（二）药品广告审查申请

药品注册证明文件或者备案凭证持有人及其授权同意的生产、经营企业为广告申请人。申请人可以委托代理人办理药品广告审查申请。

药品广告审查申请应当依法向生产企业或者进口代理人等广告主所在地广告审查机关提出。

申请药品广告审查，应当依法提交《广告审查表》、与发布内容一致的广告样件，以及下列合法有效的材料：申请人的主体资格相关材料，或者合法有效的登记文件；产品注册证明文件或者备案凭证、注册或者备案的产品标签和说明书，以及生产许可文件；广告中涉及的知识产权相关有效证明材料。经授权同意作为申请人的生产、经营企业，还应当提交合法的授权文件；委托代理人进行申请的，还应当提交委托书和代理人的主体资格相关材料。

考点：药品广告审查申请要求

（三）药品广告审批

广告审查机关收到申请人提交的申请后，应当在 5 个工作日内作出受理或者不予受理决定。申请材料齐全、符合法定形式的，应当予以受理，出具《广告审查受理通知书》。申请材料不齐全、不符合法定形式的，应当一次性告知申请人需要补正的全部内容。

广告审查机关应当对申请人提交的材料进行审查，自受理之日起 10 个工作日内完成审查工作。经审查，对符合法律、行政法规和《暂行办法》规定的广告，应当作出审查批准的决定，编发广告批准文号。对不符合法律、行政法规和《暂行办法》规定的广告，应当作出不予批准的决定，送达申请人并说明理由，同时告知其享有依法申请行政复议或者提起行政诉讼的权利。

药品广告批准文号的文书格式为：__药广审（视/声/文）第 000000-00000 号。空格内为各省、自治区、直辖市简称，“视/声/文”分别代表用于广告媒介形式的分类代号，数字前 6 位是有效期截止日（年份后两位+月份+日期），后 5 位是省级广告审查机关当年的广告文号流水号。药品广告批准文号的有效期与产品注册证明文件、备案凭证或者生产许可文件最短的有效期一致。产品注册证明文件、备案凭证或者生产许可文件未规定有效期的，广告批准文号有效期为两年。

经审查批准的药品广告，广告审查机关应当通过本部门网站以及其他方便公众查询的方式，在 10 个工作日内向社会公开。公开的信息应当包括广告批准文号、申请人名称、广告发布内容、广告批准文号有效期、广告类别、产品名称、产品注册证明文件或者备案凭证编号等内容。

考点：药品广告批准文号管理要求

（四）药品广告发布

经广告审查机关审查通过并向社会公开的药品广告，可以依法在全国范围内发布。

处方药广告只能在国务院卫生行政部门和国务院药品监督管理部门共同指定的医学、药学专业刊物上发布。

禁止利用互联网发布处方药广告。

应当严格按照审查通过的内容发布药品广告，不得进行剪辑、拼接、修改。已经审查通过的广告内容需要改动的，应当重新申请广告审查。

考点：药品广告发布

链接 允许发布处方药广告的医学、药学专业刊物

国务院药品监督管理部门以通知、通告等形式确定了《中国医药科学》《中国医院用药评价与分析》《中国合理用药探索》等刊物为允许发布处方药广告的医学、药学专业刊物。公众可在国家药品监督管理局网站中查询“允许发布处方药广告的医学药学专业刊物名单”。同时可获得刊物登记地、CN 号、广告经营许可证号等相关信息。

二、药品广告内容要求

（一）药品广告内容原则性规定

药品广告应当真实、合法，不得含有虚假或者引人误解的内容。广告主应当对药品广告内容的真

实性和合法性负责。药品广告中只宣传产品名称（含药品通用名称和药品商品名称）的，不再对其内容进行审查。

药品广告的内容应当以国务院药品监督管理部门核准的说明书为准。药品广告涉及药品名称、药品适应证或者功能主治、药理作用等内容的，不得超出说明书范围。

药品广告应当显著标明禁忌、不良反应，处方药广告还应当显著标明“本广告仅供医学药学专业人士阅读”，非处方药广告还应当显著标明非处方药标识（OTC）和“请按药品说明书或者在药师指导下购买和使用”。

药品广告应当显著标明广告批准文号。药品广告中应当显著标明的内容，其字体和颜色必须清晰可见、易于辨认，在视频广告中应当持续显示。

（二）药品广告内容禁止性规定

非药品广告不得有涉及药品的宣传。保健食品广告应当显著标明“本品不能代替药物”。具体如表 13-2 所示。

表 13-2　药品广告内容禁止性规定

来源	相关规定
《中华人民共和国广告法》第九条	广告不得有下列情形： （一）使用或者变相使用中华人民共和国的国旗、国歌、国徽，军旗、军歌、军徽 （二）使用或者变相使用国家机关、国家机关工作人员的名义或者形象 （三）使用“国家级”“最高级”“最佳”等用语 （四）损害国家的尊严或者利益，泄露国家秘密 （五）妨碍社会安定，损害社会公共利益 （六）危害人身、财产安全，泄露个人隐私 （七）妨碍社会公共秩序或者违背社会良好风尚 （八）含有淫秽、色情、赌博、迷信、恐怖、暴力的内容 （九）含有民族、种族、宗教、性别歧视的内容 （十）妨碍环境、自然资源或者文化遗产保护 （十一）法律、行政法规规定禁止的其他情形
《中华人民共和国广告法》第十六条	医疗、药品、医疗器械广告不得含有下列内容： （一）表示功效、安全性的断言或者保证 （二）说明治愈率或者有效率 （三）与其他药品、医疗器械的功效和安全性或者其他医疗机构比较 （四）利用广告代言人作推荐、证明 （五）法律、行政法规规定禁止的其他内容
《中华人民共和国广告法》第十九条	广播电台、电视台、报刊音像出版单位、互联网信息服务提供者不得以介绍健康、养生知识等形式变相发布医疗、药品、医疗器械、保健食品广告
《暂行办法》第十一条	药品、医疗器械、保健食品和特殊医学用途配方食品广告不得违反《中华人民共和国广告法》第九条、第十六条、第十七条、第十八条、第十九条规定，不得包含下列情形： （一）使用或者变相使用国家机关、国家机关工作人员、军队单位或者军队人员的名义或者形象，或者利用军队装备、设施等从事广告宣传 （二）使用科研单位、学术机构、行业协会或者专家、学者、医师、药师、临床营养师、患者等的名义或者形象作推荐、证明 （三）违反科学规律，明示或者暗示可以治疗所有疾病、适应所有症状、适应所有人群，或者正常生活和治疗病症所必需等内容

续表

来源	相关规定
《暂行办法》第十一条	（四）引起公众对所处健康状况和所患疾病产生不必要的担忧和恐惧，或者使公众误解不使用该产品会患某种疾病或者加重病情的内容 （五）含有"安全""安全无毒副作用""毒副作用小"；明示或者暗示成分为"天然"，因而安全性有保证等内容 （六）含有"热销、抢购、试用""家庭必备、免费治疗、免费赠送"等诱导性内容，"评比、排序、推荐、指定、选用、获奖"等综合性评价内容，"无效退款、保险公司保险"等保证性内容，怂恿消费者任意、过量使用药品、保健食品和特殊医学用途配方食品的内容 （七）含有医疗机构的名称、地址、联系方式、诊疗项目、诊疗方法以及有关义诊、医疗咨询电话、开设特约门诊等医疗服务的内容 （八）法律、行政法规规定不得含有的其他内容
《暂行办法》第十九条	申请人有下列情形的，不得继续发布审查批准的广告，并应当主动申请注销药品、医疗器械、保健食品和特殊医学用途配方食品广告批准文号： （一）主体资格证照被吊销、撤销、注销的 （二）产品注册证明文件、备案凭证或者生产许可文件被撤销、注销的 （三）法律、行政法规规定应当注销的其他情形
《暂行办法》第二十一条	下列药品、医疗器械、保健食品和特殊医学用途配方食品不得发布广告： （一）麻醉药品、精神药品、医疗用毒性药品、放射性药品、药品类易制毒化学品，以及戒毒治疗的药品、医疗器械 （二）军队特需药品、军队医疗机构配制的制剂 （三）医疗机构配制的制剂 （四）依法停止或者禁止生产、销售或者使用的药品、医疗器械、保健食品和特殊医学用途配方食品 （五）法律、行政法规禁止发布广告的情形
《暂行办法》第二十二条	不得利用处方药或者特定全营养配方食品的名称为各种活动冠名进行广告宣传。不得使用与处方药名称或者特定全营养配方食品名称相同的商标、企业字号在医学、药学专业刊物以外的媒介变相发布广告，也不得利用该商标、企业字号为各种活动冠名进行广告宣传

考点：药品广告内容要求

三、药品广告管理的法律责任

市场监督管理部门是药品广告的监督管理机关。市场监督管理部门对违法行为作出行政处罚决定后，应当依法通过国家企业信用信息公示系统向社会公示。

违反《药品管理法》《暂行办法》中有关药品广告的规定，依据《中华人民共和国广告法》进行处罚。具体如表 13-3 所示。

表 13-3　药品广告违法行为处罚

违法情形	处罚	法律条款
违反《暂行办法》第十条规定，未显著、清晰表示广告中应当显著标明内容的	责令停止发布广告，对广告主处十万元以下的罚款	《中华人民共和国广告法》第五十九条
违反《暂行办法》第二条第二款规定，未经审查发布药品、医疗器械、保健食品和特殊医学用途配方食品广告；违反《暂行办法》第十九条规定或者广告批准文号已超过有效期，仍继续发布药品、医疗器械、保健食品和特殊医学用途配方食品广告；违反《暂行办法》第二十条规定，未按照审查通过的内容发布药品、医疗器械、保健食品和特殊医学用途配方食品广告	责令停止发布广告，责令广告主在相应范围内消除影响，处广告费用一倍以上三倍以下的罚款，广告费用无法计算或者明显偏低的，处十万元以上二十万元以下的罚款；情节严重的，处广告费用三倍以上五倍以下的罚款，广告费用无法计算或者明显偏低的，处二十万元以上一百万元以下的罚款，可以吊销营业执照，并由广告审查机关撤销广告审查批准文件、一年内不受理其广告审查申请	《中华人民共和国广告法》第五十八条

续表

违法情形	处罚	法律条款
违反《暂行办法》第十一条第二项至第五项规定，发布药品、医疗器械、保健食品和特殊医学用途配方食品广告的	同上	《中华人民共和国广告法》第五十八条
构成虚假广告的	责令停止发布广告，责令广告主在相应范围内消除影响，处广告费用三倍以上五倍以下的罚款，广告费用无法计算或者明显偏低的，处二十万元以上一百万元以下的罚款；两年内有三次以上违法行为或者有其他严重情节的，处广告费用五倍以上十倍以下的罚款，广告费用无法计算或者明显偏低的，处一百万元以上二百万元以下的罚款，可以吊销营业执照，并由广告审查机关撤销广告审查批准文件、一年内不受理其广告审查申请	《中华人民共和国广告法》第五十五条
违反《暂行办法》第十一条第六项至第八项规定，发布药品、医疗器械、保健食品和特殊医学用途配方食品广告的	没有规定的，由县级以上市场监督管理部门责令改正；对负有责任的广告主、广告经营者、广告发布者处以违法所得三倍以下罚款，但最高不超过三万元；没有违法所得的，可处一万元以下罚款	《中华人民共和国广告法》及其他法律法规有规定的，依照相关规定处罚
违反《暂行办法》第十一条第一项、第二十一条、第二十二条规定的	责令停止发布广告，对广告主处二十万元以上一百万元以下的罚款，情节严重的，并可以吊销营业执照，由广告审查机关撤销广告审查批准文件、一年内不受理其广告审查申请；对广告经营者、广告发布者，由市场监督管理部门没收广告费用，处二十万元以上一百万元以下的罚款，情节严重的，并可以吊销营业执照	《中华人民共和国广告法》第五十七条
隐瞒真实情况或者提供虚假材料申请药品、医疗器械、保健食品和特殊医学用途配方食品广告审查的；以欺骗、贿赂等不正当手段取得药品、医疗器械、保健食品和特殊医学用途配方食品广告批准文号的	违反本法规定，隐瞒真实情况或者提供虚假材料申请广告审查的，广告审查机关不予受理或者不予批准，予以警告，一年内不受理该申请人的广告审查申请；以欺骗、贿赂等不正当手段取得广告审查批准的，广告审查机关予以撤销，处十万元以上二十万元以下的罚款，三年内不受理该申请人的广告审查申请	《中华人民共和国广告法》第六十四条

考点：药品广告违法行为处罚

案例 13-2 分析

当事人违反了《中华人民共和国广告法》第十六条第三项有关规定，依据《中华人民共和国广告法》第五十八条第一项，2023 年 3 月，天津市某区市场监管局对该公司作出罚款 10 万元的行政处罚。

目标检测

A 型题

1. 实行最高出厂价格和最高零售价格管理的药品是（　　）
   A. 国家统一采购的预防免疫药品
   B. 麻醉药品和第一类精神药品
   C. 医保基金支付药品
   D. 专利药品、独家生产药品
   E. 医保目录外的血液制品

2. 药品广告审查机关是（　　）
   A. 国家药品监督管理部门
   B. 省级药品监督管理部门
   C. 市级市场监督管理部门
   D. 县级市场监督管理部门
   E. 国家市场监督管理部门

3. 药品广告批准文号为“*药广审（视/声/文）第 000000-00000 号”中的*代表（　　）
   A. 药品种类
   B. 药品名称
   C. 审查年份

D. 各省、自治区、直辖市的简称
E. 有效期

4. 经广告审查机关审查通过并向社会公开的药品广告，可以发布的范围是（　　）
A. 全国　B. 药品流通区域
C. 审查机关所在地　D. 广告主所在地
E. 审查机关所在地和广告主所在地

5. 下列药品中，可以发布广告的是（　　）
A. 处方药　B. 精神药品
C. 麻醉药品　D. 毒性药品
E. 医疗机构配制的制剂

6. 未显著、清晰表示药品广告中应当显著标明内容的，依据《中华人民共和国广告法》应进行如下处罚（　　）
A. 责令停止发布广告，对广告主处十万元以下的罚款
B. 责令停止发布广告，处十万元以上二十万元以下的罚款
C. 责令停止发布广告，处广告费用三倍以上五倍以下的罚款
D. 撤销广告审查批准文件
E. 吊销营业执照

B 型题

（第 7～10 题备选答案）
A. 广告主　B. 广告发布者
C. 广告经营者　D. 广告监督机构
E. 广告审查机构

7. 审查药品广告的药监部门是（　　）
8. 设计药品广告的广告公司是（　　）
9. 发布药品广告的广播电台是（　　）
10. 发布药品广告的药品上市许可持有人（　　）

（第 11～14 题备选答案）
A. 政府定价　B. 政府指导价
C. 市场调节价　D. 习惯定价
E. 成本加成价

11. 化学药实行（　　）
12. 中成药实行（　　）
13. 麻醉药品实行（　　）
14. 医疗机构制剂实行（　　）

X 型题

15. 药品价格监管的手段包括（　　）
A. 函询　B. 约谈
C. 成本调查　D. 信用评价
E. 信息披露

16. 药品实行市场调节价应遵循的原则有（　　）
A. 公平、合理的原则　B. 诚实信用的原则
C. 质价相符的原则　D. 消费者自愿的原则
E. 供需平衡的原则

17. 下列说法正确的是（　　）
A. 药品广告的内容应当以国务院药品监督管理部门核准的说明书为准
B. 药品广告中应当显著标明的内容，在视频广告中应当持续 15 秒
C. 药品广告批准文号有效期为一年
D. 异地发布药品广告采取备案制
E. 药品广告中只宣传产品名称的，不再对其内容进行审查

（周佳敏）

实训指导

实训1　药品生产管理

【实训目的】

1. 了解药品生产的特点、药品生产企业的开办条件和开办程序。
2. 熟悉药品生产许可证的管理。
3. 掌握《药品生产质量管理规范》（GMP）的主要内容。

【实训准备】

1. 查找药品生产企业违反GMP管理的有关案例。
2. 查找药品生产企业的相关视频。
3. 各学校可根据实际情况积极联系本地药品生产企业，以便安排学生对药品生产企业进行参观考察。

【实训流程】

1. 案例讨论分析　针对查找出的药品生产企业违反GMP管理的案例进行讨论分析。

2. 视频资料学习　组织学生观看药品生产企业的相关视频资料，进一步了解国家对药品生产的管理。

3. 参观考察

（1）组织学生参观考察药品生产企业，深入了解GMP的具体要求及企业实施GMP的情况。

（2）请药品生产企业管理人员介绍企业药品生产许可证的管理情况和GMP的实施情况。

（3）组织学生与企业管理人员进行座谈交流，以深入了解相关管理和规范实施的具体细节，更深入地了解药品生产许可证的管理情况和GMP实施情况。

【实训评价】

1. 学生对药品生产企业违反GMP管理的案例讨论分析情况占20分。
2. 药品生产企业的相关视频查找学习情况占50分。
3. 参观考察效果、座谈情况、对GMP主要内容的认识和理解占30分。

【注意事项】

1. 对座谈内容要做好充分准备，对自己不了解的问题应大胆提问。
2. 参观考察过程中应听从企业安排，做好卫生防护，防止影响企业生产和药品污染。

【实训作业】

1. 如果你作为一个药品生产部门的负责人员，应从哪些方面来保证药品质量？
2. 通过参观学习，你认为实施GMP对保障药品质量有哪些积极意义？

（王菲菲）

实训2　药店药品的陈列与摆放

【实训目的】

1. 掌握药店药品陈列与摆放的基本原则，并通过实践操作，提高学生的实际操作能力。

2. 熟悉药品陈列的技巧。

3. 了解药店的布局原则、常设功能分区、药店公示内容与标识牌等。

【实训准备】

1. 查找药店药品的陈列与摆放相关法律、法规。

2. 学生以4人为1小组，每组领取模拟药盒、保温箱、药篮子、秒表各1套。

【实训流程】

1. 理论知识巩固 在实训前，老师向学生介绍药品陈列的基本原则和技巧。并讲解实操试题背景，按照零售药店药品陈列要求，在货架上20分钟内完成药品及相关产品的分类陈列摆放，药品如下：阿司匹林肠溶片、对乙酰氨基酚片剂、布洛芬颗粒、双氯芬酸钠肠溶片、吲哚美辛肠溶片、秋水仙碱片、吡罗昔康片、氨酚伪麻美芬片Ⅱ、氨麻苯美片、氨麻美敏片（Ⅱ）、地西泮片、氯氮䓬片、苯巴比妥片、唑吡坦片、脑白金、苯妥英钠片、卡马西平片、左旋多巴片、多巴丝肼片、丙戊酸钠片、氯丙嗪片、奋乃静片、盐酸马普替林片、多塞平片、文拉法辛胶囊、碳酸锂、芬太尼贴片、盐酸二氢埃托啡片、尼莫地平胶囊、安钠咖注射液、氟桂利嗪胶囊。

2. 实践操作 学生根据老师的要求，分组进行，将药品按照不同的原则分类摆放。同时，学生还需要注意货架整洁、空间利用等问题。

3. 讨论分析

（1）分组讨论药品科学合理的陈列对药店顾客的购买体验有何影响？

（2）分组讨论药品陈列与摆放过程中应遵循的原则和技巧？

【实训评价】

1. 学生课前学习《药品经营质量管理规范》《药品经营和使用质量监督管理办法》情况占20分。

2. 学生按照要求在规定的时间内完成药品的陈列与摆放占50分。

3. 学生实训报告占30分。

【注意事项】

1. 区分药品与保健品、药品与医疗器械。

2. 讨论过程，小组成员要积极踊跃、各抒己见，不得有不发言、不讨论情况。

【实训作业】

在零售药店提供药学服务时，如何为顾客提供舒适的购物环境？如何进行科学、合理、艺术的氛围设计？

（孙加燕）

实训3 处方调剂

【实训目的】

1. 掌握处方调剂的流程。

2. 熟悉处方调剂和处方审核的内容。

3. 了解处方审核流程。

【实训准备】

1. 模拟药房及患者。

2. 合理处方、不合理处方若干张。

【实训流程】

1. 理论知识巩固 组织学生利用业余时间结合课本知识进一步学习《药品管理法》《处方管理办

法》的内容。

2. 讨论并实操

（1）学生以4～6人为一组，抽取处方进行审核，指出合理与不合理的原因，将不合理处方修改为合理处方。

（2）将修改后的处方按处方调配流程进行调配。

（3）调剂药师将调配好的药品交付给审方药师，审方药师核对无误后，向患者发放药品，并对患者进行用药指导。

【实训评价】

1. 学生课前学习《药品管理法》《处方管理办法》情况占10分。
2. 审核处方占25分。
3. 调配处方占10分。
4. 包装贴签占5分。
5. 核对处方占25分。
6. 发药和用药指导占20分。
7. 服务态度5分。

【注意事项】

1. 面对模拟患者，注意服务态度。
2. 讨论过程中，小组成员要积极踊跃、各抒己见，不得有不发言、不讨论情况。

【实训作业】

如果你是一名药师，你在处方审核时，应从哪几个方面着手？

（吴三余）

实训4　调研医疗机构特殊管理药品的管理与使用情况

【实训目的】

1. 实地考察医疗机构对特殊管理药品的使用、储存方面的管理要求，加深对特殊管理药品的理解，提升认识。
2. 按照医疗机构对于特殊管理药品的相关要求，调研特殊管理药品在使用、储存中存在的问题，并提出整改意见。

【实训准备】

1. 联系医疗机构药品库房进行学习参观。
2. 收集医疗机构《特殊管理药品管理制度》。
3. 调研2～3家医疗机构特殊管理药品的库房，尽量涵盖中药、西药两类药品库房。
4. 准备好身份证明、介绍信、笔记本、调研问卷等。

【实训流程】

1. 理论知识巩固　组织学生利用业余时间结合课本知识进一步学习医疗机构《特殊管理药品管理制度》的内容。

2. 实践操作　学生分组进行实践操作，根据老师的要求，调研医疗机构特殊管理药品的使用、管理制度实施情况。

（1）全班同学分组调研，每组4～6人，小组可进行内部分工合作。

（2）提前收集不同医疗机构《特殊管理药品管理制度》，并上网查阅相关资料。

（3）拟定调研提纲，设计好调研问卷。

3. 讨论分析

（1）分组讨论特殊管理药品中管理方面的实施情况　对照医疗机构《特殊管理药品管理制度》，列出在调研中特殊管理药品分库储存与分类储存值得肯定的地方。同时列出在调研中特殊管理药品分库储存与分类储存方面存在的问题以及修改意见。

（2）分组讨论特殊管理药品中使用方面的实施情况　包括特殊管理药品处方书写规范性，特殊管理药品处方印刷颜色、标注规范性，特殊管理药品处方用量的准确性，特殊管理药品处方保存年限规范性，不合格的特殊管理药品的处理等方面。

【实训评价】

此次调研共计 100 分。其中包含调研问卷 25 分；核查结论 25 分；整改意见 25 分；实训报告撰写 25 分。

【注意事项】

1. 在医疗机构允许的情况下，才可以准备照相设备。
2. 调研过程中举止得体，做好记录。

【实训作业】

如果你是一名医疗机构药师，在进行特殊药品的管理时，应从哪几个方面着手？

（陈国华）

实训 5　药品标签和说明书认知

【实训目的】

1. 掌握化学药品非处方药和中药、天然药物非处方药说明书的区别。
2. 熟悉药品内标签、外标签和说明书在内容上的不同。
3. 了解药品说明书的意义。

【实训准备】

1. 查找药品标签和说明书的相关法律、法规。
2. 学生以 4 人为 1 小组，每组准备化学药品非处方药和中药、天然药物非处方药内外标签、说明书各 1 套。

【实训流程】

1. 理论知识巩固　组织学生利用业余时间结合课本知识进一步学习《药品标签和说明书管理规定》的内容。

2. 国家公告查询　组织同学课前登录国家药品监督管理局网站，查询药品说明书修改公告，并选取 1 则修改内容备用。

3. 讨论分析

（1）学生以 4 人 1 小组为单位，对两个说明书进行对比，把对比结果形成报告。

（2）学生以 4 人 1 小组为单位，任选一套内外标签和说明书，对内标签、外标签、说明书内容进行比较，把比较结果形成报告。

（3）根据选取的备用公告，进一步理解说明书的意义，写出心得体会。

【实训评价】

1. 学生课前学习《药品标签和说明书管理规定》情况占 5 分，查询药品说明书修改公告情况占 5 分。
2. 学生说明书对比结果报告占 40 分。
3. 学生内标签、外标签、说明书内容比较结果报告占 30 分。
4. 学生针对说明书意义，所写心得体会占 20 分。

【注意事项】

1. 搜集药品内标签、外标签和说明书时，应成套搜集。

2. 讨论过程，小组成员要积极踊跃、各抒己见，不得有不发言、不讨论情况。

【实训作业】

如果你是一名药品验收员，你在审核药品标签、说明书时，应从哪几个重点方向着手？

（舒　阳　李丽华）

实训6　药品广告案例分析与讨论

【实训目的】

1. 掌握药品广告内容原则性规定和禁止性规定。

2. 熟悉药品广告审查标准的内容。

3. 了解药品广告违法行为的处罚。

【实训准备】

1. 用物准备　联网计算机若干台；多媒体设备。

2. 学生准备　全班学生分为若干个小组，每组5～6人。

【实训流程】

1. 理论知识巩固　组织学生利用课前的业余时间结合课本知识进一步学习《中华人民共和国广告法》《药品管理法》《药品、医疗器械、保健食品、特殊医学用途配方食品广告审查管理暂行办法》中有关药品广告管理的要求。

2. 药品广告案例查询　组织同学课前登录国家市场监督管理总局等官方网站，查询药品广告案例，每组选取5则备用。

3. 讨论分析　学生以小组为单位，依据相关法律法规的规定以及药品广告有关规定的内容，对所收集到的药品广告进行对比、查找、分析，是否存在有未经审批擅自发布药品广告，虚假违法广告，利用互联网发布处方药广告，擅自篡改审查内容发布药品广告等情形。

4. 整理汇报　小组确定结论，并整理成汇报材料，每组确定汇报人员。

5. 全部交流　各组汇报后，全班展开交流讨论，同时教师参与讨论，及时补充内容。

6. 评分点评　小组组内评分，组间评分，教师评分后，由教师针对本次实训内容总结点评，结束本次实训。

【实训评价】

1. 学生课前学习《中华人民共和国广告法》情况占5分，查询药品广告案例情况占25分。

2. 学生对药品广告案例进行对比分析结果占35分。

3. 学生针对分析结果形成汇报材料占20分。

4. 学生汇报和讨论交流情况占15分。

【注意事项】

1. 药品广告案例的选择处方药、非处方药都需要涉及，有利于实训的开展。

2. 讨论过程，小组成员要积极踊跃、各抒己见，不得有不发言、不讨论情况。

【实训作业】

如果你是一名药品企业的企划部工作人员，本企业新上市的一款消化系统非处方药，你准备如何对其进行广告策划和宣传？

（周佳敏）

主要参考文献

冯变玲，2022. 药事管理学. 7 版. 北京：人民卫生出版社.

巩海涛，蒋琳，边虹铮，2020. 药事管理与法规. 北京：世界图书出版公司.

巩海涛，田洋，2020. 药事法规概论. 3 版. 北京：中国医药科技出版社.

沈力，李桂荣，2021. 药事管理与法规. 4 版. 北京：中国医药科技出版社.

万仁甫，2018. 药事管理与法规. 3 版. 北京：人民卫生出版社.

袁杰，王振江，刘红亮，等，2019. 中华人民共和国药品管理法释义. 北京：中国民主法制出版社.

查道成，肖兰，2021. 药事管理与法规. 2 版. 北京：科学出版社.

目标检测参考答案

第 1 章

A 型题

1. A　2. C　3. B　4. D　5. D

B 型题

6. A　7. C　8. D　9. E　10. B

X 型题

11. ADE　12. ABCDE　13. ACDE　14. BCDE

第 2 章

A 型题

1. D　2. B　3. E　4. A

B 型题

5. D　6. C　7. A　8. E　9. B　10. B　11. D　12. E　13. C

X 型题

14. ADE　15. ACD　16. ABCDE　17. ABCDE

第 3 章

A 型题

1. B　2. A　3. D　4. C　5. B　6. C　7. D

B 型题

8. D　9. B　10. A　11. A　12. E　13. D　14. D　15. B　16. E　17. A

X 型题

18. ABDE　19. ABCD　20. BCDE　21. ABCDE　22. BCDE　23. AB　24. ABC

第 4 章

A 型题

1. C　2. A　3. B　4. D　5. E　6. D

B 型题

7. D　8. B　9. B　10. C　11. E　12. E　13. C　14. B

X 型题

15. ABCD　16. ABCDE　17. ABCD

第 5 章

A 型题

1. B　2. A　3. A　4. B　5. E　6. B　7. A　8. D　9. E　10. D　11. B　12. D　13. C　14. A　15. B

X 型题
16. AC　17. DE　18. ABD　19. CDE　20. ABCD

第 6 章
A 型题
1. C　2. C　3. A　4. D　5. E　6. E　7. C　8. A
B 型题
9. B　10. E　11. B　12. C　13. B　14. A　15. D
16. A　17. D　18. D　19. B　20. C　21. B　22. E
23. D
X 型题
24. ABE　25. ABCDE　26. ABD　27. ABCD

第 7 章
A 型题
1. B　2. D　3. C　4. B　5. B　6. B　7. E　8. B
9. A　10. C　11. B　12. D　13. A　14. E　15. C
16. E　17. C　18. D　19. D　20. C
B 型题
21. A　22. C　23. D　24. D　25. E
X 型题
26. ABDE　27. BC　28. ACDE　29. ACD

第 8 章
A 型题
1. C　2. B　3. B　4. C　5. A　6. B　7. E　8. D
9. C　10. A　11. B　12. A　13. D　14. B　15. A
B 型题
16. A　17. B　18. C　19. D　20. B　21. D　22. A
23. C　24. B　25. A
X 型题
26. ABCDE　27. CDE　28. ACD　29. ADE　30. ABCE　31. ABCD　32. ABCDE　33. BCE

第 9 章
A 型题
1. C　2. B　3. C　4. E　5. D　6. C　7. C　8. D
9. D　10. A
B 型题
11. C　12. A　13. B　14. D　15. A　16. E　17. B
18. C　19. D　20. E
X 型题
21. ABDE　22. ABCE　23. ABCDE　24. ABCE
25. ABCDE

第 10 章
A 型题
1. C　2. D　3. A　4. D　5. A　6. B　7. B　8. B
B 型题
9. C　10. B　11. A　12. A　13. B　14. C
X 型题
15. ABC　16. CDE

第 11 章
A 型题
1. C　2. D　3. A　4. B　5. C　6. B　7. C　8. B
9. A　10. D
B 型题
11. B　12. A　13. D　14. D　15. B　16. C　17. C
18. C　19. C　20. C　21. C　22. E　23. B　24. E
25. B　26. A　27. D
X 型题
28. ABCDE

第 12 章
A 型题
1. A　2. C　3. B　4. E　5. B　6. D　7. B
B 型题
8. E　9. A　10. A　11. B　12. B　13. B
X 型题
14. ACDE　15. ABCDE

第 13 章
A 型题
1. B　2. B　3. D　4. A　5. A　6. A
B 型题
7. E　8. C　9. B　10. A　11. C　12. C　13. B
14. C
X 型题
15. ABCDE　16. ABC　17. AE